临床护士一本通丛书

眼科护士一本通

胡晋平　王　瑛　主　编

中国健康传媒集团
·北京
中国医药科技出版社

内 容 提 要

本书为"临床护士一本通丛书"之一。本丛书根据临床专科护理发展和专科护理岗位的需求，按照国家卫生健康委员会关于实施医院护士岗位管理的指导意见，由中华护理学会各专业委员会组织三甲医院护理专家精心编写而成，旨在指导临床护理操作技能更加规范化。全书采用理论与操作相结合的一体化设计，理论方面通过讲述眼的应用解剖和生理及眼科护理评估、护理诊断、护理常规，巩固眼科理论知识；操作方面通过讲述眼科检查操作技术、眼科护理操作技术、眼科中医护理操作技术、视觉康复训练操作技术，增强了操作学习的形象性和实践性。适合各级医疗机构眼科护理人员和高等院校护理学专业师生参考使用。

图书在版编目（CIP）数据

眼科护士一本通／胡晋平，王瑛主编. —— 北京：中国医药科技出版社，2025.7. —— （临床护士一本通丛书）. —— ISBN 978 – 7 – 5214 – 5414 – 7

Ⅰ．R473．77

中国国家版本馆 CIP 数据核字第 20259ZC837 号

美术编辑 陈君杞
版式设计 诚达誉高

出版 **中国健康传媒集团** ｜ 中国医药科技出版社
地址 北京市海淀区文慧园北路甲 22 号
邮编 100082
电话 发行：010 – 62227427 邮购：010 – 62236938
网址 www.cmstp.com
规格 710×1000mm ¹⁄₁₆
印张 20
字数 357 千字
版次 2025 年 7 月第 1 版
印次 2025 年 7 月第 1 次印刷
印刷 河北环京美印刷有限公司
经销 全国各地新华书店
书号 ISBN 978 – 7 – 5214 – 5414 – 7
定价 **79.00 元**

获取新书信息、投稿、为图书纠错，请扫码联系我们。

赵　楠（首都医科大学宣武医院）

胡晋平（北京大学第三医院）

侯艳丽（首都医科大学附属北京友谊医院）

郭晓勤（中国中医科学院眼科医院）

崔　婷（北京大学国际医院）

谢　丹（中国医学科学院北京协和医院）

前言

眼科护理作为临床护理的重要组成部分，承载着维护患者视觉健康、提升生活质量的作用。随着医学技术的不断进步和眼科疾病的多样化发展，护理工作面临着新的挑战和机遇。为了帮助眼科护理人员更好地掌握专业知识、提升临床技能，我们联合多位从事眼科领域的护理专家、学者编写了这本《眼科护士一本通》。

本书立足大健康背景、护理临床实践和专科操作的岗位需求，通过深入浅出的阐述，激发眼科临床护理人员的自主学习能力，帮助临床护理人员在工作中遇到问题时能够第一时间进行检索，制定护理计划。

本书以实用性为导向，旨在为眼科护理人员提供全面、系统的临床护理指导，内容涵盖眼科解剖与生理、手术前后的护理措施、特殊检查的配合技巧以及眼科专科 50 余项操作等方面。每一操作均从操作目的及意义、操作步骤、注意事项等方面进行详细阐述，力求为护理人员提供清晰、规范的操作指导，帮助护理人员在实际工作中快速掌握操作要点，提高操作的安全性和有效性。我们力求将理论与实践相结合，突出实用性和可操作性，帮助护理人员在日常工作中快速应对各种临床问题。本书突出新时代护理教育理念，服务眼科护理人才培养，体现眼科专科特色，可为临床护理工作打下坚实的基础。

本书的编写得到了各参编医院的大力支持和帮助，在此表示衷心的感谢！由于时间所限，不足之处在所难免，望广大临床护理人员及读者不吝赐教，提出宝贵意见，以便再版时修改。

胡晋平　王　瑛
2025 年 3 月

目录 *Contents*

第一章

眼的应用解剖和生理

第一节 眼的应用解剖

一、眼球

眼球（eye ball）近似球形，其前面是透明的角膜，其余大部分为乳白色的巩膜，后面有视神经与颅内视路及视觉中枢连接。眼球由眼球壁和眼球内容物及附属器组成；周围有眶脂肪衬垫，结缔组织及眼肌等包绕。成人眼球的前后径约24mm，眼球向前平视时，一般突出于外侧眶缘12～14mm，两眼球突出度相差通常不超过2mm（图1-1）。

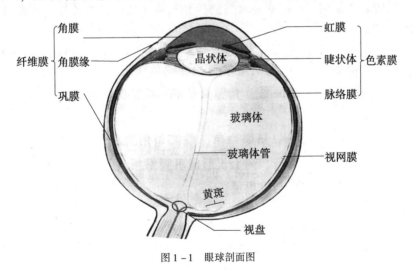

图1-1 眼球剖面图

（一）眼球壁

前部的角膜为单层纤维膜，后部的眼球壁分为三层，外层为纤维膜，中层为葡萄膜，内层为视网膜。

1. 纤维膜　由致密胶原纤维组织构成，前 1/6 为透明的角膜，后 5/6 为乳白色不透明的巩膜，两者移行处为角膜缘。

（1）角膜（cornea）：是重要的屈光系统构成部分，横径为 11.5 ～ 12mm，垂直为 10.5 ～ 11mm。角膜曲率半径的前表面约为 7.8mm，后内面约为 6.8mm。中央厚度约 0.5mm，周边厚度约 1.0mm。组织学上由外向内分为 5 层（图 1 - 2）。

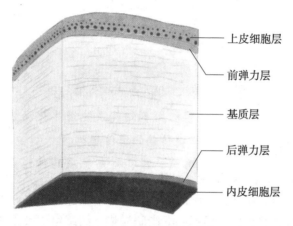

上皮细胞层

前弹力层

基质层

后弹力层

内皮细胞层

图 1 - 2　角膜组织结构示意图

①上皮细胞层（epithelium）：厚约 35μm，由鳞状上皮组成，再生能力强，损伤后修复快且不留痕迹。感觉神经末梢主要分布在此层，因此感觉灵敏。

②前弹力层（bowman membrane）：厚约 12μm，是一层透明均质薄膜，损伤后不能再生。

③基质层（stroma）：厚约 500μm，占角膜全厚度的 90% 以上。损伤后不可再生。

④后弹力层（descemet membrane）：为较坚韧的透明均质膜，厚约 10 ～ 12μm，损伤后可以再生。

⑤内皮细胞层（endothelium）：厚约 5μm，具有角膜 - 房水屏障作用，损伤后不能再生。

（2）角膜缘（limbus）：是从透明角膜到不透明巩膜之间的移行区。

（3）巩膜（sclera）：质地坚韧，成瓷白色，主要由致密而互相交错的胶原纤维组成。组织学上分三层，即表层巩膜、巩膜基质层与棕黑板层。

2. 葡萄膜　富含色素和血管，又称色素膜，具有遮光、供给眼球营养的功能。由前至后分为虹膜、睫状体和脉络膜三部分。

（1）虹膜（iris）：位于晶状体前方，分隔前房和后房，形如车轮，中央有一2.5～4mm的圆孔称为瞳孔。瞳孔大小受环形瞳孔括约肌和放射状的瞳孔开大肌调节，是瞳孔对光反射的基础条件。虹膜主要由前部的基质和后部的色素上皮层构成。

（2）睫状体（ciliary body）：前接虹膜根部，后与脉络膜相连。睫状体到晶状体赤道部有晶状体悬韧带相连。组织学上，睫状体从外向内分为睫状肌（纵行肌纤维、放射状肌纤维、环形肌纤维）、基质（富含血管）和睫状体上皮层（色素上皮层；无色素上皮层：分泌房水）。睫状上皮细胞间的紧密连接是构成血－房水屏障的重要部分（图1－3）。

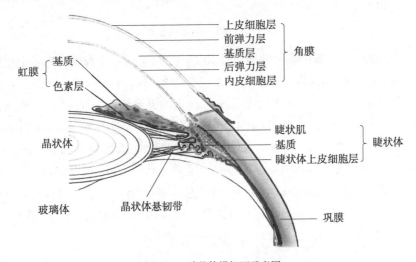

图1－3 睫状体横切面示意图

（3）脉络膜（choroid）：前起于锯齿缘（睫状体扁平部与脉络膜连接处呈锯齿状的结构），后止于视盘周围。组织学上，脉络膜从外向内分为血管层（供给视网膜外层和黄斑部营养）和Bruch膜（玻璃样薄膜）。

3. 视网膜（retina） 是一层由锯齿缘到视盘的透明薄膜，由视网膜色素上皮层（外）和神经上皮层（内）组成。视网膜上重要的结构有黄斑和视盘（图1－4）。

（1）黄斑（macula lutea）：是视网膜后极部上下血管弓之间的无血管区，区域内的椭圆形凹陷称黄斑中心凹（macula fovea），凹陷的底部是中心小凹（foveola），只有视锥细胞集中于此，是视网膜上视觉最敏锐的部位。

（2）视盘（optic dise）：又称视神经乳头（optic papilla），距黄斑鼻侧约3mm，是界限清楚、呈橙红色的圆形盘状结构，是视神经穿出眼球的区域。视盘中央的凹陷称视杯（optic cup）。视盘处没有感光细胞，只有视网膜中央动、静脉穿出，所以在正常视野中形成生理盲点。

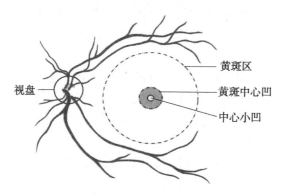

图1-4 黄斑和视盘示意图

在组织学上，视网膜由外向内分10层（图1-5）：①视网膜色素上皮层（retinal pigment epithelium，RPE）；②光感受器层（photoreceptor layer）：感受弱光的视杆细胞（rod）和感受强光、色觉的视锥细胞（cone），视锥细胞主要集中在黄斑区，视杆细胞则分布在周边区；③外界膜（outer limiting membrane）；④外核层（outer nuclear layer）；⑤外丛状层（outer plexiform layer）；⑥内核层（inner nuclear layer）；⑦内丛状层（inner plexiform layer）；⑧神经节细胞层（ganglion cell layer）；⑨神经纤维层（nerve fiber layer）；⑩内界膜（inner limiting membrane）；第2到第10层为视网膜神经上皮层。

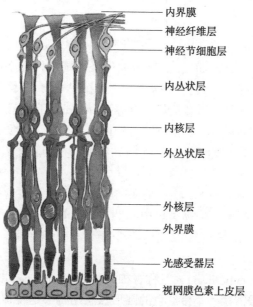

图1-5 视网膜结构

视网膜色素上皮层和神经上皮层之间存在一潜在间隙，视网膜脱离时两者从此处分离。

（二）眼球内容物

眼球内容物包括房水、晶状体和玻璃体。它们与角膜组成透明的屈光系统，光线透过后到达成像系统，通过视觉神经传输到大脑视觉皮质获得视觉。

1. 前房、后房

（1）前房（anterior chamber）：是由角膜、虹膜、瞳孔区晶状体、睫状体前部共同围成的不封闭空间。前房周边部（角膜缘与虹膜根部前面）的隐窝称前房角（angle of anterior chamber），前房角前外侧壁（角膜缘）内有前房角、小梁网（过滤房水）和 Schlemm 管（房水输出管道）（图 1–6）。

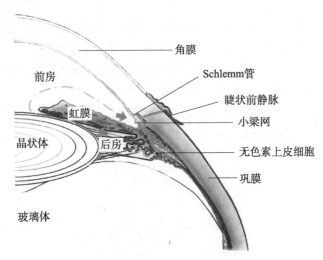

图 1–6　前房角及房水主要引流途径

（2）后房（posterior chamber）：是由虹膜后方、晶状体、玻璃体前面以及睫状体构成的不封闭空间。前房和后房通过虹膜的瞳孔区沟通。

2. 房水（aqueoues humor）　是充满前房和后房的透明液体，主要成分为水。房水循环途径：房水由无色素上皮细胞分泌，进入后房，越过瞳孔到达前房，再以前房角的小梁网进入 Schlemm 管，然后通过集液管和房水静脉，汇入巩膜表面的睫状前静脉，回流到血液循环（图 1–6）。另有少部分房水从房角的睫状带经由葡萄膜–巩膜途径引流或通过虹膜表面隐窝吸收，更有极小部分可经玻璃体和视网膜排出。

3. 晶状体（lens）　形如双凸透镜，位于瞳孔和虹膜后面、玻璃体前面，借晶状体悬韧带悬挂在虹膜和玻璃体之间。晶状体形状可变，是重要的屈光介质之一。晶状体富有弹性，但随年龄增长，晶状体核逐渐浓缩、增大，弹性逐渐减弱。

4. 玻璃体（vitreous body）　位于晶状体之后的玻璃体腔内。主要成分是水和胶质，占眼球容积的4/5，约为4.5ml。玻璃体前面有一凹面称玻璃体凹，以容纳晶状体，其他部分与视网膜和睫状体相贴，其间以视盘边缘、黄斑中心凹周围及玻璃体基底部即锯齿缘前2mm和后4mm区域粘连紧密。玻璃体由玻璃体皮质、中央玻璃体和中央管构成。玻璃体外周黏稠部分为玻璃体皮质，内部稀薄的部分为中央玻璃体，中央可见密度较低的狭长漏斗状管，称为中央管，在胚胎时有玻璃体动脉通过。

二、眼附属器

（1）眼睑（eye lids）：从外向内分5层：皮肤层、皮下结缔组织层、肌层（眼轮匝肌、提上睑肌、Müller肌）、睑板层和结膜层。

（2）结膜（conjunctiva）：是一层薄而透明的黏膜组织，覆盖在眼睑后面和眼球前面，分为睑结膜、球结膜、穹窿结膜。

（3）泪器（lacrimal apparatus）：包括泪腺（分泌）和泪道（排出）两部分。泪道包括上、下睑的泪点，泪小管，泪囊和鼻泪管（图1-7）。

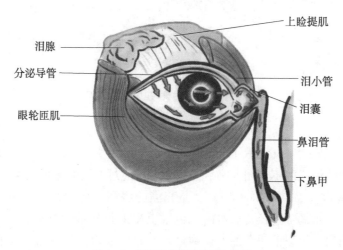

图1-7　泪器及泪液的分泌与排泄

（4）眼外肌（extraocular muscles）：是控制眼球运动的肌肉，各有6条：4条直肌（上直肌、下直肌、内直肌和外直肌）和2条斜肌（上斜肌和下斜肌）。

三、视路

视路（visual pathway）是视觉信息从视网膜光感受器开始，到大脑枕叶视中枢的传导径路，包括视神经（optic nerve）、视交叉（optic chiasma）、视束（optic tract）、外侧膝状体（lateral geniculate body）、视放射（optic radiations）和枕叶视皮质（visual cortex）（图1-8）。

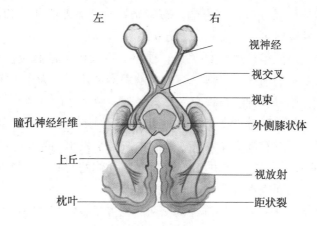

左　　　　　　右

视神经

视交叉

视束

瞳孔神经纤维　　　　　　外侧膝状体

上丘

视放射

枕叶　　　　　　距状裂

图1-8　视路示意图

（1）视神经：是指从视盘起至视交叉前脚这段神经，是中枢神经系统的一部分。外面有3层脑膜延续的神经髓鞘包裹，视神经全长平均50mm，按其部位划分为眼内段（从视盘到穿出眼球）、眶内段、管内段、颅内段四部分。视交叉处，视网膜鼻侧纤维交叉到对侧，而颞侧纤维不交叉。若视交叉之后的视路损伤，视野常表现为同侧性。

瞳孔对光反应（reaction of pupil to light）与视路相关却又不同。当光照射一眼后，光反射传入纤维与视觉纤维伴行，但在外侧膝状体前就离开了视束，经四叠体上丘臂至中脑顶盖前核。在核内换元后，一部分纤维与缩瞳核（又称Edinger-Westphal核，简称E-W核）联系，另一部分交叉到对侧，与对侧的E-W核联系。接着，光反射传出纤维从E-W核发出，随动眼神经入眶，在睫状神经节处换元后经睫状短神经入眼，至瞳孔括约肌，引起两眼瞳孔同时收缩。

（2）视交叉：是两侧视神经交汇处，左右两侧视神经相连组成视交叉的前角，视交叉向后外延伸为左右视束形成的角为后角，视交叉形略方稍扁，横断面呈椭圆形，为横径约12mm、前后径约8mm、厚约4mm的神经组织。此处的神经纤维分为两组，来自两眼视网膜的鼻侧纤维交叉至对侧，来自颞侧的纤维不交叉。黄斑部纤维占视神经和视交叉中轴部的80%～

90%，也分成交叉纤维和不交叉纤维。

视交叉位于蝶鞍及脑垂体之上，蝶骨视神经沟之后上方。视交叉被包在软脑膜内，在脚间池前部，略呈倾斜，后缘比前缘高。除后缘外视交叉全部浸入脑脊液中。视交叉与鞍膈并非直接接触，其间有基底脑池（视交叉池和脚间池）相隔，两者之间相距约 1～10mm。故垂体肿瘤从发生到扩大冲破鞍膈后还需一段时间才出现视交叉受压症状。鞍膈的厚薄和坚韧度对垂体肿瘤的扩展方向也有影响。鞍膈坚厚，肿瘤即向前方和两侧发展；鞍膈薄弱，肿瘤就可突破鞍膈向上方扩展。

视交叉与周围组织的解剖关系：前上方有大脑前动脉及前交通动脉；上方为第Ⅲ脑室的前壁和底部；下方为脑垂体；外下方为海绵窦和窦内的神经和血管；第Ⅲ脑神经与视交叉靠得最近；视交叉的两侧为颈内动脉和后交通动脉，颈内动脉与视交叉的外侧缘相距约 4mm；视交叉的外上方是嗅束的内根；后方有乳头体及灰结节和由灰结节发出的漏斗，漏斗伸向前下方成为脑垂体柄穿过鞍膈的后部附着在脑垂体的后叶。相邻部位的病变都可侵及视交叉而表现为特征性的视野损害。

（3）视束：为视神经纤维经视交叉后位置重新排列的一段神经束。离视交叉后分为两束绕大脑脚至外膝状体。来自下半部视网膜的神经纤维（包括交叉和不交叉的）位于视束的外侧，来自上半部视网膜的神经纤维（包括交叉和不交叉的）位于视束的内侧，黄斑部神经纤维起初位于中央，以后移向视束的背外侧。

每一视束的外根终止于外侧膝状体之前，约有 20% 视觉纤维离开视束，取道四叠体上丘臂，终止于中脑顶盖前核，这些纤维是瞳孔对光反射的传入纤维。

（4）外侧膝状体：位于大脑脚外侧，卵圆形，由视网膜神经节细胞发出的神经纤维约 70% 在此与外膝状体的节细胞形成突触，换神经元（视路的第四神经元）后再进入视放射。在外侧膝状体中，灰质和白质交替排列，白质将灰质细胞分为 6 层，由对侧视网膜而来的交叉纤维止于 1、4、6 层，由同侧视网膜而来的不交叉纤维止于第 2、3、5 层。

（5）视放射：是联系外侧膝状体和枕叶皮质的神经纤维结构。换元后的神经纤维通过内囊和豆状核的后下方呈扇形散开，分为背侧、外侧及腹侧三束，绕侧脑室颞侧角形成 Meyer 襻，到达枕叶。

（6）枕叶视皮质：位于大脑枕叶皮质，相当于 Brodmann 分区的 17、18、19 区，即距状裂上、下唇和枕叶纹状区，是大脑皮质中最薄的区域。每侧与双眼同侧一半的视网膜相关联，如左侧视皮质与左眼颞侧和右眼鼻侧视网膜相关。视网膜上部的神经纤维终止于距状裂上唇，下部的纤维终止于下唇，黄斑部纤维终止于枕叶纹状区后极部。交叉纤维在深内颗粒层，不交叉纤维在浅内颗粒层。

由于视觉纤维在视路各段排列不同，所以在神经系统某部位发生病变或损害时对视觉神经纤维的损害各异，表现为特定的视野异常。因此，检出这些视野缺损的特征性改变，对中枢神经系统的病变定位诊断具有重要意义。

四、眼部血管和神经

(一) 眼部血液循环

1. 眼部动脉供血系统　来自颈内动脉和颈外动脉。眼球的供血主要是视网膜中央血管系统和睫状血管系统。颈内动脉包括：视网膜中央动脉、泪腺动脉、睫状后短动脉、睫状后长动脉、肌动脉支（睫状前动脉）、眶上动脉、鼻梁动脉（睑内侧动脉、睑动脉弓、结膜后动脉）；颈外动脉包括：面动脉（内眦动脉）、颞浅动脉、眶下动脉。

（1）视网膜中央动脉：为眼动脉的分支，主要供应视网膜内层。在球后 9～12mm 处进入视神经中央，经过视乳头穿出再分 4 支，分别为颞上、颞下、鼻上、鼻下，走行于视网膜神经纤维层内，继而分布达周边部。从中央动脉经五级分支形成毛细血管，视网膜毛细血管网又分浅、深两层。浅层分布于神经纤维层和神经节细胞层，深层位于内核层。在视网膜黄斑区中央为无一血管区。视网膜中央动脉属终末动脉。

（2）睫状血管：按部位和走行可分为睫状后短动脉、睫状后长动脉和睫状前动脉。

①睫状后短动脉：为眼动脉的一组分支，分为鼻侧和颞侧两条主干，主要营养脉络膜及视网膜外 5 层。

②睫状后长动脉：由眼动脉分出 2 支，在视神经鼻侧和颞侧稍远处，斜穿巩膜进入脉络膜上腔达睫状体后部，发出分支。少数分支返回脉络膜前部，大部分分支到睫状体前、虹膜根部后，与睫状前动脉的穿通支交通组成动脉大环。大环再发出一些小支向前，在近瞳孔缘处形成虹膜小环；一些小支向内至睫状肌和睫状突。

③睫状前动脉：由眼动脉分支肌动脉而来。巩膜上支前行至角膜缘组成角膜缘血管网；小的巩膜内支，穿入巩膜终止于 Schlemm 管周围；大的穿通支，穿过巩膜达睫状体参与动脉大环的组成。

视盘血供的特点：视盘表面的神经纤维层系视网膜中央动脉的毛细血

管供应，而筛板及筛板前是由睫状后短动脉分支供应。

2. 眼球静脉回流系统 主要有 3 条，即视网膜中央静脉、涡静脉、睫状前静脉。其中视网膜中央静脉和涡静脉回流到海绵窦；睫状前静脉大部分经眶上裂注入海绵窦，另一部分经眶下裂进入颈外静脉。

（二）眼部神经系统

眼部有丰富的神经支配，与眼睛相关的脑神经有 6 对。

第 Ⅱ 对脑神经：视神经。

第 Ⅲ 对脑神经：动眼神经——主要支配所有眼内肌，上睑提肌和眼外肌（除外直肌和上斜肌）。

第 Ⅳ 对脑神经：滑车神经——支配上斜肌。

第 Ⅴ 对脑神经：三叉神经——司眼部感觉。

第 Ⅵ 对脑神经：外展神经——支配外直肌。

第 Ⅶ 对脑神经：面神经——支配眼轮匝肌。

其中动眼神经和三叉神经与自主神经在眶内还形成特殊的神经结构。

1. 视神经 是第 Ⅱ 对脑神经，全长 50mm，分为 4 段，依次为颅内段、管内段、眶内段、球内段。

（1）颅内段：是指从视神经交叉的前缘外角向前外偏下方向走行达视神经孔的部分，长约 10mm。

（2）管内段：是指视神经管内部分，眼动脉与其伴随入眶，长约 6mm。

（3）眶内段：是指巩膜后孔至视神经管眶口部分，眶尖部有眼外肌总腱环包围视神经，称 Zinn 环。眶内视神经呈 S 形弯曲，后段向颞侧弯，前段向下弯。视神经进入眼球的位置在眼球后极的鼻侧 3mm 稍偏上些，该段长约 30mm。

（4）球内段：是指巩膜后孔至视神经乳头部分。球内段视神经粗细不匀，该段视神经球内段长约 0.7mm。

2. 动眼神经 动眼神经是第 Ⅲ 对脑神经，其中运动纤维由中脑动眼神经外侧核发出，支配上睑提肌、上直肌、内直肌、下斜肌和下直肌。

3. 滑车神经 滑车神经是第 Ⅳ 对脑神经，是最细长的脑神经，是唯一起始于中枢神经系统背侧的运动神经，支配上斜肌。

4. 三叉神经 三叉神经是第 Ⅴ 对脑神经，是最大的脑神经。它起自半月状神经节，位于颅中窝，靠近颞骨岩部尖端前方的骨性窝中。半月神经节向前发出三个大分支，分别为第一支为眼神经，第二支为上颌神经，第三支为下颌神经。前两支与眼部神经支配有关。

（1）眼神经：从半月神经节前缘内上方分出，是三叉神经三大分支中最小的一支。眼神经又分成三支，分别为鼻睫神经、额神经、泪腺神经。其中，鼻睫神经走行时发出睫状神经节感觉根。睫状神经节为眼内手术施行麻醉所阻断的神经节。

（2）上颌神经：是三叉神经的第二分支，由半月神经节前缘中央发出，经眶下裂入眶，此时更名为眶下神经。眶下神经经眶下沟、眶下管、于眶下孔穿出达面部。其终支分为三小支：即睑支、鼻支和唇支。

5. 外展神经　为第Ⅵ对脑神经，在颅内行经的途径较长。由于外展神经与颞骨岩部尖端十分接近，一旦发生颅骨骨折、占位性病变等，外展神经多因受压而致麻痹。外展神经支配外直肌。

6. 面神经　是第Ⅶ对脑神经，其主要成分为面部表情肌的运动纤维。此外尚有部分感觉纤维和副交感神经纤维。面神经的运动纤维分成许多小分支，支配面部表情肌。面部的副交感神经纤维支配泪腺、司泪液的分泌。

7. 眼的自主神经　包括交感神经和副交感神经两部分。它们有一个共同特点，在神经纤维到达支配组织前，先终止于一个神经节，然后发出节后纤维分布于支配组织。

（1）眼的交感神经：分为4部分。

①部分纤维随动眼神经上支，支配 Müller 肌。

②部分纤维随三叉神经眼支入眶，经鼻睫神经分两部分进入眼球内，支配瞳孔开大肌。

③部分神经纤维由颈内动脉周围交感丛延伸为上颌神经，经眶下裂入眶支配眶底平滑肌。

④部分纤维由颈内动脉四周交感神经丛，经颧神经、颧颞神经、泪腺神经分布于泪腺。

（2）眼的副交感神经

①睫状神经节发出节后纤维经睫状短神经入眼内，支配瞳孔括约肌、睫状肌，司缩瞳与晶状体调节作用。

②蝶腭神经节发出节后纤维经蝶腭神经入上颌神经，经颧神经、颧颞神经，再通过交通支入泪腺神经，司泪液分泌功能。

③光反射神经纤维由 E－W 核发出，经动眼神经入眶，止于睫状神经节。节后纤维经睫状短神经入眼，引起瞳孔收缩反应。

④近反射包括瞳孔缩小、晶状体调节和两眼集合三部分。

⑤集合反应，Perlia 核发出节后纤维，至两眼内直肌，司集合作用。

第二节　眼的生理结构及功能

一、泪膜

泪膜（tear film）是覆盖于眼球前表面的一层液体，为眼表结构的重要组成部分，分眼球前泪膜（结膜表面）和角膜前泪膜（角膜表面）。泪膜分为三层（由外至内）：脂质层（睑板腺分泌，阻止泪液蒸发）；水液层（泪腺和副泪腺分泌）；黏蛋白层（结膜杯状细胞分泌，降低表面张力）。

泪膜的生理作用：润滑眼球表面，防止角膜、结膜干燥，保持角膜光学特征，供给角膜氧气以及冲洗、抵御眼球表面异物和微生物。泪膜的成分改变、眼球表面的不规则以及眼睑与眼球间的解剖位置、运动不协调，均可导致泪膜质或量的异常，从而造成泪膜功能障碍。

二、角膜

角膜是主要的眼屈光介质，相当于 43D 的凸透镜，占全眼屈光力的70%。角膜组织结构排列有序，具有透明性以及良好的自我保护和修复力。角膜上皮细胞再生能力强，损伤后较快修复且不遗留痕迹，如累及上皮细胞的基底膜，则损伤愈合时间将大大延长。

角膜无血管，其营养代谢主要来自房水（内皮细胞）、泪膜（上皮细胞）和角膜缘血管网。主要能量物质是葡萄糖，大部分通过内皮细胞从房水中获取，约10%由膜和角膜缘血管供给。

角膜是人体最敏感的区域，有丰富的神经末梢，能敏锐地感受外界的刺激，痛觉和触觉在角膜中央最敏感。

三、虹膜睫状体

1. 虹膜　虹膜的间隔作用及其中央圆孔——瞳孔，构成光学系统上的光栅装置。根据外界光线的强弱，通过瞳孔反射路使瞳孔缩小或扩大，以调节进入眼内的光线，保证视网膜成像清晰。瞳孔大小与年龄、屈光状态、精神状态等因素有关。

虹膜富含血管，参与营养和抗体扩散、渗透、吸收机制。虹膜组织血管丰富且密布三叉神经纤维网，在炎症反应时反应重且伴有剧烈的眼部疼痛。

2. 睫状体　睫状体的主要功能有：睫状上皮细胞分泌和睫状突超滤

过、弥散形成房水。当睫状肌收缩时，悬韧带松弛，通过晶状体调节可以看清近处物体；此外，还具有葡萄膜巩膜途径的房水外流作用，调节眼内压力。

四、房水

房水具有维持眼内组织（晶状体、玻璃体、角膜、小梁网等）的代谢作用，提供必要的营养（如葡萄糖、氨基酸等），维持正常的运转，并从这些组织中带走代谢废物（如乳酸、丙酮酸等）。房水还能维持、调节眼压，这对于维持眼球结构完整性十分重要。

房水循环途径：由睫状体产生，进入后房，越过瞳孔到达前房，再从前房角的小梁网进入 Schlemm 管，通过集液管和房水静脉，汇入巩膜表面的睫状前静脉，回流在血循环。另有小部分从房角的睫状带经由葡萄膜、巩膜途径引流和通过虹膜表面隐窝吸收。

五、脉络膜

脉络膜毛细血管层供应视网膜神经上皮层的外层（自视细胞层至外丛状层）的营养，为视神经的一部分且通常是黄斑区唯一的营养来源。这是在视网膜中央动脉阻塞时观察到黄斑区呈樱桃红点的原因。

脉络膜血管丰富，血容量大，约占眼球血液总量的65%。脉络膜的血液主要由睫状后短动脉供血、涡静脉回流，其内层的毛细血管通透性高，供应视网膜外层的营养。脉络膜毛细血管的通透特性使小分子荧光素易于渗漏，而大分子的吲哚菁绿造影剂不易渗漏，临床上能较好地显示脉络膜血管。

六、晶状体

晶状体是最主要的眼屈光介质之一，正常眼无调节状态下晶状体相当于20D 的凸透镜。晶状体悬韧带源于睫状体的冠部和扁平部，附着在晶状体赤道部周围的前后囊上，通过睫状肌的收缩、放松来共同完成眼的调节功能。晶状体透明度的保持依靠晶状体细胞结构准确、有序的排列。晶状体因调节而改变形状时同样保持透明性。晶状体对不同波长光线的透过率不同，紫外线的透过率较低。晶状体对光线的屏障作用减少了视网膜的光损伤。

晶状体细胞正常的代谢活性是保证其透明性、完整性和光学性能的前提。晶状体囊是代谢转运的重要结构，当晶状体囊受损或房水代谢变化时，晶状体将发生混浊，形成白内障。此外，由于晶状体的生长模式及其在慢性暴露过程中受到应激，晶状体混浊与年龄密切相关。

七、玻璃体

玻璃体是眼屈光介质的组成部分，具有三大物理特征，即黏弹性、渗透性和透明性，对光线的散射极少，并对晶状体、视网膜等组织有支持、减震和代谢营养作用。玻璃体含有98%的水和0.15%的大分子，包括胶原、透明质酸和可溶性蛋白质，剩余的固体物质包括离子和低分子量的物质。

正常状况下的玻璃体呈凝胶状态，玻璃体的代谢极为缓慢，不能再生，具有塑形性、黏弹性和抗压缩性。随着年龄增长，玻璃体的胶原纤维支架结构塌陷或收缩，玻璃体液化后脱离。

八、视网膜

视网膜是由胚胎时期神经外胚叶形成的视杯发育而来，视杯外层形成视网膜色素上皮层，内层则分化为视网膜神经上皮层，二者间有一潜在间隙。临床上视网膜脱离即为视网膜的神经上皮层与色素上皮层的分离。

1. 视网膜色素上皮（RPE） 虽然是一单层结构，却具有多种复杂的生化功能，如维生素 A 的转运和代谢、药物解毒、合成黑色素和细胞外基质等，在视网膜外层与脉络膜之间选择性转送营养和代谢物质，对光感受器外节脱落的膜盘进行吞噬、消化，并起到光感受器活动的色素屏障等环境维持作用。

这些过程对 RPE 提出了非常高的能量要求，因而 RPE 细胞含有三种主要生化途径（糖酵解、三羧酸循环和戊糖磷酸循环）的酶。

此外，色素上皮细胞间的紧密连接可阻止脉络膜血管正常漏出液中的大分子物质进入视网膜，即血 - 网膜外屏障（与脉络膜的 Bruch 膜共同组成视网膜 - 脉络膜屏障）作用，是生物滤过的重要角色。

2. 视网膜神经上皮 视网膜神经上皮中最重要的是神经元三级传递，即光感受器 - 双极细胞 - 神经节细胞。光感受器细胞将接收的光刺激转化成电信号后，经过双极细胞等传递到神经节细胞，再由视神经沿视路传至大脑枕叶视觉中枢产生视觉，此为神经元的三级传递。

光感受器细胞通过视色素分子捕捉光子并将其转换为电刺激。人视网膜上有 4 种视色素：1 种（视紫红质）在视杆细胞上，在暗处，视紫红质的合成能提高视网膜对暗光的敏感性；3 种（视紫蓝质、视紫质、视青质）在视锥细胞上，由另外一种维生素 A 醛及视蛋白合成，在光的作用下起色觉作用。所以色觉是眼在明亮处视锥细胞的功能，如果视锥细胞中缺少某一种感光色素，则发生色觉障碍。

第二章

眼科患者的护理评估与诊断

第一节　眼科患者的护理评估

眼科患者的护理评估是有计划地、系统地搜集资料，并根据需要层次理论和健康型态理论对资料进行分析和判断，为制订近期和远期护理计划提供依据。如对于无健康问题的患者，护士要提供保持和促进健康的指导帮助；对于现存的健康问题，提出护理诊断、预期目标和措施；对于潜在的健康问题，要提出预防和观察要点。在进行患者评估时，护士不仅要了解患者眼部状况和全身状况，还要关心患者的心理、社会、文化、经济等整体状况，才能做出全面的评估。

一、健康史

（一）既往病史

既往病史包括既往眼病史及其与全身病的关系、手术史、传染病史等。注意是否戴眼镜（框架眼镜与隐形眼镜）。许多全身性疾病都可能出现眼部症状和体征，如动脉硬化常引起动脉硬化性视网膜病变；高血压可引起高血压性视网膜病变；糖尿病可引起糖尿病性视网膜病变及糖尿病性白内障、屈光不正等；颅内占位性病变可引起视盘水肿和视神经萎缩；甲状腺功能亢进可引起眼球向前突出；重症肌无力可引起上睑下垂、复视、眼外肌运动障碍等症状；早产儿如吸入过多高浓度氧气可引起视网膜新生血管、出血、渗出及机化膜；维生素 A 缺乏可引起角膜软化症等。另外，某些眼部疾病可引起或加重另一种相关性眼病，如虹膜睫状体炎可继发青光眼，也可引起并发性白内障和眼球萎缩；近视眼者可并发孔源性视网膜脱离；眼球穿通伤或内眼手术后，健眼有发生交感性眼炎的可能等。

（二）现病史

评估患者疾病的发展进程、治疗经过及治疗效果，患者的精神状态、食欲、睡眠、体重、大便等情况，患者是否存在发热、头痛等全身症状。评估与病情相关的情况，如评估患者有无慢性泪囊炎、眼睑异常、内翻倒睫、干燥性角膜结膜炎、长期配戴角膜接触镜。评估患者病情程度，如睑腺炎患者眼睑出现红、肿、热、痛的急性反应的时间、程度，有无同侧耳前淋巴结肿大；视网膜母细胞瘤的临床分期；皮质性白内障的临床分期；甲状腺相关眼病的严重程度及临床活动度（CAS 分级）。角膜炎、眼内异物、眼化学伤、眼球顿挫伤等，需要评估患者是否有明确的外伤史及详细的致伤过程，包括受伤的时间、经过、致伤物质、伤后处理等。评估患者的年龄，先天性青光眼多发于 6 岁以内；睑板腺囊肿多发于青少年或中壮年阶段，此阶段睑板腺功能分泌旺盛，易患此病。

（三）药物史

许多药物可引起眼部疾病，如长期应用糖皮质激素眼液可导致眼压升高，引起原发性开角型青光眼和白内障，诱发或加重单纯疱疹病毒性角膜炎；长期应用毛果芸香碱眼液，可引起变态反应性滤泡性结膜炎，还可导致血管扩张；长期服用氯丙嗪可引起眼睑、角膜和晶状体的改变及黄斑色素变化；少数患者服用洋地黄后可引起视物模糊及视物变色；服用胺碘酮的患者可出现角膜病变，停药后可完全消退。

（四）家族遗传史

与遗传有关的眼病在临床上也较常见，如先天性色觉异常是一种性连锁隐性遗传病，男性呈显性表现，女性为传递基因者；视网膜色素变性是较常见的遗传性致盲眼病之一；原发性开角型青光眼有较高的家族发生率，一般认为以多基因多因子遗传形式为主。

（五）职业与工作环境

了解患者的工作环境对诊断某些眼病有重要帮助。电焊工人短时大量接触紫外线可发生电光性眼炎；长期接触三硝基甲苯、X 线等可导致白内障；急性细菌性结膜炎患者有卡他性结膜炎接触病史，散发或流行于集体生活环境；户外工作、风沙较大、紫外线照射过强的地区易发干眼。

（六）诱因

许多因素可诱发眼病的发作，如情绪激动、过度疲劳、暗处停留时间过长、局部或全身应用抗胆碱药物等可诱发急性闭角型青光眼的发作；剧烈咳嗽、便秘可诱发球结膜下出血等；免疫力低下、大量饮酒、长时间熬夜、生活不规律可诱发葡萄膜病。

二、身体状况

（一）常见眼部症状

1. 视力障碍　突然或逐渐视力下降，看远（近视眼）或看近（远视或老视眼）不清楚，视物变形（黄斑疾病）、变小、变色及夜盲、复视，视野缩小，眼前有固定或飘动的黑影等。

（1）视力下降

①一过性视力丧失。视力可在 1 小时内（通常不超过 24 小时）恢复正常。常见原因：视盘水肿（数秒钟，通常双眼）、一过性缺血发作（数分钟，单眼）、椎基底动脉供血不足（双眼）、直立性低血压、精神刺激性黑矇、视网膜中央动脉痉挛、过度疲劳、偏头痛（10～60 分钟，伴有或不伴有随后的头痛）；其他原因：即将发生的视网膜中央静脉阻塞、血压突然变化、急性眶压升高、中枢神经系统病变等。

②视力突然下降、无眼痛。见于视网膜动脉或静脉阻塞、缺血性视神经病变、玻璃体积血、视网膜脱离、视神经炎（通常伴有眼球运动痛）等。

③视力逐渐下降、无眼痛。见于白内障、屈光不正、原发性开角型青光眼、慢性视网膜疾病（如年龄相关性黄斑变性、特发性黄斑裂孔、糖尿病视网膜病变）、慢性角膜疾病等。

④视力突然下降伴眼痛。见于急性闭角型青光眼、葡萄膜炎、角膜炎、眼内炎等。

⑤视力下降但眼底正常。见于球后视神经炎、早期视锥细胞变性、早期视神经挫伤、中毒、肿瘤所致的视神经病变、全色盲、弱视等。

（2）视野缺损：视野是指眼向前方固视时所能看到的空间范围。常见视野缺损有向心性视野缩小（管状视野）、偏盲等。前者可见于视网膜色素变性、青光眼等；后者可见于视路病变，对视路疾病定位诊断极为重要。

（3）视物变形：系视物变大或变小或直线变弯、物像失真。常见于黄斑部病变、视网膜脱离、视网膜脉络膜肿瘤、高度近视、屈光不正、角膜不规则、散光等。

（4）眼前黑影：固定性黑影多见于晶状体混浊；飘动性黑影（飞蚊症）多见于玻璃体病变、视网膜脱离等。

（5）复视：将一个物体视为两个称为复视。双眼复视常见于眼外肌麻痹；单眼复视见于晶状体不全脱位、多瞳症、虹膜根部离断等。

2. 眼部感觉异常 包括眼干、眼痒、眼痛、异物感、畏光及流泪等。眼部刺激征为眼痛、眼红、畏光、流泪及眼睑痉挛,常见于急性结膜炎或角膜炎、结膜或角膜异物、青光眼、急性虹膜睫状体炎等。

3. 眼外观异常 包括眼红、眼部分泌物增多、眼睑肿胀、水肿、新生物、突眼、瞳孔发白或发黄等,可见于各种炎症或过敏反应,先天性白内障、视网膜母细胞瘤、甲状腺相关眼病等,也可为全身性疾病的眼部表现。

(二) 常见眼病体征

1. 眼部充血 眼睑皮肤充血、发红,可见于各种炎症和过敏性反应。眼睑皮下出血、充血见于血管瘤、昆虫叮咬和外伤。眼部充血可分为结膜充血、睫状充血和混合充血三种类型(表 2-1)。

表 2-1 结膜充血与睫状充血的鉴别

项目	结膜充血	睫状充血
血管来源	结膜后动、静脉	睫状前动、静脉
位置	浅	深
充血部位	近穹窿部结膜充血明显	近角膜缘充血明显
颜色	鲜红色	紫红色
形态	呈网状、树枝状,轮廓清楚	呈放射状,轮廓不清
移动性	随球结膜推动而移动	不随球结膜推动而移动
充血原因	结膜疾病	角膜炎、虹膜睫状体炎、青光眼

(1) 结膜充血:以穹窿部为主,血管浅表,并可随结膜的推动而移动,见于眼睑及其周围和结膜的炎症和外伤。

(2) 睫状充血:以角膜周围充血为主,血管模糊不清,色暗红,无移动性。见于角膜、巩膜、虹膜睫状体的病变或外伤,亦见于急性闭角型青光眼的急性发作期。

(3) 混合型充血:上述两种类型的充血混合并存,其临床意义同睫状充血,但病情更为严重。

结膜下出血见于眼外伤、球结膜注射后,或与全身动脉硬化、贫血、剧烈咳嗽和严重便秘等有关。

有无眼部发红、充血,其特征、类型、性质是眼科护理评估的重要内容。

2. 眼睑肿胀和结膜水肿 眼睑皮肤较薄,皮下组织疏松,血管丰富,易于发生水肿、血肿和气肿。

（1）**眼睑的炎性水肿**：多伴有不同程度的眼睑充血；非炎性水肿多无充血，常见于肾炎、心力衰竭、黏液性水肿等全身性疾病。

（2）**眼睑血肿**：为皮下出血，呈暗红或青紫色皮下肿胀，可见于眼部挫伤、眼眶或颅底骨折、出血性紫癜等。

（3）**眼睑气肿**：为组织肿胀，压之有捻发音，擤鼻时气肿更加明显，见于眶内侧筛板骨折。

（4）**球结膜水肿**：呈透明水疱状，甚至暴露于睑裂外，可见于结膜、眼前部组织和眼眶炎症，亦可见于过敏和眼部术后反应等。

3. 眼部分泌物增多 是感染性眼病重要的症状和体征，脓性分泌物提示细菌感染的可能；水样或浆液性分泌物提示病毒感染；黏稠丝状分泌物提示过敏所致。

4. 眼压升高 可通过指压粗略判断或眼压计来测量确定，眼压升高常见于青光眼患者。

5. 眼球突出 角膜顶点超出眶外缘冠状面的距离称为眼球突出度。正常眼球突出度为 12~14mm，一般双侧对称。超过正常范围为眼球突出。单侧性眼球突出可见于眼眶蜂窝织炎、海绵窦栓塞和眶内肿瘤等。双侧性眼球突出可见于甲状腺和腺垂体功能亢进等。

6. 流泪和溢泪 流泪是指泪液分泌过多，不能完全由正常的泪道排出而从睑裂部流出，多由眼睑内外翻、倒睫、眼前部组织炎症等引起。溢泪是指泪液分泌正常，但因泪道流出障碍而溢出，常见于泪点闭塞、泪点位置异常、泪囊炎、鼻泪管阻塞和先天性鼻泪管下口闭锁等。

其他常见的体征还包括角膜上皮脱落、角膜混浊、前房变浅、晶体混浊、玻璃体积血、视网膜脱离、杯/盘值异常等。

三、心理、社会状况

视力障碍、眼痛、眼外观异常等对工作、学习和生活有很大的影响，因此患者可出现明显的恐惧、焦虑、紧张等心理问题。不同患者即使有相同疾病，以及同一患者在同一疾病的不同阶段，其心理反应也可能存在差异，因此护士应及时、准确评估患者的心理状态，并提供相应的护理和人文关怀。

1. 疾病知识 对疾病的原因、性质、过程、预后、治疗、预防、自我护理等方面的了解程度、理解能力及接受能力。

2. 心理状态 视功能状态对工作、学习和生活影响极大，一旦视力减退或完全失明，患者可能无法维持正常的工作活动，甚至丧失基本的生活自理能力。在这种情况下，患者往往会经历焦虑、失眠、悲观、情绪低落以及孤独等心理失衡状态。因此，护士需要及时且准确地评估患者的心理状态，并提供必要的心理支持与疏导。

3. 社会支持系统 家庭的人员组成、经济、文化、教育背景；对患者所患疾病的认识和给予患者的关怀、支持，以及亲戚、朋友、同事提供的支持等。

第二节 眼科患者的护理诊断

眼科患者的常见护理诊断如下所述。

1. 急性疼痛 与眼压升高、急性炎症反应等因素有关。

2. 慢性疼痛 与眼压升高、角膜上皮损伤、炎症反应或缝线刺激等因素有关。

3. 组织完整性受损 角膜上皮损伤、角膜溃疡等。

4. 舒适受损 与眼部炎症、泪液缺乏等因素有关。

5. 潜在并发症 暴露性角膜炎、角膜穿孔、眼内炎、浅前房、低眼压、出血、感染、眶内气肿等。

6. 有受伤/跌倒的危险 与视功能障碍或术眼敷料遮盖等因素有关。

7. 沐浴/更衣/进食/如厕自理缺陷 与视功能障碍或术眼敷料遮盖等因素有关。

8. 有角膜损伤的危险 与机械通气、眼睑闭合不全、眨眼频率减少、眶周水肿等因素导致的眼球暴露有关。

9. 有眼干的危险 与环境、配戴角膜接触镜、自身免疫性疾病、激素改变、机械通气、眼球表面损伤、眼部手术、伴有感觉或运动反射丧失的神经病变、药物等因素导致的泪液的量或质及动力学异常有关。

10. 体像受损 与眼球突出、眼眶塌陷、眼睑畸形、眼部肿瘤、眼球摘除等导致的眼球外观改变有关。

11. 焦虑 与病情反复发作、病程持续时间长、视功能障碍及担心疾病预后不良等因素有关。

12. 知识缺乏 缺乏疾病相关知识。

13. 愿意加强自理 患者表达加强自理的意愿。

第三章

眼科手术患者的护理常规

第一节　眼科一般手术患者护理常规

一、术前护理常规

（1）做好患者及家属的健康教育：入院宣教、疾病相关知识、术前检查的内容及注意事项、治疗方式及目的、术前准备内容、术中配合方法、术后护理措施等。做好患者的心理护理，缓解患者的紧张、焦虑情绪，取得患者的信任和配合。

（2）协助患者完善各项术前检查。眼科专科检查，如：视功能、A/B超、角膜内皮检查、光学相干断层扫描、超声生物显微镜检查、视野、前节照、电生理等；全身检查，如：血常规、肝功能、肾功能、凝血、血糖、免疫八项、心电图、胸片、尿常规等。全身麻醉手术患者评估电解质、心肌酶、超声心动等检查结果。合并慢性疾病者评估疾病控制情况，如血压、血糖情况。评估患者的全身情况，如有无发热、咳嗽、月经来潮、颜面部疖肿及全身感染等。术前检查结果、全身情况异常者，及时通知医生，给予相应的治疗及处理。

（3）评估患者的眼部情况，如有无眼睑红肿、结膜充血、出血、分泌物等情况，如有感染征象，及时通知医生给予处理。评估患者有无配戴绷带镜、义眼片等，与医生确认术前是否需要摘除。

（4）评估患者用药史，遵医嘱停用抗凝药。

（5）评估患者有无过敏史，遵医嘱给予药物过敏试验，并记录皮试结果。

（6）术前遵医嘱应用抗生素滴眼液预防感染，常规术眼术前3天每日滴用3~4次，并观察用药反应。

（7）内眼手术术前冲洗泪道。冲洗前评估患者有无泪道外伤史、泪道手术史、泪点栓子、眼部分泌物。冲洗时判断冲洗液反流情况，有无脓性分泌物排出等。泪道评估发现异常应及时通知医生处理。

（8）协助患者做好个人清洁卫生，如洗澡、剪指甲等，遵医嘱完成手术区域皮肤准备。

（9）术前晚遵医嘱给予患者服用镇静药，保证睡眠。

（10）术日术前为患者冲洗结膜囊，测体温、脉搏、血压并记录，为糖尿病患者测量空腹或餐后血糖，如有异常及时报告医生。指导患者更换洁净的内衣、内裤、病号服，解开第一个衣扣，不宜佩戴腰带；摘掉假牙、手表、眼镜及各种饰品并妥善保管。长发患者头发梳至两侧，以便于术中平卧。术前协助患者如厕。

（11）患者进入手术室前，核对患者信息，填写手术转交接内容。核对、交接的内容包括：患者姓名、床号、ID 号/病历号、眼别、拟行手术名称、腕带、病历、术前生命体征、术前准备内容、术眼瞳孔情况、术前用药情况、管路情况、皮肤情况、既往病史、过敏史、带入手术室的物品或药物等。

（12）患者进入手术室后，整理床单位，等待患者返回病房。眼部传染性疾病患者，做好房间消毒，紫外线照射病室环境 1 小时并更换床单位。术后需要特殊体位的患者，提前准备好垫枕等护理用品。

二、术后护理常规

（1）查看手术交接内容，并给予相应的护理措施。

（2）术毕嘱患者休息，协助完成患者生活护理。

（3）术后当日患眼敷料遮盖或配戴绷带镜。保持敷料洁净，观察敷料有无松动、移位、渗血、渗液等情况，评估患者有无眼胀、眼疼、头痛、恶心等不适，如有异常及时通知医生处理。

（4）观察患者生命体征、全身情况，如高血压、糖尿病患者需监测血压、血糖。

（5）遵医嘱为患者用药并观察不良反应。

（6）给予患者清淡、易消化、有营养的饮食，保证饮水量。

（7）指导患者避免用力挤眼、揉眼，防止碰伤术眼。避免剧烈咳嗽、打喷嚏、剧烈运动、保持大便通畅，以防引起眼压升高。

三、出院指导

（1）遵医嘱使用眼药及口服药。

（2）遵医嘱按时复查，常规随访时间为术后1天、7天、1个月、3个月、6个月、1年。如突然出现眼部红、肿、疼痛，分泌物增多，视力下降等异常情况，及时到医院就诊。

（3）术后以清淡、易消化、有营养、少刺激饮食为宜，避免咀嚼硬的食物。

（4）注意劳逸结合，3个月内避免做剧烈运动，可做散步、慢走、打太极拳等运动。

（5）注意眼部清洁，勿把脏水溅入眼内，勿用脏手擦眼，可用洁净的纸巾擦拭眼泪、眼部分泌物；不宜长时间看电视、读书、看电脑等，注意眼睛休息。

（6）术后可多食用粗纤维的食物，保持大便通畅，避免用力排便；注意保暖，预防感冒，避免用力咳嗽、打喷嚏，不用力低头；禁烟禁酒。

（7）合并有糖尿病、高血压等慢性病者，积极治疗，按时用药，定时监测。

（8）注意安全，避免碰撞术眼。

（9）术后早期可能出现畏光、流泪等刺激症状。外出可戴墨镜、帽子等遮挡光线，避免风沙入眼引起不适。

第二节　眼科全身麻醉手术患者护理常规

一、术前护理

（1）参考"眼科一般手术患者护理常规"。

（2）完成患者全身麻醉手术术前检查，向患者及家属讲解并指导全身麻醉手术术前、术后注意事项，取得患者配合。

（3）术前复测体重并记录在体温单上，以利于麻醉用药。

（4）术前一日遵医嘱向患者及家属强调禁食、水时间，禁食、水的重要性及严格性。越来越多的研究表明，可以尽量缩短围手术期禁食、水时间。中华医学会麻醉学分会2023年出版的《日间手术麻醉指南》建议，一般患者术前8小时内禁食固体食物，术前2小时内禁饮，而胃肠道动力障碍患者术前仍需延长禁食禁饮时间。我国2019年发布的《小儿日间手术麻醉指南》进行了证据总结，指出对于儿童患者，需术前禁固体食物6~8小时，配方奶6小时，母乳4小时，禁饮清饮料2小时。欧洲麻醉与重症监护学会（European Society of Anaesthesiology and Intensive Care，ESAIC）

于 2022 年制定了《儿童术前禁食、水指南》，指出对于全身情况较好的儿童，术前 6 - 4 - 3 - 1（禁固体药物 6 小时，配方奶和非人奶 4 小时，母乳 3 小时，清亮液体 1 小时）的禁食、水方案是安全可推荐的。禁食、水时间较长的患者，尤其是儿童，及时予以静脉补液。禁食、水期间，根据患者病情需要口服的药物，遵医嘱一小口水送服。

（5）术前留置套管针。必要时遵医嘱留置尿管，留置前确认患者已签署知情同意书。

（6）全身麻醉患者术前需空身穿病号服。

（7）全身麻醉术前需要核对患者禁食、水情况，牙齿情况，呼吸道情况，体重，以及儿童患者的身高。

（8）患者进入手术室后，备好麻醉床、监护仪、吸氧装置，必要时准备吸痰管和负压吸引装置，并保证设备处于备用状态。

二、术后护理

（1）参考"眼科一般术后护理常规"。

（2）患者返回病房后，观察患者神志，遵医嘱给予吸氧，心电、血压、血氧饱和度监测；观察患者受压部位皮肤有无压红、破溃；予患者平卧位，保持呼吸道通畅，观察口鼻腔内有无分泌物、呕吐物，必要时使用吸痰管吸出。做好巡视并记录。

（3）遵医嘱禁食 4 小时，患者返回病房清醒后即可在主管护士的协助下饮清水，评估患者术后吞咽功能恢复情况，观察首次饮水有无呛咳，2 小时内饮水不超过 200ml。

三、出院指导

（1）参考"眼科手术一般护理常规"。

（2）遵医嘱正确用药，指导患者家属正确滴滴眼液的方法。

（3）指导患者勿揉眼睛、按压眼球，必要时使用防护眼罩。

（4）指导患者重视规律复查。在常规复查频率的基础上，一旦发现患者眼部出现病情变化，如患者眼部出现不适，及时进行复诊。

（5）注意劳逸结合，减少近距离用眼（如手机、电脑），以每 20 分钟休息一次为宜。

（6）指导患者及家属术后早期避免游泳，防止术眼感染。

第三节　角膜手术患者护理常规

一、术前护理

（1）参考"眼科一般手术患者护理常规""眼科全身麻醉手术患者护理常规"。

（2）评估患眼角膜情况

①评估角膜浸润、溃疡程度，有无角膜穿孔。如有深部角膜溃疡、角膜穿孔，滴眼药时动作宜轻柔，勿压迫眼球。告知患者角膜穿孔的临床表现：如患者自感大量泪水急剧涌出，眼痛减轻，应警惕为角膜穿孔，及时通知医护人员给予处理。

②观察评估眼部分泌物性质，评估患者有无因角膜病变引起的眼部疼痛，因角膜受刺激出现畏光、流泪症状。评估患者有无眼睑内翻、外翻、闭合不全。

（3）细菌、真菌感染患者，术前遵守眼科感染性疾病消毒隔离制度，给予相应护理措施。感染急性期患者，结合实验室检查结果，遵医嘱频点抗生素眼药、全身应用抗生素药物。

（4）病毒感染患者术前遵医嘱眼部、全身应用抗病毒药物。

（5）角膜穿孔、角膜深部溃疡患者遵医嘱冲洗结膜囊，冲洗时禁止压迫眼球。

（6）角膜内皮移植手术患者遵医嘱术前给予缩瞳。

（7）穿透性角膜移植术前遵医嘱给予20%甘露醇静脉快速输注，目的为稳定术中眼压，输注时注意观察药物不良作用。

（8）穿透性角膜移植患者术前遵医嘱给予抗生素药物静脉输液预防感染。

（9）角膜移植手术联合白内障手术患者遵医嘱术前给予散瞳。

（10）角膜内皮移植手术及术前输注甘露醇的患者，于术前备好成人纸尿裤。

二、术后护理

（1）参考"眼科一般手术患者护理常规""眼科全身麻醉手术患者护理常规"。

（2）体位护理：根据手术方式，指导患者保持正确的术后体位。角膜内皮移植术后需要保持面向上位，依靠前房注入气泡支撑，利用空气的上浮力及表面张力顶托植片，体位维持时间以气泡逐渐缩小无顶压作用为止。角膜内皮移植患者遵医嘱去枕面向上卧位 4 小时，减少眼球运动和头部活动，4 小时后通知主管医生为患者测眼压。儿童角膜内皮移植术后给予镇静药物保持面上体位时，需观察患儿血氧饱和度、呼吸、脉搏，并进行相应护理记录。

（3）角膜内皮细胞注射患者术后 24 小时内需严格面向下位。人工角膜内皮患者遵医嘱去枕面向上卧位 24 小时，需提前嘱患者准备好颈托。

（4）观察眼压变化，患者有无眼胀、眼痛、头疼、恶心、呕吐症状，有异常及时通知医生处理。观察术眼伤口敷料有无松脱、渗血、渗液。

（5）观察角膜移植片是否透明，切口对合情况，植片及缝线是否在位。

（6）穿透性角膜移植术后遵医嘱给予患者激素类药物静脉输液治疗，注意观察患者有无药物不良作用。

（7）角膜移植术后患者眼药种类较多时，合理安排点眼药的时间、次序。严格遵医嘱准确、按时滴滴眼液，操作时动作轻柔，切勿压迫眼球。应用糖皮质激素时注意观察药物不良反应，如角膜上皮愈合不佳者，及时通知医生应用促进角膜上皮修复的药物。

（8）指导患者术后避免进食硬质食物及辛辣刺激、牛羊肉、海产品等食物，饮食宜清淡、易消化，多吃水果、蔬菜，忌辛辣刺激饮食；戒烟戒酒；禁热敷。

三、出院指导

（1）参考"眼科一般手术患者护理常规"。

（2）强调角膜移植术后禁止食用牛羊肉、鱼类、海鲜等食品以及辛辣刺激性食物，因为这类食物可增加机体的应激性，加重术后炎症反应，引起免疫排斥反应。

（3）注意眼部清洁，保护术眼，勿把脏水溅入眼内，勿揉、按压、碰撞眼部，以免造成缝线松动或脱落导致植片脱位。

（4）不宜长时间看电视、看书、看电脑等，每次看书、看电脑的时间不要超过 30 分钟，要注意眼睛休息。

（5）避免在风沙扬尘天气外出，如需外出做好防护措施。如戴墨镜、护目镜。

（6）禁止热敷、洗桑拿，农村及偏远地区患者禁止睡热炕，防止血管扩张，导致结膜充血，影响视觉效果，严重者可引起排斥反应。

（7）出院后配戴绷带镜的患者，勿揉眼、挤眼，避免绷带镜脱落；一旦脱落，不可戴回；通常配戴时间不应超过3周，及时到医院复诊取出。

（8）遵医嘱复查，随访时间为术后1天、1周，前3个月为每月1~2次，1年内逐步过渡到1~2个月1次，随访和角膜缝线拆除时间由医生根据患者病情酌情考虑。指导患者自我观察角膜移植术后排斥反应，发现眼红、眼痛、视力下降、角膜移植片混浊，立即就诊。对于有角膜缝线的小儿患者，如发现患者不爱睁眼或出现揉眼动作，观察到缝线处隆起明显、眼表有眨眼也无法脱落的白色分泌物、局部出现"眼白"发红，高度怀疑缝线松动，需要尽早就医。

第四节　白内障手术患者护理常规

一、术前护理

（1）参考"眼科一般手术患者护理常规""眼科全身麻醉手术患者护理常规"。

（2）评估患者视力、眼压，有无眼部炎症，了解角膜内皮检查、眼部光学参数测量（IOLMaster）、角膜曲率、A/B超等检查结果。

（3）遵医嘱术前散瞳，评估患者瞳孔散大情况，瞳孔未充分散大及时与医生沟通。

二、术后护理

（1）参考"眼科一般手术患者护理常规""眼科全身麻醉手术患者护理常规"。

（2）观察患者有无疼痛不适，伤口敷料是否在位、干燥，有无渗血。如术眼胀痛伴头痛、恶心、呕吐等症状，可能为眼压升高，及时告知医生处理。

（3）保持眼部清洁，遵医嘱应用抗生素药物预防感染。如术眼持续疼痛，视力急剧下降，畏光，流泪，有较多分泌物可能为感染性眼内炎，应及时就医。

三、出院指导

（1）参考"眼科一般手术患者护理常规"。

（2）多焦晶体植入术患者，术后出现光晕、炫光属正常现象，通常 6 个月内可自行恢复。

（3）指导患者遵医嘱复查。通常视力在术后 3 个月趋于稳定，复查时行屈光检查，必要时配眼镜调节看远或看近的视力，以达到最好的视力效果。

（4）对于先天性白内障伴弱视患儿，为家属做好患儿低视力康复教育，如视觉训练的重要性。

（5）指导手术中未植入人工晶体的患儿家属，带患儿定期随诊，及时进行屈光矫正。

第五节　青光眼手术患者护理常规

一、术前护理

（1）参考"眼科一般手术患者护理常规""眼科全身麻醉手术患者护理常规"。

（2）评估患者青光眼的类型、视力、眼压及视野情况。对闭角型青光眼患者评估有无诱发因素（暗室环境、饮水量、情绪激动、使用散瞳药等）。

（3）评估先天性青光眼患儿是否伴有其他眼部疾患及全身其他先天性疾病。

（4）术前用药

①遵医嘱按时使用降眼压药物，密切观察疗效及药物不良反应。

②遵医嘱术前缩瞳，给予 20% 甘露醇注射液静脉输液，并观察药物不良反应。

（5）术前健康宣教

①向患者讲解高眼压相关知识及临床表现，一旦出现眼胀、眼痛、恶心、呕吐等及时通知医生处理。

②根据评估结果给予患者正确的生活指导。如避免长时间在暗室停留；指导患者避免一次性大量饮水，一次饮水量不超过 300ml。

二、术后护理

（1）参考"眼科一般手术患者护理常规""眼科全身麻醉手术患者护理常规"。

（2）并发症观察

①前房积血：是术后早期常见的并发症之一。指导患者术后避免咳

嗽、打喷嚏、头部震动、活动过多、活动过猛、提重物、用力排便、用力弯腰等诱发前房出血。观察患者有无视力变化及视物发红，如有异常，立即通知医生。患者遵医嘱卧床休息，采取半卧位，应用止血药物等。若出血量大且持续，甚至需要进一步的手术干预。

②低眼压性浅前房：常见原因为结膜瓣损伤渗漏、滤过功能过强、脉络膜脱离。观察患者有无视力明显下降、眼痛、角膜刺激症状、角膜水肿等，如有立即通知医生。遵医嘱采取局部加压包扎，应用睫状肌麻痹剂、糖皮质激素等药物，嘱患者注意休息，减少活动。

③高眼压：嘱患者每次饮水量不超过 300ml。告知患者如出现眼痛、眼胀、头痛、恶心症状，立即通知医护人员。遵医嘱应用降眼压药物。

（3）行睫状体破坏性手术的患者，术后早期疼痛剧烈，可持续数日，与眼压升高及葡萄膜炎有关。术后评估患者的疼痛程度、性质，疼痛评分≥4 分者及时通知医生。遵医嘱应用抗青光眼药物、糖皮质激素及止痛药物。

三、出院指导

（1）参考"眼科一般手术患者护理常规"。

（2）指导行滤过手术的患者禁止压迫滤过泡，遵医嘱进行眼球按摩。

（3）指导青光眼患者终身随访，定期监测眼压、视功能和视野的变化。遵医嘱按时用药，不得随意自行停药或改药，术后突然出现虹视、视力下降、视物模糊、头痛、眼痛、恶心、呕吐，应立即就诊。

（4）指导患者减少眼压升高的诱发因素：合理安排日常生活，减少情绪波动，注意自我放松，保证充足睡眠；戒烟戒酒，不饮浓茶、咖啡，不暴饮暴食，少量多次饮水，每次饮水量不超过 300ml；避免一切可引起眼球受压的因素，如剧烈咳嗽、打喷嚏、用力挤眼、长时间低头弯腰、用力排便等动作。

第六节 玻璃体、视网膜手术患者护理常规

一、术前护理

（1）参考"眼科一般手术患者护理常规""眼科全身麻醉手术患者护理常规"。

（2）评估患者是否存在高度近视、外伤、过度疲劳、剧烈运动、糖尿

病史等诱因。评估患者全身疾病尤其是血压、血糖的控制状况，遵医嘱应用药物治疗，控制不佳者必要时请相关科室会诊。

（3）评估视网膜脱落范围与部位，遵医嘱对患者进行体位指导，使裂孔处位于低位，根据病情适当限制活动。

（4）评估患者视力下降程度、自理能力、有无跌倒史等，给予患者安全指导及生活护理。

（5）拟行眼内气体、硅油填充手术的患者，指导患者术后面向下位的正确方法，告知其卧位的目的、注意事项。

（6）遵医嘱术前散大瞳孔，观察患者瞳孔散大情况。

二、术后护理

（1）参考"眼科一般手术患者护理常规""眼科全身麻醉手术患者护理常规"。

（2）体位护理：了解患者眼内填充物的情况，遵医嘱使患者采取面向下位或侧卧位，指导并协助患者定时更换体位。采用垫枕等辅助器具帮助患者保持正确体位，评估患者的舒适度，注意防止眼部、骨突出处受压，可按摩或热敷肢体、受压皮肤缓解不适，适当应用双氯芬酸钠等外用药膏缓解肌肉酸痛。如不能耐受者及时与医生沟通。

（3）观察患者有无眼部胀痛、头疼、恶心、呕吐等症状，可能提示眼压升高。遵医嘱给予患者降眼压药物、止吐药物治疗。指导硅油填充手术的患者严格遵医嘱保持体位，避免体位保持不佳引起硅油瞳孔阻滞、硅油阻塞小梁网等情况。

（4）术后观察患者的视力变化，有无视物发红、眼前黑影飘动、闪光感、视物遮挡等。可能提示玻璃体再出血、视网膜脱离复发等异常。

三、出院指导

（1）参考"眼科一般手术患者护理常规"。

（2）玻璃体切除合并硅油填充、气体填充未吸收的患者，出院后严格遵医嘱采取面向下位或侧卧位，指导患者居家保持体位、更换体位、受压皮肤护理的正确方法。填充惰性气体的患者在气体尚未完全吸收时，应避免高空作业、乘坐飞机。

（3）视网膜脱离术后患者应尽量避免剧烈活动，避免头部产生颠簸、震荡，防止复发性视网膜脱离。

（4）老年黄斑变性患者要定期复查眼底，户外活动尽量避免在强烈的阳光下，可以戴有色眼镜，以防阳光直射眼睛。

（5）糖尿病视网膜病变患者要积极治疗，严格监测、控制血糖，每3～6个月复查一次眼底。

（6）指导患者按时复查，出院后如出现恶心、呕吐、头痛、眼部胀痛等高眼压症状，视物出现黑影、闪光感、视力下降、视物变形等，应及时就诊。

（7）硅油填充患者在视网膜平复维持3～6个月时，遵医嘱回医院取出硅油。

（8）指导行巩膜环扎手术的患者在术后6个月验光。

第七节　斜视手术患者护理常规

一、术前护理

（1）参考"眼科一般手术患者护理常规""眼科全身麻醉手术患者护理常规"。

（2）评估患者年龄，有无复视、代偿性头位、畏光、视疲劳、视物模糊症状。

（3）评估患者有无家族史、产伤、外伤史及斜视发生前惊吓、高热惊厥史。

（4）评估患者视功能、眼位检查、同视机检查、Bagolini 线状镜检查、Titmus 立体视觉检查、三棱镜试验、眼球运动及眼球震颤情况。

（5）指导儿童患者家属注意患儿保暖，术前防止感冒，观察患儿有无发热、流涕、咳嗽症状，有异常及时通知医生处理。

（6）做好并告知儿童患者家长对患儿安全管理，防止跌倒、坠床、烫伤等。

二、术后护理

（1）参考"眼科一般手术患者护理常规""眼科全身麻醉手术患者护理常规"。

（2）指导家属注意不要让患者触碰眼部、撕脱眼部敷料。如敷料松脱、渗血、渗液，及时通知医生处理。

（3）如患者出现恶心、呕吐症状，告知患者及家属可能由于麻醉药物刺激或手术牵拉眼肌肉引起，减轻慌张心理，遵医嘱应用止吐药物。

（4）指导术后双眼包扎、短期出现复视的患者，活动时注意安全，做好生活护理。

三、出院指导

（1）参考"眼科一般手术患者护理常规"。

（2）斜视矫正术后，如果出现复视，即视物重影，为正常现象，一般术后两周至一个月会消失。复视会出现眩晕、步态不稳等现象，影响立体视觉，活动时应注意安全。

（3）按时复查，如突然出现眼部红肿、疼痛、分泌物增多等异常情况及时就诊。遵医嘱配戴眼镜、进行视功能训练。

第八节　眼眶手术患者护理常规

一、术前护理

（1）参考"眼科一般手术患者护理常规""眼科全身麻醉手术患者护理常规"。

（2）了解眼肿瘤患者眼部肿瘤的生长部位、性质及侵犯部位。

（3）了解患者眼球的突出或凹陷程度、活动度、眼睑闭合程度，有无复视、角膜暴露。

（4）了解甲状腺相关眼病患者的甲状腺相关病史，术前原发病控制情况、甲状腺功能检查结果，遵医嘱应用治疗药物。

（5）眼眶外伤患者，避免用力擤鼻涕，防止气肿。

（6）了解患者有无其他并发症，如肌无力、鼻炎、鼻窦炎等，严重者遵医嘱请相关科室会诊。

（7）对于眼球突出、眼睑闭合不全的患者，注意眼部护理：保持室内光线柔和，温湿度适宜；嘱患者勿用手揉眼及擦眼，避免长时间用眼，减少电子屏幕使用时间，配戴墨镜保护眼睛；定期清洁眼部分泌物；遵医嘱应用人工泪液润滑眼睛，抗生素滴眼液预防感染，睡前可配戴湿房镜、涂抗生素眼药膏等预防暴露性角膜炎。

（8）遵医嘱术前患者完善相关检查，如眼眶 MRI、眼眶 CT 等，必要时术中携带胶片。

（9）根据手术方式遵医嘱为患者完成术前备血。备血患者术日需留置2 个以上静脉留置针。

（10）拟行鼻内镜下手术的患者，遵医嘱修剪鼻毛。

（11）预计手术时间较长者，遵医嘱为患者导尿或穿戴纸尿裤进入手术室。

（12）术前长发患者需将头发卷起梳至头顶，方便患者术后包扎，同时满足患者术中平卧体位。

（13）术前遵医嘱应用抗生素静脉输液预防感染。

二、术后护理

（1）参考"眼科一般手术患者护理常规""眼科全身麻醉手术患者护理常规"。

（2）观察绷带的松紧程度以及有无渗血渗液，若绷带松动或过紧、潮湿、渗血渗液，及时通知医生给予更换包扎。儿童眼眶肿物切除术后避免哭闹，成人避免剧烈咳嗽、呕吐和用力擤鼻涕，以防诱发出血和眶内气肿。指导鼻腔有填塞的患者，不要擤鼻和拉拽鼻腔填塞物，以免填塞物脱出。

（3）遵医嘱为患者监测光感，患者光感减弱、消失、不确定时应及时通知医生处理。

（4）对术中输血患者，术后密切观察有无输血反应。

（5）观察患者眼部伤口缝线、引流条在位情况，伤口有无红肿、疼痛等感染征象；有无面部麻木、上睑下垂等感觉、运动神经异常表现；是否有眼睑肿胀、按压有握雪感或捻发音等眶内气肿表现。发现异常应及时告知医生处理。

（6）观察患者有无疼痛，每日完成两次疼痛评分，患者出现眼眶胀痛等眶压高症状应及时通知医生，遵医嘱给予患者局部冰敷和镇痛药。遵医嘱应用激素、抗生素药物静脉输液以减轻水肿、预防感染，应用止血药物预防出血。

（7）指导术后出现复视的患者活动时注意安全，协助患者做好生活护理。

（8）遵医嘱为患者复查术后 CT 或 MRI 检查。

（9）指导甲状腺相关眼病患者、眼眶恶性肿物患者，遵医嘱出院后应继续到相关科室继续治疗。

三、出院指导

（1）参考"眼科一般手术患者护理常规"。

（2）眼眶肿物患者术后 1～3 个月内避免用力擤鼻涕，以防眶内压升高，引起逆行感染。

（3）指导术后复视患者活动时注意安全，遵医嘱进行眼肌运动训练辅助恢复。

（4）配戴义眼片的患者，指导其在安装与取出义眼片之前洗净双手，以免病菌进入结膜囊造成感染，告知其正确配戴方法。取出的义眼片用流动水清洗表面附着物，再用抗生素滴眼液在义眼片表面消毒，随后将义眼片放入生理盐水中；结膜囊内滴入抗生素滴眼液进行冲洗。放置义眼片的容器最好是塑料容器，以免义眼片磨毛或碰伤。

第四章

眼科检查操作技术

第一节　诊疗检查技术

一、远视力检查法

远视力检查法是指通过特定的方法和工具来检查人眼在远距离（通常是 5m 或根据视力表的具体要求而定）辨别最小物像的能力。这种能力反映了视网膜黄斑中心凹处的形觉敏感度，是眼科检查中非常基础且重要的一环，为疾病诊断提供重要依据。

【操作目的及意义】

远视力检查是眼科检查中的常见项目，目的是评估受检者看清远方物体的能力。通过远视力检查，可以确定受检者是否患有远视（近视力不足），是否患有近视或其他视觉问题，可以协助医生诊断视觉问题并制定相应的治疗方案。远视力检查的操作目的及意义主要包括以下两个方面。

（1）明确视力水平，判断屈光状态。

（2）预防与监测眼病及视力变化。

【操作步骤】

1. 评估并解释

（1）环境整洁、安静，室内光线充足，照明良好。

（2）视力表照明均匀，无眩光，无污渍。

（3）受检者意识状态、心理状态、合作程度。

（4）受检者有无眼部疾病史、手术史、外伤史，有无分泌物；有无外观（包括眼球大小、眼睑形状和对称性）异常，有无斜视，有无配戴角膜接触镜、框架镜等。

（5）受检者既往视力检查情况。

（6）向受检者解释治疗目的和配合方法，受检者知情同意。

2. 操作准备

（1）环境准备：整洁、安静、光线充足、照明良好，符合操作要求。

（2）护士准备：按要求着装，"七步洗手法"洗手，戴口罩。

（3）物品准备：国际标准对数视力表、视力指示棒、记录笔、遮眼板、（视力反光镜）、光源、检查椅、快速手消毒液，检查用物合理放置。

（4）患者准备：取坐位。检查时双眼与视力表 1.0 视标高度平齐，如检查距离不足 5m，可采用平面镜反射法，受检者与平面镜距离为 2.5m。

3. 操作方法

（1）双眼分别检查：核对受检者姓名、眼别，协助取坐位，告知受检者检查目的、方法及注意事项，以取得配合。通常先查右眼或健眼，后查左眼或患眼，先查裸眼视力，后查矫正视力。检查时用遮眼板遮盖一眼，且不能加压，避免非检查眼对检查结果的干扰。

（2）从上到下阅读视力表：操作者使用视力指示棒指认视标正下方，无遮挡。受检者位于距离视力表 5m（或根据视力表要求调整距离）的地方，从上到下依次读出视力表上的视标，直到无法识别为止，其能正确辨认的最小一行视标数字即代表被检查眼的视力。能看清第 1 行记录 0.1，依此类推看清第 11 行为 1.0。如能够辨认 0.8 一行半数以上视标，但不能全部辨认，记录为 0.8⁻；如能够辨认 0.8 一行全部视标，同时能够辨认 1.0 一行半数以下的视标，记录为 0.8⁺依此类推。如被检者不能辨认 0.1 视标，可嘱受检者起立缓慢走向视力表，直至看清最大视标，记录视力为：0.1 乘以受检者与视力表的距离（m）/5。例如，在 4 米距离处看清最大视标 0.1，则视力为 0.1 × 4/5 = 0.08，即每减少 1m，视力则减少 0.02，以此类推。

（3）特殊检查：受检者面对视力表的距离仅有 1m 但依然不能正确辨识最大视标，一般不再检查"视力表视力"。视力表视力反映的是中心视力（visual acuity），即形觉的敏锐度和清晰度，没有中心视力并不一定意味着没有视力中其他成分的视功能。此时，临床上对于低于视力表视力的检查，常用方法如下所述。①指数（finger counting，FC）：检查距离为 5m 时，受检者如在 1m 处仍不能辨认出最大视标，检查指数。嘱受检者背光而坐，操作者伸出手指（指间距离与指粗相同）从 1m 远处开始移向被检眼，让受检者辨认手指数目，记录其能辨认指数的最远距离。如在30cm处能看清指数则记录为指数/30cm或FC/30cm。②手动（hand movement，HM）：如受检者在距离眼前5cm处仍不能辨认手指数目，则操作者让受检者背光而坐，操作者伸手至被检眼前，缓慢左右摆动并同时逐渐后移，记录受检者能够辨认手动的最远距离。如在30cm处能看清手动，则记录为手动/30cm或HM/30cm。③光感（light perception，LP）：在暗室内进行，检查时将非测试眼遮盖至不透光。检查者手持光源在测试眼前方，时亮时灭，测试患者能否感觉光亮，记录"光感/距离"。光源在眼前仍不能辨认的患眼，即无光感（no light perception，NLP），记录为无光感或NLP。

临床上，在远视力检查过程中，视力低于0.02就要查光感、光定位和红绿色觉，因为视力低于0.02已经进入单眼盲的范围。光定位检查在暗室内进行，检查时将对侧眼严密遮盖。被检眼注视正前方，操作者在其对面1m远处将光源分别置于患者上、中、下，颞侧上、中、下，以及鼻侧上、中、下共计9个方位。操作者于每一位置处重复遮光动作，观察患者能否正确辨认光源的方向，正确者记为"＋"、错误者记为"－"。最后以患者方位为标准，采用"九宫格"格式记录各方位光定位能力。

（4）同法检查对侧眼，再次核对受检者姓名、眼别。

（5）记录视力：根据受检者能够识别的最小视标所对应的视力值进行记录。如果受检者无法识别视力表上的最大视标（通常为0.1），则让其逐渐靠近视力表，直到能够识别为止，并根据距离和视力表上的视标计算出视力值，如仍不能辨认，则按特殊检查方法检查并记录。

（6）整理用物：操作完毕，将受检者使用的遮眼板消毒后备用，如该受检者疑为传染性眼病，则将其使用后的遮眼板进行终末消毒，冲洗晾干备用。

（7）洗手，准确记录数值。

4. 操作评价 见表4-1。

表4-1 远视力检查评价标准

| 项目 | 考核要点 | 总分 | 评分等级 | | | | 得分 |
			A	B	C	D	
仪表	仪表端庄（2分），着护士服（1分），衣帽整洁（2分）	5	5	3	2	1	

续表

项目		考核要点	总分	评分等级				得分
				A	B	C	D	
评估		评估受检者自理程度（1分）、意识精神状况（1分）、配合程度（1分），认真听取受检者自诉及需求（2分）	15	5	3	2	1	
		了解受检者年龄（1分）、自诉病情（有无配戴角膜塑形镜史）（1分）；眼部情况（有无分泌物、有无戴角膜接触镜）（2分）；如有分泌物，应协助清理（1分）		5	3	2	1	
		耐心解释（1分），指导并告知配合方法（3分）、注意事项（1分）		5	3	2	1	
操作前准备		"七步洗手法"洗手（1分），戴口罩（1分）	5	2	1	0		
		备齐物品（1分），检查物品（1分），放置合理（1分）		3	2	1	0	
操作过程	安全	环境安静、整洁（1分），光线适宜（1分）	5	2	1	0		
		受检者坐姿正确（1分）、舒适（1分），头位正（1分）		3	2	1	0	
	准备	检查物品是否在功能位（2分）	5	2	1	0		
		检查视力表灯箱及检查距离，确定1.0视标高度是否与受检眼平齐（2分）		2	1	0		
	远视力检查	遮眼板消毒（1分）	45	1	0			
		遮眼板使用规范、正确（2分）		2	1	0		
		再次核对受检者姓名（1分）、眼别（1分）		2	1	0		
		视力棒使用勿遮挡视标（3分）		2	1	0		
		检查方法正确：两眼分别检查，先右后左（2分），如戴镜，先查裸眼视力后查矫正视力（2分），每个字符的允许辨认时间为2~3秒（1分），被检查眼的视力 $= 0.1 \times$ 距视力表的距离（m）/5m 计算正确（5分），数指方法正确（5分），手动方法正确（5分），光感方法正确（5分）		25	15	10	0	
		检查数据准确（5分）		5	3	1	0	
		受检者体位正确（1分），无晃动、眯眼及前倾（2分）		3	2	1	0	

续表

项目		考核要点	总分	评分等级				得分
				A	B	C	D	
操作过程	远视力检查	指导受检者配合方法（3分），安抚受检者取得合作（2分）		5	3	1	0	
操作后		合理安置受检者（1分），用物处理正确（1分），洗手（1分）	10	3	2	1	0	
		记录规范、正确（3分）		3	2	1	0	
		健康宣教：操作目的及意义（1分），注意事项（3分）		4	3	1	0	
评价		严格执行查对制度（2分）	10	2	1	0		
		操作规范、标准，严格执行消毒隔离制度（3分）		3	2	1	0	
		操作过程中和受检者沟通态度和蔼、语言规范（2分）		2	1	0		
		操作流程顺畅，无重复动作，无丢项（3分）		3	2	1	0	
总分			100					

【操作难点及重点】

1. 远视力检查的难点

（1）配合度问题

①儿童配合度低：儿童特别是幼儿，由于年龄小、注意力难以集中，往往难以配合视力检查，导致检查结果的不准确或难以进行，这一难点在幼儿视力筛查中尤为突出。

②心理因素影响：部分受检者可能因为紧张、焦虑等心理因素而影响检查结果，导致视力评估不准确。

（2）光源和环境影响

①光源稳定性：多变和非均匀的光照场景易导致成像质量差异，进而影响视力检查的准确性。

②眩光干扰：视野中的眩光会降低视物对比度，产生人眼无法适应的光亮感觉，可能导致视力检查结果的不准确。

（3）标准化问题

①测量距离和视标类型：视力检查需要按照标准的测量距离和视标类

型进行，否则会影响检查结果的准确性。例如，视力表的悬挂高度、视标的大小和对比度等都需要标准化。

②缺乏统一标准：目前视力检查缺乏统一的标准化流程和判断标准，尤其是在儿童视力筛查领域，这使得不同医院或机构之间的检查结果可能存在差异。

（4）辨识能力：对于视力极低的受检者，即使站在很近的距离也可能无法辨认视标，这时需要采用更精细的检查方法，如检查指数、手动或光感等，这些检查方法相对复杂且耗时较长。

2. 远视力检查的重点

（1）准确性：远视力检查的准确性是首要考虑的因素。只有确保检查结果的准确性，才能为后续的眼科诊断和治疗提供可靠的依据。

（2）全面性：检查过程中应全面评估受检者的远视力情况，包括裸眼视力和矫正视力。同时，还应注意观察受检者的眼部情况，如是否有斜视、眼球运动是否正常等。

（3）个体化：不同年龄段的儿童视力发育水平不同，因此在进行远视力检查时应充分考虑受检者的年龄因素。对于视力未达到正常标准的儿童，应进一步评估其视力发育情况，必要时进行干预治疗。

（4）心理引导：在检查过程中，应给予受检者充分的心理支持和引导，消除其紧张、焦虑等心理因素对检查结果的影响。特别是对于儿童等配合度较低的受检者，可以通过游戏化等方式提高其参与度和配合度。

综上所述，远视力检查的难点在于配合度、标准化、操作环境、辨识能力等方面；而重点则在于确保检查的准确性、全面性、个体化和心理引导等方面。在实际操作中，应针对这些难点和重点采取相应的措施和方法，以提高远视力检查的准确性和可靠性。

【注意事项】

远视力检查是眼科检查中的一项重要内容，其注意事项涉及检查前、检查时以及检查后的多个方面，以确保检查结果的准确性和可靠性。以下是远视力检查的注意事项。

1. 检查前

（1）根据诊疗需求检查裸眼或矫正视力。

（2）避免揉搓眼睛：检查前应避免用手揉搓眼睛，以免刺激眼部或引入污染物，影响检查结果的准确性。

（3）清理分泌物：应先为受检者清理干净分泌物后再检查视力；如遇酸碱烧伤的受检者，应先行冲洗再做视力检查。

（4）心理准备：受检者应保持良好的心态，避免过度紧张或焦虑。紧张情绪可能会影响眼部的调节能力，从而影响检查结果的准确性。

2. 检查中

（1）环境要求：检查室的光线应适中，避免过强或过弱的光线对检查结果产生影响。同时，视力表的照明应均匀、无眩光，以确保受检者能够清晰辨认视标。

（2）正确坐姿：受检者应保持正确的坐姿，头部不要向后仰，也不要过度低头。双眼应与视力表保持适当的距离（通常为 5m），以确保检查结果的准确性。检查距离不足 5m 时，采用平面镜反射法，操作者距离可缩短至 2.5m。

（3）积极配合：受检者应积极配合医生的检查，按照医生的指示进行操作。在辨认视标时，应注意时间限制，每个字母的辨认时间不宜过长，一般为 2～3 秒，以免影响检查结果的准确性。为儿童受检者检查前，要仔细讲解检查的目的和识别视标的方法，检查时尽量避免运用提示性语言，并注意避免家属干扰；如果发现儿童一时觉得视物模糊，可以允许其休息 1～2 分钟，闭眼或眺望远方片刻再继续检查。

（4）遮盖非检查眼：在检查单眼视力时，应使用遮眼板将非检查眼完全遮盖，不可漏光，以避免双眼之间的视力相互干扰。遮盖时要注意不要压迫眼球，以免影响检查结果。

（5）避免眯眼：在检查过程中，受检者应保持正常的眼部状态，避免眯眼。眯眼会改变角膜的形状和眼睛的屈光状态，从而影响检查结果的准确性。

3. 检查后

（1）眼部休息：检查结束后，受检者应注意眼部休息，避免长时间用眼或接触刺激性物质。如有不适，可通过眼部热敷等方式缓解不适症状。

（2）结果记录：书写规范，注意眼别，非中心视力应有标注。对于视力异常的受检者，指导其及时就医并接受专业的眼科治疗。

综上所述，远视力检查的注意事项涉及检查前、检查时以及检查后的多个方面。受检者在接受远视力检查时，应遵守这些注意事项，以确保检查结果的准确性和可靠性。同时，医生也应严格按照规范进行操作和评估，以提供高质量的眼科服务。

二、近视力检查法

近视力检查法在临床上是检测近距离视锐度的方法。这种检查方法通过受检者观察视力表上的内容，来评估其能够清晰辨认的最小字号或距离。近视力与远视力检查相结合，有助于了解调节能力、屈光状态或者其他眼病。

【操作目的及意义】

近视力检测的目的主要在于评估受检者在近距离下的视觉能力，具体包括以下两个方面。

（1）评估近视程度，了解屈光功能。

（2）监测视力变化，辅助诊断眼病。

【操作步骤】

1. 评估并解释

（1）环境整洁、安静，室内光线充足、照明良好。

（2）视力表清晰完好，无污渍。

（3）受检者意识状态、心理状态、合作程度。

（4）观察受检者有无眼部疾病史、手术史、外伤史，有无分泌物，有无外观（包括眼球大小、眼睑形状和对称性）异常，有无斜视，有无配戴角膜接触镜、框架镜等。

（5）受检者既往视力检查情况。

（6）向受检者解释检查目的和配合方法，受检者知情同意。

2. 操作准备

（1）环境准备：整洁、安静，光线充足、照明良好，符合操作要求。

（2）护士准备：按要求着装，"七步洗手法"洗手，戴口罩。

（3）物品准备：耶格（Jaeger Chart）近视力表、记录笔、遮眼板、检查椅、快速手消毒液，检查用物合理放置。

（4）患者准备：取坐位。检查时双眼与视力表距离为30cm。

3. 操作方法

（1）双眼分别检查：核对受检者姓名、眼别，协助取坐位，告知受检者检查目的、方法及注意事项，以取得配合，通常先查右眼或健眼，后查左眼或患眼，先查裸眼视力，后查矫正视力，检查时用遮眼板遮盖一眼且不能加压，避免非检查眼对检查结果的干扰。

（2）检查时双眼与视力表距离为30cm，要求被检者从视力表上行依次向下行阅读，被检者读到某一行有半数视标读不出或读错时，该行上一行视标即为被检者视力，记录方法：近视力/距离，如 J1/30cm 或 J3/30cm。近视力检查的距离并不严格限制，但予专门记录。比如患者度数高，有可能在15cm处能看清J1，就记录J1/15cm，所以近视力表可根据患者阅读习惯进行调整。

（3）同法检查对侧眼。

（4）记录结果：记录受检者能够清晰辨认的最小字号或符号，这通常被视为受检者的近视力水平。同时，还可以记录受检者在不同距离下的视力表现，以更全面地了解受检者的近视力状况。

（5）整理用物：操作完毕，将受检者使用的视力表保持整洁，妥善保存。

（6）洗手，准确记录数值。

4. 操作评价 见表4-2。

表4-2 近视力检查评价标准

项目		考核要点	总分	评分等级				得分
				A	B	C	D	
仪表		仪表端庄（2分），着护士服（1分），衣帽整洁（2分）	5	5	3	2	1	
评估		评估受检者自理程度（1分）、意识精神状况（1分）、配合程度（1分），认真听取受检者自诉及需求（2分）	15	5	3		1	
		了解受检者年龄（1分）、自诉病情（有无配戴角膜塑形镜史）（1分）；眼部情况（有无分泌物，有无配戴角膜接触镜）（2分）；如有分泌物，应协助清理（1分）		5	3	2	1	
		耐心解释（1分），指导并告知配合方法（3分），注意事项（1分）		5	3	2	1	
操作前准备		"七步洗手法"洗手（1分），戴口罩（1分）	5	2	1	0		
		备齐物品（1分），检查物品（1分），放置合理（1分）		3	2	1	0	
操作过程	安全	环境安静、整洁（1分），光线适宜（1分）	5	2	1	0		
		受检者坐姿正确（1分）、舒适（1分），头位正（1分）		3	2	1	0	
	准备	检查物品是否在功能位（2分）	5	2	1	0		
		检查时被检者眼与视力表距离30cm（2分）		2	1	0		
		遮眼板消毒（1分）		1	0			
	近视力检查	遮眼板使用规范、正确（3分）		3	2	1	0	
		再次核对受检者姓名（1分）、眼别（1分）		2	1	0		
		视力棒使用勿遮挡视标（3分）		3	2	1	0	

续表

项目		考核要点	总分	评分等级				得分
				A	B	C	D	
操作过程	近视力检查	检查方法正确：两眼分别检查，先右后左（3分），如戴眼镜，先查裸眼视力后查矫正视力（5分），每个字符的允许辨认时间为2~3秒（5分），要求被检者从视力表上行依次向下行阅读（5分）	45	18	11	4	0	
		检查数据准确（8分）		8	6	2	0	
		受检者体位正确（3分），无晃动、眯眼及前倾（3分）		6	4	2	0	
		指导受检者配合方法（3分），安抚受检者取得合作（2分）		5	3	1	0	
操作后		合理安置受检者（1分），用物处理正确（1分），洗手（1分）	10	3	2	1	0	
		记录规范、正确（3分）		3	2	1	0	
		健康宣教：操作目的及意义（1分）、注意事项（3分）		4	3	1	0	
评价		严格执行查对制度（2分）	10	2	1	0		
		操作规范、标准，严格执行消毒隔离制度（3分）		3	2	1	0	
		操作过程中和受检者沟通态度和蔼、语言规范（2分）		2	1	0		
		操作流程顺畅，无重复动作，无丢项（3分）		3	2	1	0	
总分			100					

【操作难点及重点】

1. 近视力检查的难点

（1）受检者配合度

①儿童与老人：儿童由于注意力容易分散，对检查过程的理解有限，可能不配合检查；而老人可能因年龄、健康状况等原因，对检查指令的理解和执行存在困难。

②心理因素：受检者在检查过程中可能因紧张、焦虑等情绪波动影响视力表现，导致检查结果不准确。

（2）环境因素

①光线控制：检查时的光线条件对结果至关重要，光线过强或过弱都可能导致受检者无法清晰看到视力表上的字符。

②检查距离：保持受检者与视力表之间的正确距离也是难点之一，距离过远或过近都可能影响检查结果。

（3）视力表的选择与设置：视力表的设计、字符大小、排列方式等都会影响受检者的辨认能力，需要选择合适的视力表并正确设置。

（4）操作规范性：检查人员的操作规范性对结果有重要影响，需要严格遵守操作规范，如遮盖非检查眼的方法、检查时的姿势、读数的准确性等。

（5）主观性与客观性的平衡：近视力检查在一定程度上依赖于受检者的主观反应，需要平衡好主观性与客观性的关系，既要尊重受检者的感受，又要确保检查结果的客观性和准确性。

2. 近视力检查的重点

（1）准确评估近视力水平：通过近视力表等工具，准确测量受检者在近距离下的视力水平，了解受检者的近视力状况。

（2）筛查眼部疾病：早期发现一些眼部疾病，如老花眼、白内障等，为后续的眼科诊疗提供线索。

（3）指导用眼习惯：根据受检者的近视力检查结果和用眼习惯，提供个性化的用眼建议，帮助受检者改善用眼习惯，预防近视等眼部疾病的发生。

（4）确保检查结果的准确性：通过规范操作、选择合适的视力表、保持正确的检查距离和光线条件等措施，确保检查结果的准确性，为后续的眼科诊疗和视力矫正提供有力支持。

综上所述，近视力检查在眼科诊疗中具有重要意义，但也存在一定的难点。为了克服这些难点并确保检查结果的准确性，需要受检者、操作者以及环境等多方面的配合。

【注意事项】

近视力检查是评估个体在近距离下视力状况的重要手段，为了确保检查结果的准确性和有效性，以下是近视力检查时的注意事项。

1. 受检者准备

（1）避免长时间使用电子产品：在检查前应避免长时间使用手机、电脑等电子产品，以防止眼睛疲劳和视力暂时下降，影响检查结果。建议检查前至少半小时停止使用电子产品。

（2）放松心情：受检者在进行近视力检查时，应保持心情放松，避免紧张或焦虑情绪对检查结果的影响。

（3）配合检查：受检者应按照操作者的指示进行操作，如正确遮盖非检查眼、保持正确的姿势和距离等。

2. 环境控制

（1）光线适宜：检查室的光线应保持充足且均匀，避免光线过强或过弱对检查结果的干扰。一般来说，检查室内的照明应符合相关标准，以确保视力表的字符清晰可见。

（2）避免干扰：检查室内应保持安静，避免噪声和其他因素的干扰，以便受检者能够集中注意力进行视力检查。

3. 检查过程

（1）正确遮盖非检查眼：在进行单眼检查时，应使用遮眼板或其他工具严密遮盖非检查眼，以防止双眼视力相互干扰。遮盖时应注意不要压迫眼球，以免造成不适或影响检查结果。

（2）保持正确姿势：受检者应保持坐姿端正，眼睛与视力表保持适当的距离（通常为30cm或根据视力表的具体要求而定）。头部应保持正直，不要歪头或仰头。

（3）快速准确读数：在识别视力表上的字符时，受检者应尽快并准确地读出字符的方向或大小。如果识别时间过长或犹豫不决，可能会影响检查结果的准确性。

（4）按照顺序检查：通常应先检查右眼再检查左眼，以保持检查的一致性和可比性。

4. 检查结果记录与解释

（1）准确记录：操作者应准确记录受检者的检查结果，包括视力水平、屈光状态等信息。记录时应注意避免笔误或遗漏。

（2）合理解释：操作者应根据受检者的检查结果进行合理的解释和建议。对于视力异常的受检者，应指导其及时就诊并采取相应的治疗措施。

5. 其他注意事项

（1）定期复查：对于需要定期复查的受检者，应按时进行复查以监测视力变化。

（2）注意用眼卫生：受检者在日常生活中应注意用眼卫生，如避免长时间近距离用眼、保持充足的睡眠等，以保护视力健康。

综上所述，近视力检查时需要受检者、操作者以及环境等多方面的配合和努力。通过遵循上述注意事项，可以确保近视力检查结果的准确性和有效性，为后续的眼科诊疗和视力矫正提供有力支持。

三、色盲、色弱检查法

色盲、色弱检查法是指医学上对于颜色识别认知的一种检查方法。色觉检查属于主观检查，主要检查方法包括：假同色图、色盲检查镜、色彩试验及 D – 15 色盘试验。

【操作目的及意义】

（1）判断受检者是否存在色觉异常的情况。

（2）协助临床疾病诊断。

【操作步骤】

1. 评估

（1）了解患者既往病史，特别是与视觉或色觉相关的疾病史，以及家族中是否有色觉异常的情况。

（2）患者意识状态、自理能力及合作程度。

（3）评估患者的情绪状态，以便在需要时提供支持和安抚。

2. 操作准备

（1）操作者：操作者按要求着装，洗手，戴口罩。

（2）物品

①假同色图检查：假同色图、遮盖板。

②色相排列法检查：FM – 100 色盘或 D – 15 色盘、遮盖板、计算机评分系统。

③色盲检查镜检查：色盲检查镜、遮盖板。

（3）患者：取端坐位，充分休息双眼，矫正屈光不正，避免配戴有色眼镜以及有色角膜接触镜。向患者解释色盲、色弱检查的目的和配合方法，患者知情同意。

（4）环境：整洁、安静，周围环境宽敞明亮，光线充足且为自然弥散光。符合操作要求。

3. 操作方法

（1）假同色图检查法

①查对医嘱，双向核对患者信息，包括患者姓名、性别、年龄及有无家族遗传史。

②操作前确认周围环境宽敞、明亮，光线充足且为自然弥散光。

③患者距离假同色图 0.5m 左右，用遮盖板遮住一侧眼睛。

④判读时间不超过 5 秒。

⑤阅读示教图，判断患者能否进行色觉检查。

⑥阅读检查图，判断患者有无色觉异常。

⑦阅读鉴别图，判断患者色觉异常种类。

⑧同法检查对侧眼。

（2）色盲检查镜检查法

①查对医嘱，双向核对患者信息，包括患者姓名、性别、年龄及有无家族遗传史。

②嘱患者明适应 5 分钟。

③嘱患者平视色盲检查镜目镜，用遮盖板遮住一侧眼睛。

④嘱患者调节旋钮，直至觉得上方红绿部混合色与下方标准黄色颜色一致。重复 3 遍，每次间隔时进行明适应 10 秒。

⑤同法检查对侧眼。

⑥记录检查结果，进行评分。

（3）色相排列法检查法

①查对医嘱，双向核对患者信息，包括患者姓名、性别、年龄及有无家族遗传史。

②操作前确认光源箱为标准光源，照射角度为 90°。

③嘱患者以 60°观测，用遮盖板遮住一侧眼睛。

④嘱患者将有色棋子按颜色相近程度依次进行排列。

⑤对时间没有严格限制，尽量不超过 2 分钟，直至患者感觉满意为止。

⑥同法检查对侧眼。

⑦记录检查结果，进行评分。

4. 操作评价　见表 4-3、表 4-4、表 4-5。

表 4-3　假同色图检查评价标准

项目	考核要点	总分	评分等级				得分
			A	B	C	D	
仪表	仪表端庄（2分），着护士服（1分），衣帽整洁（2分）	5	5	3	1	0	
评估	患者意识状态（1分）、自理能力（1分）、合作程度（1分），听取患者自主信息和需要（2分）	15	5	3	1	0	
	患者病情（1分），眼部情况（3分），有无遗传病史（1分）		5	3	1	0	
	询问患者是否配戴有色角膜接触镜（2分）		2	1	0		
	解释耐心（1分），指导并告之配合方法（1分），尊重患者知情同意权（1分）		3	2	1	0	

续表

项目		考核要点	总分	评分等级				得分
				A	B	C	D	
操作前准备		"七步洗手法"洗手（1分），无长指甲（1分），戴口罩（1分）	5	3	2	1	0	
		备齐物品，放置合理（1分），认真核对（1分）		2	1	0		
操作过程	安全	环境整洁（1分），光源符合检查要求（1分）安排合理（1分）	5	3	2	1	0	
		患者体位舒适（2分）		2	1	0		
	准备	物品准备齐全（5分）	10	5	3	1	0	
		检查物品或设备性能（5分）		5	3	1	0	
	假同色图检查	测试眼准备：遮盖板遮住一侧眼睛（3分）	40	3	2	1	0	
		再次核对患者姓名、性别、年龄（5分）		5	3	1	0	
		嘱患者距离假同色图0.5m左右（5分）		5	3	1	0	
		判读时间不超过5秒（5分）		5	3	1	0	
		判断患者能否进行色觉检查（6分）		6	4	2	0	
		判断患者有无色觉异常（6分）		6	4	2	0	
		判断患者色觉异常种类（6分）		6	4	2	0	
		指导患者配合方法（2分），安抚患者取得合作（2分）		4	2	0		
操作后		向患者简要介绍检查情况（2分），正确记录结果（3分）	10	5	3	2	0	
		用物处理正确（1分），洗手（1分），签字（1分）		3	2	1	0	
		健康宣教：操作目的及意义（2分）		2	1	0		
评价		操作规范（2分）	10	2	1	0		
		操作过程考虑患者安全（3分）		3	2	1	0	
		操作过程和患者有效沟通（3分）		3	2	1	0	
		操作熟练、有序（2分）		2	1	0		
总分			100					

表 4 - 4　色盲检查镜检查评价标准

项目		考核要点	总分	评分等级				得分
				A	B	C	D	
仪表		仪表端庄（2分），着护士服（1分），衣帽整洁（2分）	5	5	3	1	0	
评估		患者意识状态（1分）、自理能力（1分）、合作程度（1分），听取患者自主信息和需要（2分）	15	5	3	1	0	
		患者病情（1分），眼部情况（3分），有无遗传病史（1分）		5	3	1	0	
		询问患者是否配戴有色角膜接触镜（2分）		2	1	0		
		解释耐心（1分），指导并告之配合方法（1分），尊重患者知情同意权（1分）		3	2	1	0	
操作前准备		"七步洗手法"洗手（1分），无长指甲（1分），戴口罩（1分）	5	3	2	1	0	
		备齐物品，放置合理（1分），认真核对（1分）		2	1	0		
操作过程	安全	环境整洁（1分），光源符合检查要求（1分），安排合理（1分）	5	3	2	1	0	
		患者体位舒适（2分）		2	1	0		
	准备	物品准备齐全（5分）	10	5	3	1	0	
		检查物品或设备性能（5分）		5	3	1	0	
	色盲检查镜检查	嘱患者明适应5分钟（5分）	40	5	3	1	0	
		测试眼准备：遮盖板遮住一侧眼睛（3分）		3	2	1	0	
		再次核对患者姓名、性别、年龄（5分）		5	3	1	0	
		指导患者调节旋钮方法正确（5分）		5	3	1	0	
		患者重复检查次数正确（6分）		6	4	2	0	
		重复检查间隔时间准确（6分）		6	4	2	0	
		记录检查结果，正确评分（6分）		6	4	2	0	
		指导患者配合方法（2分），安抚患者取得合作（2分）		4	2	1	0	
操作后		向患者简要介绍检查情况（2分），正确记录结果（3分）	10	5	3	2	0	
		用物处理正确（1分），洗手（1分），签字（1分）		3	2	1	0	
		健康宣教：操作目的及意义（2分）		2	1	0		

续表

项目	考核要点	总分	A	B	C	D	得分
评价	操作规范（2分）	10	2	1	0		
	操作过程考虑患者安全（3分）		3	2	1	0	
	操作过程和患者有效沟通（3分）		3	2	1	0	
	操作熟练、有序（2分）		2	1	0		
总分		100					

表4-5　色相排列法检查评价标准

项目		考核要点	总分	A	B	C	D	得分
仪表		仪表端庄（2分），着护士服（1分），衣帽整洁（2分）	5	5	3	1	0	
评估		患者意识状态（1分）、自理能力（1分）、合作程度（1分），听取患者自主信息和需要（2分）	15	5	3	1	0	
		患者病情（1分），眼部情况（3分），有无遗传病史（1分）		5	3	1	0	
		询问患者是否配戴有色角膜接触镜（2分）		2	1	0		
		解释耐心（1分），指导并告之配合方法（1分），尊重患者知情同意权（1分）		3	2	1	0	
操作前准备		"七步洗手法"洗手（1分），无长指甲（1分），戴口罩（1分）	5	3	2	1	0	
		备齐物品，放置合理（1分），认真核对（1分）		2	1	0		
操作过程	安全	环境整洁（1分），光源符合检查要求（1分）安排合理（1分）	5	3	2	1	0	
		患者体位舒适（2分）		2	1	0		
	准备	物品准备齐全（5分）	10	5	3	1	0	
		检查物品或设备性能（5分）		5	3	1	0	
	色相排列法检查	操作前确认光源箱为标准光源（3分）		3	2	1	0	
		操作前确认照射角度为90°（5分）		5	3	1	0	
		再次核对患者姓名、性别、年龄（5分）		5	3	1	0	
		指导患者以60°观测（5分）		5	3	1	0	

续表

项目		考核要点	总分	评分等级				得分
				A	B	C	D	
操作过程	色相排列法检查	测试眼准备：遮盖板遮住一侧眼睛（3分）	40	3	2	1	0	
		指导患者排列方法正确（5分）		5	3	1	0	
		检查时间合理（5分）		5	3	1		
		记录检查结果，正确评分（5分）		5	3	1	0	
		指导患者配合方法（2分），安抚患者取得合作（2分）		4	2	1	0	
操作后		向患者简要介绍检查情况（2分），正确记录结果（3分）	10	5	3	2	0	
		用物处理正确（1分），洗手（1分），签字（1分）		3	2	1	0	
		健康宣教：操作目的及意义（2分）		2	1	0		
评价		操作规范（2分）	10	2	1	0		
		操作过程考虑患者安全（3分）		3	2	1	0	
		操作过程和患者有效沟通（3分）		3	2	1	0	
		操作熟练、有序（2分）		2	1	0		
总分			100					

【操作难点及重点】

1. 测试过程中要尽量排除主观因素，确保测试结果的客观性和可靠性。

2. 确定被检测者是红绿色盲、蓝黄色盲还是完全色盲。需要使用不同类型的色觉检查图表或测试板。

3. 选择适合被检测者年龄、文化背景和能力水平的测试方法，以确保测试的有效性和可信度。

4. 色觉在不同年龄段的表现可能会有所不同，尤其是儿童和老年人，进行色盲、色弱检查时需要考虑其生理和心理发展阶段。

5. 色盲和色弱通常是遗传性疾病，检查过程中可能需要了解被检测者的家族史，以确认色觉异常的可能遗传风险。

6. 色盲和色弱测试结果可能需要综合考虑多个因素进行解读，如被检测者的反应时间、错误模式等。结果解读具有复杂性。

【注意事项】

1. 检查者需配戴习惯的屈光矫正眼镜。

2. 检查应在充足的自然光线下进行，若使用室内照明，需尽量保持照明光线的色温接近自然光。

3. 双眼分别检查，确保未检眼遮盖严密且不压迫眼球。

4. 教图不计入检查结果。

四、Goldmann 眼压测量技术

Goldmann 眼压计是一种用于测量眼内压的仪器，被认为是国际上测量眼压的"金标准"。它是根据压平角膜一定面积所需的压力来测算眼压，在测量时仅使角膜压平而不下陷，故其结果不受眼球壁硬度的影响。

【操作目的及意义】

准确测定眼内压，并对眼内压进行评估和监测。

（1）协助青光眼的诊断。

（2）监测青光眼的治疗效果。

（3）手术前风险评估：在进行某些眼科手术（如白内障手术或青光眼手术）前测量眼压以评估手术风险。

（4）青光眼、玻璃体及视网膜手术后眼压的监测。

（5）评估眼内压与视力损害的关系。

（6）排除其他眼科疾病。

（7）指导临床诊断。

【操作步骤】

1. 评估并解释

（1）眼部情况：是否配戴角膜接触镜，是否患有结膜或角膜炎，有无角膜上皮损伤，有无眼球开放性损伤；如有，则不可用此法测量眼压。

（2）药物过敏史。

（3）意识状态、自理能力及合作程度。

（4）既往眼压测量情况。

2. 操作准备

（1）环境准备：整洁、安静，符合操作要求。

（2）护士准备：操作者按要求着装，"七步洗手法"洗手，戴口罩。

（3）物品准备：裂隙灯、Goldmann 眼压计测压头、无菌棉签、表面麻醉剂、荧光素试纸条或荧光素钠滴眼液、抗生素滴眼液、75% 乙醇、免洗手消毒液。

（4）患者准备：取舒适坐位，头位固定。

3. 操作方法

（1）查对医嘱，双向核对患者姓名、眼别、药名及剂量。

（2）协助患者取舒适坐位，头位固定。

（3）为患者眼部滴表面麻醉剂2次，每2~3分钟1次，每次1~2滴，嘱患者轻闭双眼。

（4）测压头准备：安装测压头（初始测量未安装时）：将消毒后的测压头安装于眼压计测压杠杆末端的金属环内，将测压头的侧面轴向刻度0°或180°置于水平方向，即对准金属环的白线处。消毒测压头（已安装）：用75%乙醇擦拭2遍（重点消毒测压头凹面）测压头待干备用，用75%乙醇棉签擦拭消毒裂隙灯额架。

（5）荧光素染色：用抗生素滴眼液湿润荧光素试纸条前端，手持棉签轻拉患者下眼睑，用荧光素试纸条轻轻接触被测眼的下穹窿结膜囊2~3秒后取出，嘱患者瞬目2~3次，使角膜表面泪膜染色。荧光素不宜过多、过浓，以眨眼时不会溢出为宜。

（6）调整裂隙灯：将裂隙灯光源前的滤光板调节至钴蓝色，并将控制灯光的裂隙充分开大，使测压头照明亮度达到最大，调整眼压计及照明灯位置，使光源投射角呈40°~60°角。目镜放大倍率选择10倍。

（7）测量眼压

①协助患者坐于裂隙灯前，调整座椅、检查台、裂隙灯的高度，使患者下颌平稳放于颌托上，额头紧贴于额架上，外眦部与颌托架纵杆黑色刻度线相平。

②嘱患者双眼睁开向前方水平注视，操作者用左手拇指及示指轻轻撑开患者眼睑，但绝不可加压眼球。

③将测压头凹面正对角膜中央，再缓慢向前推动裂隙灯显微镜操纵杆，使测压头刚刚接触患者角膜。操作者采用低倍目镜并用单眼观察，可见角膜上出现两个黄绿色半圆环，通过前移或后拉操纵杆改变裂隙灯显微镜位置，使两个半圆环位于视野中央（位于水平线上），并使其上下、左右对称，大小相等（图4-1）。

④操作者用右手拇指与示指轻轻转动眼压计上的加压旋钮，使两个半圆环的内缘相切（图4-2）。此时读取旋钮旁的刻度数，并乘以10，即得到测量的眼压值，单位为毫米汞柱（mmHg）。

⑤再重复上述操作两次，取三次结果平均值。同法测量另一只眼睛。双眼测量时一般先测右眼，后测左眼，以便于操作者记录眼压值。

（8）测量完毕，调节裂隙灯显微镜操纵杆，将测压头自角膜上轻轻撤回，用抗生素滴眼液为患者彻底冲净结膜囊内的荧光素。

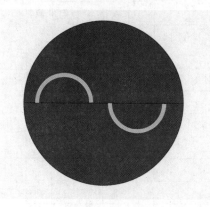
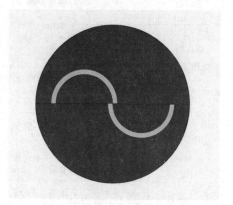

图 4 - 1　半圆环上下、左右对称，大小相等　　　图 4 - 2　眼压测量内缘相切

（9）观察患者检查后的反应及眼部情况。告知患者若眼泪或鼻腔分泌物有少许黄绿色属于正常现象，若眼部出现刺激症状等不适时及时通知护士。

（10）操作完毕后，整理用物，洗手，签字。

（11）再次核对患者姓名、眼别、药名、剂量，记录。

（12）告知患者注意事项。

4. 操作评价　见表 4 - 6。

表 4 - 6　**Goldmann 眼压测量技术评价标准**

项目	考核要点	总分	评分等级				得分
			A	B	C	D	
仪表	仪表端庄（2 分），着护士服（1 分），衣帽整洁（2 分）	5	5	3	1	0	
评估	患者意识状态（1 分）、自理能力（1 分）及合作程度（1 分）	15	3	2	1	0	
	患者眼部情况：是否配戴角膜接触镜，是否患有结膜或角膜急性传染性或活动性炎症，有无角膜上皮损伤，有无眼球开放性损伤（5 分）		5	3	1	0	
	患者药物过敏史（2 分）		2	1	0		
	患者既往眼压测量情况（2 分）		2	1	0		
	解释耐心（1 分），指导并告之配合方法（1 分），尊重患者知情同意权（1 分）		3	2	1	0	

续表

项目		考核要点	总分	评分等级				得分
				A	B	C	D	
操作前准备		"七步洗手法"洗手（1分），无长指甲（1分），戴口罩（1分）	5	3	2	1	0	
		备齐物品，放置合理（1分），认真核对（1分）		2	1	0		
操作过程	安全	环境整洁（1分），安排合理（1分）	5	2	1	0	0	
		患者体位舒适、放松、不憋气（2分），头部固定（1分）		3	2	1	0	
	准备	检查物品、药品及有效期（2分）	10	2	1	0		
		滴表面麻醉剂方法正确（3分）		3	2	1	0	
		未安装者：安装无菌测压头方法正确（2分）、无污染（1分）已安装者：消毒测压头方法正确（2分）、无污染（1分）		3	2	1	0	
		眼压计读数转鼓旋至刻度"0"位置（2分）		2	1	0		
	Goldmann眼压测量	荧光素染色方法正确（3分）	40	3	2	1	0	
		裂隙灯调整光源（2分）、角度适宜（2分）、放大倍数适宜（1分）		5	3	1	0	
		再次核对患者姓名、眼别（2分）		2	1	0		
		分开患者眼睑方法正确，患者无痛苦，不施加压力（3分）（方法不正确不得分）		3	2	1	0	
		测压头凹面正对患者角膜中央（5分）		5	3	1	0	
		目镜可观察到两个荧光素半圆环，使其上下、左右对称（2分），半圆环粗细适宜（2分），旋转读数转鼓，使其内缘相切（4分）（不正确考核未达标）		8	6	4	0	
		读取刻度准确（2分）		2	1	0		
		测量3次取平均值（2分），每次数值相差不超过2mmHg（3分）		5	3	1	0	
		测量完毕滴抗生素滴眼液冲净结膜囊残留荧光素（2分）		2	1	0		
		指导患者配合方法（3分），安抚患者取得合作（2分）		5	3	1	0	

续表

项目	考核要点	总分	评分等级				得分
			A	B	C	D	
操作后	合理安置患者（2分）	10	2	1	0		
	用物处理正确（1分），洗手（1分），记录（1分）		3	2	1	0	
	健康宣教：操作目的及意义（1分），注意事项（4分）		5	3	1	0	
评价	操作规范（2分）	10	2	1	0		
	操作过程考虑患者安全（3分）		3	2	1	0	
	操作过程和患者有效沟通（3分）		3	2	1	0	
	操作熟练、有序（2分）		2	1	0		
总分		100					

【操作难点及重点】

（1）要求操作者技术娴熟，动作轻柔，操作前要与患者进行充分的解释和沟通，取得配合，从而保证测量的准确性。

（2）影响眼压测量结果的因素较多，常见因素包括以下几个方面。

①患者注视的方向：测眼压时应避免由于被检眼注视方向不正，发生角膜中心偏移，嘱患者放松，切勿屏住呼吸，睁大眼睛固视正前方，不可随意转动眼球，以确保测量数值准确。

②测量的时间及频率：由于患者不能很好地配合或操作者技术不熟练而导致测压头与角膜接触过久，可发生角膜上皮染色，造成观察不清、测量不准确。反复多次测量，易造成测量的眼压值偏低，每次测量时间不得超过半分钟，连续测量不超过3次，否则可使角膜上皮干燥，此时应停止检查，嘱患者休息一段时间后再重新测量。眼压计放置于角膜上时，动作轻柔，以免角膜上皮擦伤。遇不合作患者，应做好解释工作，切忌强行测量。

③眼睑固定：注意患者被测眼的睑缘及睫毛不可触及测压头，以免影响测量数值。如患者有眼睑下垂、眼睑瘢痕、眼睑睁开受限，阻挡测压头与角膜的正常接触，应协助患者撑开上下眼睑。分开及固定眼睑时，切忌给眼球施加压力，以免影响测量结果的准确性。

④角膜的状况：角膜表面的泪液过多时，易造成荧光素环过宽或观察不清，应用棉签擦拭后再行测量。凡有角膜病变（如水肿、炎症、瘢痕

等），角膜增厚或不平时，均会影响测量结果，因而不能用本型眼压计测量。

（3）读取数值时，应确保两个荧光素半圆环内缘刚好相切。荧光素环形态的判断如下所述。

①半圆环过宽：所测量的眼压较实际眼压高，应用棉签擦拭过多的泪液后再测量。

②半圆环过细：所测量的眼压较实际眼压低，应将测压头撤回，嘱患者瞬目后再测量。

③两个圆环之间有间隔：表示测压头对角膜的压力不够，需进一步施压。

④两个圆环内缘切入过多：表示测压头对角膜加压过高，应降低压力或回拉操纵杆，重新调整距离。

【注意事项】

（1）严格执行"三查七对"，确保患者安全。

（2）结膜或角膜急性传染性或活动性炎症者、角膜上皮损伤者、眼球开放性损伤者，或者对所用麻醉剂过敏者，均禁止用此法测眼压，以免造成角膜或眼球的二次损伤及引起交叉感染。

（3）眼压测量的次序为先右后左，固定的测量顺序可以避免漏测、错测、重复测量等错误。

（4）测量过程中，应嘱患者保持头位固定，避免后退，否则测压头不能与角膜持续接触而不可测得眼压值。

（5）严格遵守无菌操作规程，操作技术要熟练，动作要稳、准、轻。

（6）每次测量之前，均应先将读数转鼓旋至刻度"0"位置，保证测压头接触角膜时零压力，以免擦伤角膜。

（7）眼压计测压头每次使用前均要用75%乙醇消毒，次日晨送供应室进行终末消毒。

（8）眼压计不用时，应将读数转鼓旋至刻度"0"位置，以保证眼压计精确度和延长使用寿命。

五、Icare 眼压测量技术

Icare 眼压测量技术采用感应回弹专利技术，无须麻醉即能精确、迅速测量眼压。对行动不便的患者或配合不佳者（如痴呆症、婴幼儿患者等），测量优势更明显，可应用于角膜水肿、混浊或表面不平者。

【操作目的及意义】

（1）协助眼部疾病的诊断。

（2）眼压的监测。

【操作步骤】

1. 评估并解释

（1）患者病情及眼部情况：是否配戴角膜接触镜（如有则需摘除接触镜后测量），是否患有结膜或角膜急性传染性或活动性炎症，有无角膜溃疡，有无角膜上皮水肿或损伤，有无眼球开放性损伤，眼部有无分泌物。

（2）患者意识状态、自理能力及合作程度。

（3）患者既往行眼压测量情况。

（4）向患者解释 Icare 眼压测量的目的和配合方法，患者知情同意。

2. 操作准备

（1）环境准备：整洁、安静，符合操作要求。

（2）护士准备：操作者按要求着装，"七步洗手法"洗手，戴口罩。

（3）物品准备：Icare 眼压计、一次性探头、无菌棉签、抗生素滴眼液、75% 乙醇、免洗手消毒液。

（4）患者准备：取坐位或卧位，头部固定。

3. 操作方法

（1）核对患者姓名、眼别。

（2）协助患者取坐位，嘱其放松。

（3）安装探头：取下一次性探测头包装管的盖子，将探测头放入探头座内，按下眼压计测量按钮，启动眼压计。

（4）调试眼压计：让眼压计靠近患者的眼睛，中心槽应处于水平位置，从一次性探头顶端到患者角膜之间的距离应为 4～8mm。如有必要，通过前额支撑调节轮调整距离。

（5）测量眼压：嘱患者放松，勿憋气，双眼睁开平视前方，必要时用左手或无菌棉签轻轻撑开眼睑，但绝不可加压眼球。右手轻轻按下测量按钮。开始测量，连续测量6次，读取数值。按测量钮，同法测量另外一只眼睛（图4-3）。

（6）关闭眼压计：按下选择键，直至屏幕上显示"END"，或按下测量键，保持2秒，显示屏幕上将会出现"

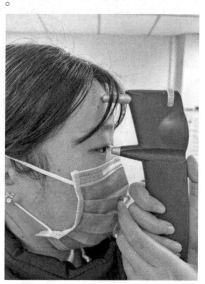

图4-3 Icare 眼压测量

BYE"，眼压计将会关闭。

（7）取出探针：利用旧的包装盒将探针从眼压计上取下来，将其弃入利器盒中。

（8）告知患者注意事项。

（9）再次核对患者姓名、眼别。

（10）操作完毕后，整理用物，洗手，签字，并准确记录测量结果。

4. 操作评价　见表 4 - 7。

表 4 - 7　Icare 眼压测量评价标准

项目		考核要点	总分	评分等级				得分
				A	B	C	D	
仪表		仪表端庄（2分），着护士服（1分），衣帽整洁（2分）	5	5	3	1	0	
评估		患者意识状态（1分）、自理能力（1分）、合作程度（1分），听取患者自主信息和需要（2分）	15	5	3	1	0	
		患者病情（1分）、眼部情况（3分），有无分泌物（1分）		5	3	1	0	
		患者既往行眼压测量情况（2分）		2	1	0		
		解释耐心（1分），指导并告之配合方法（1分），尊重患者知情同意权（1分）		3	2	1	0	
操作前准备		"七步洗手法"洗手（1分），无长指甲（1分），戴口罩（1分）	5	3	2	1	0	
		备齐物品，放置合理（1分），认真核对（1分）		2	1	0		
操作过程	安全	环境整洁（1分），安排合理（1分）	5	2	1	0		
		患者体位舒适、放松、不憋气（2分），头部固定（1分）		3	2	1	0	
	准备	检查物品、药品及有效期（2分）	10	2	1	0		
		检查眼压计功能（3分）		3	2	1	0	
		安装无菌测压探头方法正确（3分）、无污染（2分）		5	3	1	0	
	Icare眼压测量	启动眼压计方法正确（3分）		3	2	1	0	
		再次核对患者姓名、眼别（2分）		2	1	0		
		分开患者眼睑方法正确，患者无痛苦，不施加压力（3分）（方法不正确不得分）		3	2	1	0	

续表

项目		考核要点	总分	评分等级				得分
				A	B	C	D	
操作过程	Icare眼压测量	中心槽位于水平位置（5分）	40	5	3	1	0	
		测压头平面正对角膜中央或垂直于角膜平面（5分）		5	3	1	0	
		测量距离适宜即探测头与角膜距离适宜（5分）		5	3	1	0	
		按测量键连续测量6次（5分），速度适宜（3分）		8	6	4	0	
		测量数值偏差小（2分）		2	1	0		
		测量完毕滴抗生素滴眼液（2分）		2	1	0		
		指导患者配合方法（3分），安抚患者，取得合作（2分）		5	3	1	0	
操作后		合理安置患者（2分）	10	2	1	0		
		用物处理正确（1分），洗手（1分），记录（1分）		3	2	1	0	
		健康宣教：操作目的及意义（1分），注意事项（4分）		5	3	1	0	
评价		操作规范（2分）	10	2	1	0		
		操作过程考虑患者安全（3分）		3	2	1	0	
		操作过程和患者有效沟通（3分）		3	2	1	0	
		操作熟练、有序（2分）		2	1	0		
总分			100					

【操作难点及重点】

（1）要求操作者技术娴熟，动作轻柔，操作前要与患者进行充分的解释和沟通，取得其配合，从而保证测量的准确性。

（2）影响眼压测量结果的因素

①患者注视的方向：测眼压时应力求避免由于被检眼注视方向不正，发生角膜中心偏移，因此应嘱患者尽量放松，切勿屏住呼吸，睁大眼睛固视正前方，不可随意转动眼球。

②测量时间及频率：由于患者不能很好地配合或操作者技术不熟练而导致探测头未与角膜接触，造成测量不准确。多次测量易造成测量的眼压

值偏低，此时应停止检查，嘱患者休息一段时间后再重新测量。遇不合作患者，应做好解释工作，切忌强行测量。

③角膜状况：角膜表面的泪液过多时，易造成探针吸附，应用棉签擦拭后再测量。凡有角膜病变（如水肿、炎症、瘢痕等），角膜增厚或不平时，均会影响测量结果。

④测量时注意患者被测眼的睑缘及睫毛不可触及探测头，以免影响测量数值。如患者有眼睑下垂、眼睑瘢痕或眼睑睁开受限，阻挡探测头与角膜正常接触，应协助患者撑开上下眼睑。协助患者分开及固定眼睑时，切忌给眼球施加压力，以免影响测量结果的准确性。

（3）常见错误信息排查及处理

①bAtt：表明电池能量低，需及时更换电池。

②E01：表明探测头彻底不能移动，可以转动眼压计，使套环朝下片刻，如果错误信息重复，则需取下一次性探针基座，更换新的基座。

③E02：表明探测头不能触到眼睛，因测量距离过远所致，可旋转前额托调整轮调整距离。

④E03：表明探测头速度太慢，因测量距离过远或者眼压计倾斜太靠上所致。

⑤E04：表明探测头速度太快，因眼压计倾斜太靠下所致，应确保中心槽处于水平位置。

⑥E05：表明与眼睛接触太过"柔软"，因探测头可能碰到眼睑所致。

⑦E06：表明与眼睛接触太过"坚硬"，因探测头碰触到睁开的眼睑或角膜内的钙质所致。

⑧E07：表明眼压计检测到的探测头测量信号异常，探测头可能接触到角膜周围部分或者探测头扭曲或位置不正确所致，可将探测头取下更换即可。

⑨E09：表明不良数据，错误测量所致。

（4）测量结果 P 值代表含义

①P_（下划线）：不同测量值的标准偏差比正常值稍高，但对结果的影响未必相关。

②P –（中间线）：不同测量值的标准偏差明显比正常值高，但对结果的影响可能不相关；如果 IOP > 19mmHg，建议进行一次新的测量。

③P⁻（上划线）：不同测量值的标准偏差非常大，建议重新测量。

【注意事项】

（1）结膜或角膜急性传染性或活动性炎症、角膜上皮损伤、眼球开放性损伤者，慎用此法测眼压，以免造成角膜或眼球的二次损伤及引起交叉感染。

（2）Icare 眼压可用于角膜水肿、混浊或表面不平的患者，但在进行测量时尽量选择正常角膜位置进行测量，必要时可以在角膜不同位置进行测量，以供结果参考。

（3）眼压测量的次序为先右后左，固定的测量顺序可以避免漏测、错测、重复测量等错误。

（4）为患者测量时应注意将 Icare 眼压计腕带缠绕于测量者手腕并固定，避免眼压计意外掉落到地板上。

（5）探头插入探头座内，在激活眼压计之前不要让探头冲下，以防止未被激活磁化的探头脱落。

（6）严格执行消毒隔离，防止交叉感染。

（7）对眼压计表面进行清洁或消毒时，注意勿将液体喷洒、倾倒或喷溅在眼压计、开关或底盘的开孔上，建议使用软布进行擦拭。

（8）电量低时及时更换新电池，禁止使用充电电池。

六、非接触眼压测量技术

非接触眼压测量是眼科常见的一项护理检查技术。眼压测量是青光眼诊断的重要依据之一，也是观察病情发展和判断治疗效果的一项重要指标。

【操作目的及意义】

（1）协助疾病诊断。

（2）眼压的监测。

【操作步骤】

1. 评估并解释

（1）患者病情：能否端坐位；是否有眼球开放性损伤，如有不可用此法测量眼压。

（2）患者眼部情况：是否配戴眼镜或角膜接触镜，如有应先摘除后检查；有无分泌物，如有应先清理后检查。

（3）患者自理程度、意识状态、合作程度。

（4）患者既往眼压测量情况。

（5）向患者解释非接触眼压测量的目的和配合方法，患者知情同意。

2. 操作准备

（1）环境准备：整洁、安静，符合操作要求。

（2）护士准备：按要求着装，"七步洗手法"洗手，必要时戴口罩。

（3）物品准备：CanonTX – F 气动眼压仪、可升降圆凳、无菌棉签、75%乙醇棉球、颌托纸、擦镜纸、免洗手消毒液。

（4）患者准备：取坐位，头部固定。

3. 操作方法

（1）查对医嘱：核对患者姓名、眼别、检查项目。

（2）调试仪器：检查仪器处于功能位（打开仪器开关，使屏幕亮起处于可工作状态），取下镜头盖，补充颌托纸。

（3）协助患者端坐位于仪器前，嘱其摘掉眼镜（包括角膜接触镜）。

（4）协助患者将下颌放在颌托上，额头紧贴于前颌托上，调节颌托升高键或降低键，使其外眦与标示线平齐，调节升降台或座椅使患者尽量处于舒适体位。

（5）指导患者配合方法：嘱患者头部固定，双眼睁大，正视前方，注视指示灯，全身放松，正常呼吸勿憋气。

（6）测量眼压：操作者观察屏幕，调节轨迹球和滚轴，使屏幕中呈现患者角膜上下两个亮点，按"start"键开始测量。

（7）再重复上述操作两次且要求同一只眼三次测量结果之间不大于3mmHg，取三次结果平均值。测量一侧眼后按"R/L"键，切换眼别，按上述方法继续测量另一侧眼压。

（8）打印结果或记录结果，按清除键将眼压仪数值清零。

（9）协助患者恢复体位，交待注意事项。

（10）再次核对患者姓名、眼别。

（11）整理用物：按消毒隔离原则分类处理物品。

（12）操作者洗手或使用免洗手消毒液消手。

4. 操作评价 见表 4 – 8。

表 4 – 8 非接触眼压测量评价标准

项目	考核要点	总分	评分等级				得分
			A	B	C	D	
仪表	仪表端庄（2分），着护士服（1分），衣帽整洁（2分）	5	5	3	1	0	
评估	患者病情（2分）：能否端坐位，是否有眼球开放性损伤		2	1	0		
	患者眼部情况（3分）：是否配戴角膜接触镜，有无分泌物		3	2	1	0	

续表

项目		考核要点	总分	评分等级				得分
				A	B	C	D	
评估		患者自理程度（1分），意识状态（1分），合作程度（1分）	15	3	2	1	0	
		患者既往眼压测量情况（2分）		2	1	0		
		解释耐心（1分），指导并告之配合方法（3分），尊重患者知情同意权（1分）		5	3	1	0	
操作前准备		"七步洗手法"洗手（1分），无长指甲（1分）	5	2	1	0		
		备齐物品（1分），放置合理（1分），认真核对（1分）		3	2	1	0	
操作过程	安全	环境整洁（1分），安排合理（1分）	5	2	1	0		
		患者体位舒适（1分），放松，不憋气（1分），头部固定（1分）		3	2	1	0	
	准备	检查眼压仪器在功能位（5分）	10	5	3	1	0	
		清洁、消毒眼压计方法正确（2分）		2	1	0		
		协助患者清理眼部分泌物或泪液（3分）		3	2	1	0	
	非接触眼压测量	再次核对医嘱：患者姓名、眼别、检查项目（5分）	40	5	3	1	0	
		熟知眼压计各功能键用途（3分）		3	2	1	0	
		眼压仪调整高度适宜（1分），选择适宜测量模式（2分）		3	2	1	0	
		分开患者眼睑方法正确，患者无痛苦，不施加压力（3分）（方法不正确不得分）		3	2	1	0	
		调节眼压计，将测压头对准角膜正中部位（5分）		5	3	1	0	
		测量方法正确：保证测量时眼睑无闭合（2分）		2	1	0		
		至少测量3次（5分）		5	3	1	0	
		每次数值相差不超过3mmHg（5分）		5	3	1	0	
		选择无误的测量值（2分）		2	1	0		
		眼压计各功能键使用熟练（2分）		2	1	0		
		指导患者配合方法（3分），安抚患者，取得合作（2分）		5	3	1	0	

续表

项目	考核要点	总分	评分等级				得分
			A	B	C	D	
操作后	合理安置患者（2分）	10	2	1	0		
	用物处理正确（1分），洗手（1分）		2	1	0		
	结果记录准确（1分）、规范（1分）		2	1	0		
	健康宣教：操作目的及意义（1分），注意事项（3分）		4	3	1	0	
评价	操作规范（2分）	10	2	1	0		
	操作过程考虑患者安全（3分）		3	2	1	0	
	操作过程和患者有效沟通（3分）		3	2	1	0	
	操作熟练、有序（2分）		2	1	0		
总分		100					

【操作难点及重点】

（1）结膜或角膜急性传染性或活动性炎症、角膜上皮损伤、眼球开放性损伤者，禁止用此法测眼压，以免造成角膜或眼球的二次损伤及引起交叉感染。

（2）要求操作者技术娴熟，动作轻柔，操作前要与患者进行充分的解释和沟通，取得配合，从而保证测量的准确性。

（3）眼压测量的次序为先右后左，固定的测量顺序可以避免漏测、错测、重复测量等错误。

（4）影响眼压测量结果的因素

①患者注视的方向：测眼压时应力求避免由于被检眼注视方向不正，发生角膜中心偏移，因此应嘱患者尽量放松，睁大眼睛固视正前方的指示灯，不可随意转动眼球。

②测量的时间及频率：由于患者不能很好地配合或操作者技术不熟练，造成观察不清，测量不准确。而反复多次测量，易造成测量的眼压值偏低，此时应停止检查，嘱患者休息一段时间后再重新测量。

③角膜的状况：角膜表面的泪液过多时，易造成角膜反光点观察不清，应用棉签擦拭后再测量。凡有角膜病变（如水肿、炎症、瘢痕等），角膜增厚或不平时，均会影响测量结果。

④如患者有眼睑下垂、眼睑瘢痕、眼睑睁开受限，导致角膜暴露不充分，影响测量结果的准确，应协助患者分开上下眼睑。

（5）常见问题处理

①如未见角膜上两个反光点，应调整颌托或仪器高度，使仪器适于患者角膜位置；眼睛与测压头的距离也可影响。

②如患者角膜反光点不清晰或配合欠佳可将仪器置于 MANUAL 模式，手动调节轨迹球和滚轴进行校准和测量，按眼别变换键手动变换测量眼别，对准角膜反光点后按"开始"键进行测量。角膜干燥亦可引起反光点不清晰，可以指导患者眨眼湿润角膜。

③每只眼睛测量三次，若数值之间差异过大或测量值之前有 * 号显示应重复测量。

④若患者合作欠佳，应及时给予宣教与指导，或让患者稍事休息后再测，必要时由工作人员协助分开眼睑后再测，注意手法，切勿压迫眼球。

【注意事项】

（1）严格执行查对制度，防止差错。

（2）测量时切勿屏住呼吸，应放松情绪，以确保测量数值准确。

（3）分开及固定眼睑时，切忌给眼球施加压力，以免测量结果偏高。

（4）遇不合作患者，应做好解释工作，切忌强行测量。

（5）测量前应告知患者尽量睁大双眼，不可憋气，如患者衣领过紧需松开衣领，否则影响测量数值的准确性。

（6）如患者眼压结果高于正常值（10~21mmHg），及时告知其回诊室就诊。

（7）操作中，避免室内空气流动影响测压数值，应减少人员走动。

七、Schiotz 眼压计测量技术

Schiotz 眼压计是 1905 年由 Schiotz 发明的一种用于测量眼内压力的仪器，属于压陷式眼压计，它通过一定重量的砝码压陷角膜中央，根据角膜被压陷的深度来计算眼压。它由金属指针、脚板、活动压针、刻度尺、持柄和不同重量的砝码组成。测量时眼压计刻度的多少取决于压针压迫角膜向下凹陷的程度，测量值受眼球壁硬度的影响，因此，可能需要使用不同重量的砝码进行测量，并查表校正以消除误差。

【操作目的及意义】

协助青光眼的诊断和观察治疗效果，帮助医生了解眼内压力水平，特别是在无法使用其他眼压计进行测量时，提供一种估计眼压的方法。

【操作步骤】

1. 评估并解释

（1）眼部情况：是否配戴角膜接触镜，是否患有结膜或角膜急性传染性或活动性炎症，有无角膜上皮损伤，有无眼球开放性损伤，如有，则不可用此法测量眼压。

（2）全身情况：全身状况是否允许采取卧位。

（3）意识状态、自理能力及合作程度。

（4）药物过敏情况。

2. 操作准备

（1）环境准备：整洁、安静，符合操作要求。

（1）护士准备：操作者按要求着装，"七步洗手法"洗手，戴口罩。

（2）物品准备：Schiotz眼压计、无菌棉签、表面麻醉剂、抗生素滴眼液、75%乙醇棉球、免洗手消毒液。Schiotz眼压计是机械设备，长期使用可能会导致部件磨损，建议每隔一段时间（如每6个月或每年）进行一次校准，确保测量结果的准确性包括测压杆平衡及移动性检查、刻度检查、测量眼压值校准等。

（3）患者准备：取仰卧低枕位。

3. 操作方法

（1）查对医嘱，双向核对患者姓名、眼别。

（2）协助患者取仰卧低枕位，嘱患者双眼向正前方注视一较远目标或天花板，使角膜位于水平正中位。

（3）为患者滴表面麻醉滴眼剂2次，每2~3分钟1次，每次1~2滴，嘱患者轻闭双眼。

（4）使用75%乙醇棉球擦拭眼压计的足板部分，待干。

（5）测量眼压

①检查者右手持眼压计持柄，左手指轻轻分开受检者上、下眼睑，分别固定于上、下眶缘。缓慢地将眼压计足板放置于角膜中央，保持垂直。

②手柄保持在眼压计圆柱上下端中间，此时可见眼压计指针随眼球搏动在刻度尺前微微摆动。从指针靠近零位一侧摆动的中点读取指针偏转的刻度数。根据初次测量的结果，选择合适的砝码重量进行测量。如果使用5.5g砝码测量时读数少于3，则需要改用更重的砝码，如7.5g或10g。每眼同一砝码连续测量2次，其读数差值应不超过0.5g。

③测压完毕后，受检眼滴抗生素滴眼液1滴，并记录眼压结果。根据

测压时所用的砝码重量，从眼压计所附的换算表查出对应的眼压值。

④用75%乙醇棉球立即将眼压计足板清洁干净，放回眼压计盒内。

（6）观察患者检查后的反应及眼部情况，若眼部出现严重刺激、疼痛等不适症状及时处理。

（7）操作完毕后，整理用物，洗手，签字。

（8）再次核对患者姓名、眼别，并准确记录眼压值。

（9）告知患者注意事项。

4. 操作评价 见表4–9。

表4–9 Schiotz眼压计测量技术评价标准

项目		考核要点	总分	评分等级				得分
				A	B	C	D	
仪表		仪表端庄（2分），着护士服（1分），衣帽整洁（2分）	5	5	3	1	0	
评估		患者意识状态（1分）、全身情况（1分）、自理能力（1分）及合作程度（1分）	20	4	2	1	0	
		患者眼部情况：是否配戴角膜接触镜，是否患有结膜或角膜急性传染性或活动性炎症，有无角膜上皮损伤，有无眼球开放性损伤，如有，则不可用此法测量眼压（8分）		8	4	2	0	
		患者药物过敏史（2分）		2	1	0		
		患者既往眼压测量情况（2分）		2	1	0		
		告知操作目的及意义（2分），教会配合方法（2分）		4	2	1	0	
操作前准备		"七步洗手法"洗手（1分），无长指甲（1分），戴口罩（1分）	5	3	2	1	0	
		备齐物品，放置合理（1分），认真核对（1分）		2	1	0		
操作过程	安全	环境整洁（1分），安排合理（1分）	5	2	1	0		
		患者取仰卧低枕位，放松，不憋气（2分），双眼注视正前方（1分）		3	2	1	0	
	准备	检查物品、药品及有效期（2分）	10	2	1	0		
		核对患者姓名（1分）、眼别（2分），点表面麻醉剂方法正确（2分）		5	3	1	0	
		消毒眼压计足板（2分），擦干（1分）		3	2	1	0	

续表

项目		考核要点	总分	评分等级				得分
				A	B	C	D	
操作过程	Schiotz 眼压计测量	指针位于"0"度（2分）	35	2	1	0		
		分开患者眼睑方法正确，患者无痛苦，不施加压力（3分）（方法不正确不得分）		3	2	1	0	
		眼压计足板放置于角膜中央，保持垂直（5分）		5	3	1	0	
		读取指针偏转的刻度数方法正确（3分）		3	2	1	0	
		选择砝码合适（2分）		2	1	0		
		每眼同一砝码连续测量2次，差值不超过0.5g（5分）		5	3	1	0	
		准确记录眼压（2分），从换算表正确查出对应的眼压值（2分）		4	2	1	0	
		操作完毕，受检眼滴抗生素滴眼液（2分）		2	1	0		
		再次核对患者姓名、眼别（2分）		2	1	0		
		观察患者检查后的反应（2分）、眼部情况（3分）		5	3	1	0	
		消毒眼压计足板（2分）		2	1	0		
操作后		询问患者有无不适（2分）	10	2	1	0		
		合理安置患者（2分）		2	1	0		
		用物处理正确（1分），洗手（1分），记录（1分）		3	2	1	0	
		告知患者注意事项（3分）		3	2	1	0	
评价		操作规范（2分）	10	2	1	0		
		操作过程考虑患者安全（3分）		3	2	1	0	
		操作过程和患者有效沟通（3分）		3	2	1	0	
		操作熟练、有序（2分）		2	1	0		
总分			100					

【操作难点及重点】

（1）患者体位：患者取仰卧位，下颌稍抬高，以防止面部倾斜，确保患者处于适当的体位，对于准确测量至关重要。

（2）操作者需技术娴熟，动作轻柔，操作前要与患者进行充分的解释和沟通，取得配合，从而保证测量的准确性。

（3）操作者需要使用左手拇指和示指轻轻分开患者的上下眼睑，同时避免对眼球施加压力。右手将眼压计足板垂直放置在角膜上，这要求操作者有稳定的手和准确的角度控制。

（4）校正误差：由于 Schiotz 眼压计的测量值受眼球壁硬度的影响，可能需要使用两个不同重量的砝码进行测量，并根据换算表校正以消除误差。

【注意事项】

（1）严格执行核查制度，确保患者安全。

（2）结膜或角膜急性传染性或活动性炎症者、角膜上皮损伤者、眼球开放性损伤者，或者对所用麻醉剂过敏者，均禁止用此法测眼压，以免造成角膜或眼球的二次损伤及引起交叉感染。

（3）测量前，确保眼压计的灵敏度和准确度，指针应灵敏地指在零度。

（4）测量时先测右眼，后测左眼，测量眼压不宜连续反复多次，以免损伤角膜上皮及影响眼压的准确性。

（5）测量过程中，取仰卧低枕位，嘱患者双眼向正前方注视一较远目标或天花板，使角膜位于水平正中位。

（6）严格遵守无菌操作规程，操作技术要熟练，动作要稳、准、轻。

（7）在测量过程中，要注意避免角膜上皮损伤，特别是在测量完毕后要检查角膜状况。

八、电脑验光测量

电脑验光是通过电脑验光仪这一结合了光学、电子和机械技术的设备，对眼睛的屈光状态进行自动化检测和初步评估的过程。该方法利用放松眼球调节的自动雾视装置，通过光电技术和自动控制技术检查并显示眼睛的屈光度数。

【操作目的及意义】

（1）提供屈光状态的初步评估，为主观验光提供预备检查。

（2）辅助眼科疾病诊断及监测屈光变化。

【操作步骤】

1. 评估并解释

（1）受检者年龄及自诉病情。

（2）观察受检者眼部情况：有无感染，有无配戴眼镜或角膜接触镜，有无眼部开放性损伤。

（3）受检者自理程度（能否端坐）、意识状态及合作程度。

（4）设备检查：检查电脑验光仪是否处于良好工作状态，包括电源是否开启、设备是否自检完成等。

（5）向受检者解释操作目的及意义和配合方法，受检者知情同意。

2. 操作准备

（1）环境准备：整洁、安静，符合操作要求。

（2）护士：按要求着装，"七步洗手法"洗手，必要时戴口罩。

（3）物品准备：电脑验光仪、可升降圆凳、无菌棉签、75%乙醇棉球、颌托纸、擦镜纸、快速手消毒液。

（4）患者准备：取坐位，头部固定。

3. 操作方法

（1）调试仪器：检查仪器处于功能位（打开仪器开关，使屏幕亮起处于可工作状态），取下镜头盖，补充颌托纸，选择适宜测量模式。

（2）核对：再次核对医嘱，确认受检者姓名、眼别、检查项目。

（3）调节舒适体位：安置受检者，调节颌托，将升降台或座椅高度调至受检者舒适体位。

（4）指导受检者配合：协助受检者将下颌放在颌托上，额头靠在前额托上，使其瞳孔位于观察镜视区内。确定眼别，尽量先右后左，通过移动操作杆位置调整眼别，移动时注意受检者眼睛位置。电脑验光仪的检查、操作过程中一定要提醒患者注视远处的视标（路尽头的小房子或者气球），如果患者看着眼前某地点会触发调节反应，测出的近视度数偏高；还要注意每次测量前，提醒患者眨眼，这样泪膜更加均匀，散光度数和轴位测出的一致性更好。

（5）电脑验光仪使用流程

①对准光标：通过电脑验光仪的屏幕或指示灯，引导受检者注视特定的光标或图像。这有助于使受检者的视线与测量光线对齐。

②调整焦距：使用操纵杆或按钮前后移动对焦，使屏幕上的图像或光标呈现最清晰的状态。这一步骤对于确保测量结果的准确性至关重要。

③测量屈光度：在图像或光标呈现最清晰状态后，按下测量按钮开始测量。电脑验光仪会自动计算并显示受检者的屈光度数。

④重复测量：为了提高测量的准确性，通常需要重复测量多次（一般为3次）。每次测量后，观察测量结果是否稳定，如有较大偏差则需重新测量。

（6）在完成单眼测量后，重复上述步骤对另一只眼睛进行测量。同样需要注意保持头部稳定、注视光标清晰以及重复测量以提高准确性。

（7）打印数值：检查结束后打印结果，将报告单粘贴在受检者病历单页，注意粘贴时不要影响医生书写病历。

（8）检查后再次核对受检者信息：姓名、眼别等。

（9）按垃圾分类处理用物，洗手。

4. 操作评价 见表4－10。

表4－10 电脑验光测量评价标准

项目		考核要点	总分	评分等级				得分
				A	B	C	D	
仪表		仪表端庄（2分），着工作服（1分），衣帽整洁（2分）	5	5	3	1	0	
评估		受检者一般情况（2分）：受检者年龄、能否端坐位	15	2	1	0		
		受检者自诉病情（2分）：是否行过眼部手术		2	1	0		
		受检者眼部情况（3分）：是否配戴角膜接触镜，是否眼睑愈合，有无分泌物		3	2	1	0	
		受检者自理程度（1分）、意识状态（1分）、合作程度（1分）		3	2	1	0	
		解释耐心（1分），指导并告知配合方法（3分），尊重受检者知情同意权（1分）		5	3	1	0	
操作前准备		"七步洗手法"洗手（1分），无长指甲（1分）	5	2	1	0		
		备齐物品（1分），放置合理（1分），认真核对（1分）		3	2	1	0	
操作过程	安全	环境整洁（1分），安排合理（1分）	5	2	1	0		
		受检者体位舒适（1分），放松，不闭眼（1分）头部固定（1分）		3	2	1	0	
	准备	检查验光仪在功能位（5分）	10	5	3	1	0	
		清洁、消毒验光仪方法正确（2分）		2	1	0		
		协助受检者清理眼部分泌物或泪液（3分）		3	2	1	0	
	电脑验光测量	再次核对医嘱：受检者姓名、眼别、检查项目（3分）		3	2	1	0	
		熟知验光仪各功能键用途（3分），会使用"自动""手动"两种模式测量（2分）		5	3	1	0	

续表

项目		考核要点	总分	评分等级				得分
				A	B	C	D	
操作过程	电脑验光测量	验光仪调整高度适宜（1分），选择适宜测量模式（2分）（人工晶体植入术后注意选择"IOL"模式）	40	3	2	1	0	
		嘱受检者睁大双眼，固视仪器图标（3分）		3	2	1	0	
		调节验光仪操纵杆，将镜头对准角膜正中部位（5分）		5	3	1	0	
		测量方法正确：保证测量时受检者固视，屏幕上投射圈清晰（5分）		5	3	1	0	
		每只眼睛至少测量3次（2分）		2	1	0		
		每次测量值之间差异不超过±0.5D（5分）		5	3	1	0	
		熟知测量结果数值含义，选择无误的测量值（2分）		2	1	0		
		验光仪各功能键使用熟练（2分）		2	1	0		
		指导受检者配合方法（3分），安抚受检者取得合作（2分）		5	3	1	0	
操作后		合理安置受检者（2分）	10	2	1	0		
		用物处理正确（1分），洗手（1分）		2	1	0		
		测量结果误差小（1分）、粘贴规范（1分）		2	1	0		
		健康宣教：操作目的及意义（1分），注意事项（3分）		4	3	1	0	
评价		操作规范（2分）	10	2	1	0		
		操作过程考虑受检者安全（3分）		3	2	1	0	
		操作过程和受检者有效沟通（3分）		3	2	1	0	
		操作熟练、有序（2分）		2	1	0		
总分			100					

【操作难点及重点】

1. 电脑验光检测的难点

（1）结果偏差

①电脑验光的结果可能存在一定的偏差，这种偏差可能来源于仪器本

身的精度限制、受检者的个体差异以及操作者的操作不当等因素。因此，电脑验光结果只能作为临床参考，不能直接作为配镜处方。

②电脑验光结果可能出现球镜度、柱镜度、散光轴位偏差等问题，需要结合其他验光方式进行综合判断。

（2）受检者配合度：电脑验光需要受检者保持一定的配合度，如正确注视光标、保持头部稳定等。然而，在实际操作中，受检者可能因为紧张、不适或其他原因而无法完全配合，导致测量结果不准确。

2. 电脑验光测量的重点

（1）确保测量准确性

①提高电脑验光的准确性是首要任务。这要求仪器具备高精度和稳定性，同时操作者需要接受专业培训，掌握正确的操作方法和技巧。

②在测量过程中，应密切关注受检者的反应和测量结果的变化，及时发现并纠正可能的误差。

（2）关注受检者个体差异

①不同受检者的眼部状况和需求各不相同，因此在电脑验光过程中应充分考虑受检者的个体差异。

②对于特殊受检者（如儿童、老年人、高度近视者等），需要采取特殊措施来确保测量结果的准确性和安全性。

（3）确保眼部安全

①在电脑验光过程中，应确保受检者的眼部安全。这要求仪器在使用过程中不会对受检者的眼睛造成任何伤害或不适。

②同时，操作者应密切关注受检者的反应和症状，及时发现并处理任何可能的眼部问题。

综上所述，电脑验光的难点在于结果偏差、受检者配合度和技术挑战等方面；而重点则在于确保测量准确性、综合验光、关注受检者个体差异以及确保眼部安全等方面。为了克服这些难点和突出重点，需要不断加强技术创新，提高仪器精度和稳定性，加强专业培训以及关注受检者个体差异等方面的工作。

【注意事项】

电脑验光作为现代眼科检查的重要手段，其准确性和受检者体验都至关重要。以下是进行电脑验光时需要注意的事项。

1. 受检者准备与配合

（1）受检者准备：受检者在验光前应摘掉眼镜或角膜接触镜，以便进行无干扰的测量。确保受检者理解验光过程，并告知其需要保持头部稳定、少眨眼、尽量放松眼部肌肉等配合事项。

（2）环境准备：验光室应保持适当的光线和温度，避免过强或过弱的光线对测量结果产生干扰。确保验光仪器处于清洁、干燥、无尘的环境中，以提高测量准确性。

2. 验光操作规范

（1）仪器校准：在进行验光前，应对电脑验光仪进行校准，确保其测量精度符合标准。定期检查和维护仪器，确保其处于良好工作状态，人工晶体植入术后注意选择"IOL"模式。

（2）测量步骤

①让受检者坐好并调整仪器高度和角度，使受检者的眼睛与仪器保持适当的距离和角度。

②嘱受检者注视仪器内的光标或图案，并保持头部稳定。使用仪器进行多次测量，以提高测量结果的稳定性和准确性。

（3）观察与判断

①在测量过程中，注意观察受检者的反应和测量结果的变化。

②如发现受检者看视力表时出现视力波动较明显的情况，应提示受检者放松眼部肌肉并重新测量。

3. 注意事项与特殊情况处理

（1）受检者舒适度：确保受检者在验光过程中感到舒适，避免长时间注视导致眼部疲劳。如受检者感到不适或紧张，应及时安抚并调整验光节奏。

（2）特殊情况处理

①对于儿童、老年人或存在特殊眼部疾病的受检者，应采取特殊措施来确保测量结果的准确性和安全性。

②如遇到测量数据异常或无法测量的情况（如显示屏出现"E""RR""AAA""OOO"或"OUT"等字样），应及时分析原因并采取相应的处理措施。

（3）结果解读与配镜建议

①电脑验光结果仅作为临床参考，不能直接作为配镜处方。

②验光师应结合受检者的具体情况（如年龄、职业、用眼习惯等）对结果进行综合分析和判断，并给出合理的配镜建议。

4. 其他注意事项

（1）避免干扰：在验光过程中，应避免外界因素（如噪声、强光等）对受检者和验光仪器的干扰。

（2）隐私保护：在进行验光时，应尊重受检者的隐私权，避免泄漏其个人信息和测量结果。

（3）持续学习与提升：操作者应不断学习新的验光技术和知识，提高自身的专业水平和技能水平，以更好地为受检者服务。

综上所述，电脑验光需要注意受检者准备与配合、验光操作规范、注意事项与特殊情况处理以及其他相关事项。通过遵循这些注意事项和规范操作流程，可以确保电脑验光的准确性和改善受检者体验。

九、Schirmer 泪液试验检查法

Schirmer 泪液试验是检测泪液分泌量的测量方法，是临床上较实用、客观的一种检测手段。也是最常用的干眼症检测方法之一，在眼科临床被广泛应用。Schirmer 试验可分为 Schirmer 试验 I 和 Schirmer 试验 II。Schirmer 试验 I 主要检测泪腺的基础分泌，又分为无表面麻醉检查和行表面麻醉检查。无表面麻醉检查主要测量泪腺的基础分泌及对眼表刺激的反射分泌；行表面麻醉检查又称基础 Schirmer 试验，主要测量泪腺的基础分泌。Schirmer 试验 II 用于检测泪腺的反射性分泌。

【操作目的及意义】

检查泪液分泌量是否正常，评价泪腺的功能。

【操作步骤】

1. 评估并解释

（1）患者眼部一般情况：是否配戴角膜接触镜，如有应先摘除后检查；有无分泌物，如有应先清理后检查；结膜是否充血、眼周皮肤有无破溃等。

（2）患者意识状态、自理能力及合作程度。

（3）向患者解释治疗目的、配合方法及注意事项，患者知情同意。

2. 操作准备

（1）环境准备：整洁、安静，符合操作要求。

（2）护士准备：操作者按要求着装，"七步洗手法"洗手，戴口罩。

（3）物品准备：无菌棉签、Schirmer 泪液试验试纸、计时器、表面麻醉剂、鼻拭子、免洗手消毒液。

（4）患者准备：取舒适坐位，头部固定。

3. 操作方法

（1）核对：查对医嘱，确认患者姓名、眼别。

（2）清洁眼周：使用医用棉签为患者清洁眼部周围皮肤、分泌物、泪

液及残余药液。

（3）检查试纸的包装无破损、无潮湿，在有效期内。

（4）无表面麻醉的 Schirmer 试验Ⅰ：沿检测试纸荧光剂折痕处预先将试纸头端进行折叠，打开包装取出右侧试纸，轻轻扒开患者的下睑，同时叮嘱患者眼睛向头顶方向看，将试纸的头端置于右眼下睑结膜囊外 1/3 处，放置过程中避免触及患者的结膜及角膜，以免影响检查结果。取出左侧试纸，以同样的方法将试纸的头端置于左眼下睑结膜囊外 1/3 处，叮嘱患者闭眼。检查计时 5 分钟。

（5）5 分钟检查结束后，为患者取出试纸。测量试纸浸湿的长度，并记录。

（6）行表面麻醉的 Schirmer 试验Ⅰ：为患者双眼点表面麻醉剂 1 次，嘱患者轻闭双眼。5 分钟后，进行检查步骤同无表面麻醉的 Schrmer 试验Ⅰ。

（7）Schirmer 试验Ⅱ：为患者双眼点表面麻醉剂 1 次后置入试纸，然后使用棉拭子沿鼻腔颞侧壁平行向上，刺激中鼻甲前鼻黏膜一次，检查计时 5 分钟。5 分钟检查结束后，为患者取出试纸。测量试纸浸湿的长度，并记录。

（8）操作完毕后，整理用物，洗手。

（9）再次核对患者姓名。

（10）告知患者注意事项。

4. 操作评价　见表 4 – 11。

表 4 – 11　Schirmer 泪液试验检查法评价标准

项目	考核要点	总分	评分等级				得分
			A	B	C	D	
仪表	仪表端庄（2 分），着护士服（1 分），衣帽整洁（2 分）	5	5	3	1	0	
评估	患者意识状态（1 分）、自理能力（1 分）及合作程度（1 分）	15	3	2	1	0	
	患者眼部一般情况：有无分泌物，结膜是否充血，睑缘有无红肿，眼周皮肤有无破溃，睑板腺开口有无脂栓阻塞，是否配戴隐形眼镜等（6 分）		6	4	2	0	
	解释耐心（2 分），指导并告之配合方法（3 分），尊重患者知情同意权（1 分）		6	4	2	0	

项目		考核要点	总分	评分等级				得分
				A	B	C	D	
操作前准备		"七步洗手法"洗手（1分），无长指甲（1分），戴口罩（1分）	5	3	2	1	0	
		备齐物品，放置合理（1分），认真核对（1分）		2	1	0		
操作过程	安全	环境整洁（2分），安排合理（1分）	5	3	2	1	0	
		患者体位正确、舒适（2分）		2	1	0		
	准备	严格执行查对制度，检查药品、物品有效期（2分）	10	2	1	0		
		协助患者清理眼部分泌物或泪液（5分）		5	3	1	0	
		备齐物品（1分），放置合理（1分），操作环境安全（1分）		3	2	1	0	
	Schirmer 泪液试验检查	再次核对医嘱：患者姓名、眼别、检查项目（5分）	40	5	3	1	0	
		沿检测试纸荧光剂折痕处预先将试纸头端进行折叠，打开包装取出右侧试纸，避免污染试纸（5分）		5	3	1	0	
		嘱患者向反方向注视，避开角膜、结膜（5分）		5	3	1	0	
		放置试纸的方法正确（4分），试纸放置的位置适宜（4分）		8	5	3	0	
		计时器计时5分钟（5分）		5	3	1	0	
		取出试纸方法正确，动作轻柔（4分）		4	3	1	0	
		行表面麻醉的 Schirmer 试验Ⅰ：为患者双眼点表面麻醉剂1次，嘱患者轻闭双眼。5分钟后，进行检查，步骤同无表面麻醉的 Schirmer 试验Ⅰ（3分）		3	2	1	0	
		Schirmer 试验Ⅱ：为患者双眼点表面麻醉剂1次后置入试纸，然后使用棉拭子沿鼻腔颞侧壁平行向上，刺激中鼻甲前鼻黏膜一次，5分钟后取出试纸（3分）		3	2	1	0	
		操作过程中及时与患者沟通，安抚、指导患者配合方法（2分）		2	1	0		

续表

项目	考核要点	总分	评分等级				得分
			A	B	C	D	
操作后	合理安置患者（2分）	10	2	1	0		
	用物处理正确（2分），洗手（1分）		3	2	1	0	
	结果判读准确（3分），规范（2分）		5	3	1	0	
评价	操作规范，严格无菌操作（2分）	10	2	1	0		
	操作过程考虑患者安全（3分）		3	2	1	0	
	操作过程和患者有效沟通（3分）		3	2	1	0	
	操作熟练、有序（2分）		2	1	0		
总分		100					

【操作难点及重点】

（1）操作中应严格无菌技术。

（2）将试纸置于眼内时动作要轻柔，嘱患者向头顶方向注视，以免擦伤角膜、结膜。

（3）操作过程中随时沟通，询问和关注患者感受，观察患者的耐受程度，发生明显不适者应立即停止操作。

（4）Schirmer试验由于操作者技术及患者个体等多方面的因素，操作后仍会出现患者结膜发红、刺痛，眼部不适甚至结膜充血等眼部情况，操作前应向患者做好解释工作，消除其紧张、恐惧心理。

（5）结果的判读：Schirmer试验Ⅰ和Schirmer试验Ⅱ试纸浸润长度10～15mm/5min为正常，小于10mm/5min或大于15mm/5min均为异常。

【注意事项】

（1）操作前耐心做好解释工作，告知患者操作时眼睑会有一定的异物感，以取得患者配合。

（2）操作中操作者动作应轻柔，以免损伤角膜、结膜。

（3）操作完毕后嘱患者2小时内勿揉眼，以免引起角膜上皮损伤，如发生眼酸痛、流泪、烧灼感、异物感、视物模糊等现象及时就医。

（4）嘱患者保持眼部清洁，遵医嘱正确使用眼药，并按时复查。

第二节　特殊检查技术

一、光学相干断层扫描

光学相干断层扫描（optical coherence tomography，OCT）是集半导体激光技术、光学技术和计算机图像处理技术为一体的成像技术，通过对人体进行非接触、非损伤性的活体形态学检测，获得生物组织内部微结构的横断面图像。除了进行视网膜和视神经的显像与检测，OCT 还可应用于角膜、前房角、晶状体等眼前节结构的生物测量和疾病研究，并可进行术中动态观察和实时显像。

【操作目的及意义】

光学相干断层扫描是一种新型、非接触性、无创性的光学影像诊断技术。这种技术的主要目的是提供组织的断面结构信息，具有高分辨率、可重复性和快速获取图像的优点，这种检查方式对于眼科的视网膜疾病特别是黄斑疾病，如年龄相关性的黄斑变性、糖尿病视网膜病变引起的黄斑水肿、黄斑裂孔等，都有很好的诊断效果。同时，它也可以用于观察视神经萎缩、视神经相关的疾病，包括缺血性视神经病变、视神经炎等。

【操作步骤】

1. 评估并解释

（1）观察患者全身及眼部情况。

（2）患者意识状态、心理状态、合作程度。

（3）患者对此项检查知识的了解情况。

（4）向患者解释检查目的和检查方法，取得配合。

2. 操作准备

（1）环境准备：整洁、安静，符合操作要求。

（2）护士准备：按要求着装，"七步洗手法"洗手或手消毒。

（3）物品准备：准备好 OCT 检查设备、快速手消毒液等。

（4）患者准备：取坐位，头部固定。

3. 操作方法

（1）对照检查单，核对并录入患者姓名、性别、门诊号、出生日期等基本信息。

（2）协助患者取坐位，在高度合适的位置固定座位，调节下颌托，使患者前额紧靠前额带，下颌位于下颌托内保持平稳。

（3）指示灯放置：若被检查眼视力0.1以上，嘱患者注视OCT镜头内指示灯，以固定眼位。若被检查眼视力0.1以下、对侧眼视力0.1以上，放置OCT外指示灯，嘱患者对侧眼注视外指示灯。或双眼视力均在0.1以下，以视力较佳眼为注视眼；若双眼视力差，均无法看到检查指示灯，嘱患者平视前方，按照OCT扫描情况改变患者注视方位。

（4）根据检查目的和部位确定扫描的方式和顺序，调节操作手柄或鼠标点击焦距调整的按钮，使清晰的OCT图像位于采集画面的正中，进行检查，储存及分析图像，保持固定。

（5）操作完毕，整理用物，"七步洗手法"洗手或手消毒。

（6）再次核对患者信息，告知患者检查后注意事项。

4. 操作评价 见表4-12。

表4-12 光学相干断层扫描检查评价标准

项目		考核要点	总分	评分等级				得分
				A	B	C	D	
仪表		仪表端庄（2分），着工作服（1分），衣帽整洁（2分）	5	5	3	1	0	
评估		受检者一般情况（2分）：受检者年龄、能否端坐位	15	2	1	0		
		受检者自诉病情（2分）：是否行过眼部手术		2	1	0		
		受检者眼部情况（3分）：是否配戴角膜接触镜，是否眼睑愈合，有无分泌物		3	2	1	0	
		受检者自理程度（1分）、意识状态（1分）、合作程度（1分）		3	2	1	0	
		解释耐心（1分），指导并告知配合方法（3分），尊重受检者知情同意权（1分）		5	3	1	0	
操作前准备		"七步洗手法"洗手（或手卫生）（1分），无长指甲（1分）	5	2	1	0		
		备齐物品（1分），放置合理（1分），认真核对（1分）		3	2	1	0	
操作过程	安全	环境整洁（1分），安排合理（1分）	5	2	1	0		
		受检者体位舒适（1分），放松，不憋气，闭眼（1分），头部固定（1分）		3	2	1	0	

续表

项目		考核要点	总分	评分等级				得分
				A	B	C	D	
操作过程	准备	检查 OCT 仪处于功能位（5 分）	10	5	3	1	0	
		清洁、消毒 OCT 仪方法正确（2 分）		2	1	0		
		协助受检者清理眼部分泌物或泪液（3 分）		3	2	1	0	
	光学相干断层扫描检查	再次核对医嘱：受检者姓名、眼别、检查部位、检查项目（4 分）	40	4	3	1	0	
		熟知 OCT 仪各功能键用途（5 分）		5	3	1	0	
		OCT 仪调整高度适宜（2 分），选择适宜测量模式（2 分）		4	2	1	0	
		嘱受检者睁大双眼，下颌固定，额头贴紧，固视仪器图标（5 分）		5	3	1	0	
		调节 OCT 仪操纵杆，将镜头对准角膜正中部位（5 分）		5	3	1	0	
		测量方法正确：保证测量时受检者固视，屏幕上投射圈清晰（5 分）		5	3	1	0	
		熟知测量结果数值含义（2 分）		2	1	0		
		OCT 仪各功能键使用熟练（5 分）		5	3	1	0	
		指导受检者配合方法（3 分），安抚受检者取得合作（2 分）		5	3	1	0	
操作后		合理安置受检者（2 分）	10	2	1	0		
		用物处理正确（1 分），洗手（1 分）		2	1	0		
		结果打印规范（1 分）		1	0	0		
		健康宣教：操作目的及意义（2 分），注意事项（3 分）		5	3	1	0	
评价		操作规范（2 分）	10	2	1	0		
		操作过程考虑受检者安全（3 分）		3	2	1	0	
		操作过程和受检者有效沟通（3 分）		3	2	1	0	
		操作熟练、有序（2 分）		2	1	0		
总分			100					

【注意事项】

（1）眼后段 OCT 可以在正常瞳孔大小的情况下获取图像。充分散瞳可利于入射光进入，减少人为因素干扰产生的误差，避免入射光的瞳孔阻滞现象而造成的虚影。因此，除患者有散瞳的绝对或相对禁忌证，尽量在散瞳状态下完成检查。

（2）扫描质量对 OCT 测量值有一定的影响。影响扫描质量的原因包括：患者的姿势（头位、眼位、患者的自主震颤等）、眼睑因素（疲劳乏力、上睑下垂或眼睑痉挛等）、角膜（水肿、干眼、瘢痕或角膜表面不规则）、晶状体（混浊、脱位等）、前房与玻璃体（炎症、出血、眼内填充物等）、视网膜（高度隆起、水肿等）、高度屈光不正、固视不良。

（3）术中配合要点：在 OCT 检查过程中，护理人员应密切配合医生的操作，确保检查的准确性和安全性。协助患者保持正确的检查体位，避免头部晃动或眼球转动对检查结果造成影响。同时，注意观察患者的反应和表情，及时发现并处理可能出现的异常情况。

【护理配合】

（1）检查前准备：在进行 OCT 检查前，护理人员需评估患者的健康状况，确保检查的安全性。同时，护理人员应向患者解释 OCT 检查的目的、方法和可能的不适感，使其对检查有充分的了解和心理准备。此外，护理人员还应准备好所需的检查设备、消毒用品和急救药品等，确保检查过程的顺利进行。

（2）眼部清洁与消毒：眼部清洁是 OCT 检查前的重要步骤。护理人员应去除患者眼部表面的污垢和分泌物。使用无菌棉签蘸取生理盐水，对眼部及周围皮肤进行彻底消毒，以预防交叉感染。

（3）饮食与休息指导：检查前，护理人员应向患者提供饮食与休息方面的指导。建议患者保持清淡饮食，避免摄入过于油腻或刺激性的食物。同时，保证充足的睡眠和休息，避免疲劳和紧张情绪对检查造成不良影响。

（4）患者情绪安抚：OCT 检查虽然是非侵入性的，但部分患者可能会因对检查的恐惧或紧张而产生焦虑情绪。护理人员应通过温和的口头语言和肢体语言，给予患者充分的关心和安慰，帮助其缓解紧张情绪，保持平稳的心态接受检查。检查过程中如有任何不适或异常情况，应立即停止检查并告知医生。同时，鼓励患者在检查过程中保持放松，通过深呼吸等方式缓解紧张情绪。

（5）检查环境准备：检查环境准备对于提高患者的舒适度和检查效率至关重要。护理人员应保持检查室的整洁、安静和舒适，调整适宜的室温和光线，确保检查设备的正常运行。同时，注意保护患者的隐私，避免无关人员进入检查室。

（6）术后观察与指导：OCT 检查结束后，护理人员应对患者进行术后观察和指导。观察患者的眼部情况，如有无充血、水肿等异常表现。告知患者避免揉眼、避免剧烈运动等注意事项，以促进眼部的恢复。

【健康宣教】

（1）向患者解释 OCT 检查的目的和重要性。OCT 检查是一种先进的眼科检查手段，能够帮助医生更准确地诊断眼部疾病，为患者制定更为精准的治疗方案。因此，患者应积极配合医生进行检查。

（2）告知患者检查前的准备事项。避免眼部化妆，保持眼部清洁，以及按照医生的指示进行散瞳等。提醒患者在检查前保持稳定的情绪，避免过度紧张影响检查结果。

（3）在检查过程中，要指导患者如何配合医生的操作。例如，保持头部稳定，避免眼球转动等。同时，我们也要关注患者的感受，及时询问是否有任何不适，以便及时处理。

二、荧光素眼底血管造影

荧光素眼底血管造影（fundus fluorescein angiography，FFA）是 20 世纪 60 年代发展起来的一种新的眼科特殊检查方法。它是将荧光素钠造影剂静脉注射经血液循环进入眼循环系统，在蓝紫色光激发下，产生黄绿色荧光，并通过眼底造影仪记录下来。它突破了以往用检眼镜等仪器静态观察眼底的方法，成为研究眼的组织解剖、生理病理、诊断和鉴别诊断、治疗和预后等方面的重要检查手段之一；特别是研究视网膜血管和黄斑部病变，更占有独特的地位；主要用于眼底疾病的诊断及鉴别诊断。它的主要目的是观察眼底微细的血管、血管结构以及微循环的变化，以反映视网膜的血管情况，为眼底疾病的发病机理、诊断、治疗和预后评估提供依据。

【操作目的及意义】

荧光素眼底血管造影检查的主要目的是通过观察眼底血管的形态和功能变化，为眼底疾病的发病机理、诊断、治疗及预后评估提供重要的参考依据。

【操作步骤】

1. 评估并解释

（1）观察患者全身及眼部情况。

（2）患者意识状态、心理状态、合作程度。

（3）患者对此项检查知识的了解情况。

（4）患者药物过敏史。

（5）向患者解释检查目的和配合方法，检查后注意事项，患者知情同意。

2. 操作准备

（1）环境准备：检查室面积足够大，方便就地抢救，暗室内备小台灯。

（2）护士准备：检查前宣教：造影简单介绍和配合方法（集中宣教或个体宣教）；出现常见不良反应的应对方法（如恶心时的深呼吸）；散瞳会出现的视物模糊及恢复时间；查看检查结果，评估全身情况；详细询问病史（包括药物过敏史）以排除检查禁忌证；测量血压，交待注意事项及潜在的不良反应；签署知情同意书。检查者准备：检查仪器正常的工作状态。核对患者的基本信息。

（3）物品准备：造影用药：配制试验针（取原液 0.1ml，用 0.9% 氯化钠注射液稀释至 10ml，得浓度为 0.1% 的稀释液进行试验）；造影剂（使用前药品恢复至室温，无菌准备 20% 或 10% 荧光素钠注射液。成人用量 500～600mg/次或按 10mg/kg 计算，儿童和婴幼儿用量 10mg/kg，严重肾功能不全患者建议适当减量）。静脉注射需准备一次性防针刺伤静脉留置针 22G/24G 以及留置针置管相关用物；备好急救用药及急救物品；准备好眼底照相检查设备。

（4）患者准备：无散瞳禁忌证患者常规散瞳（如使用托吡卡胺滴眼液，每 10 分钟 1 次，共 3 次），一般要求瞳孔大于 6mm。婴幼儿散瞳后行眼表面麻醉，于检查前放置开睑器。全身配合训练：深呼吸训练；头位训练，下颌紧贴下颌托，额头紧贴额带；坐姿训练，腰部挺直，保持舒适坐姿；暗环境训练，可提前进入暗室；放松训练，眼部休息，肢体放松。

3. 操作方法

（1）向患者解释检查目的和检查方法，取得患者配合。检查者与护士：按要求着装，"七步洗手法"洗手或手消毒。

（2）对照检查单，核对并录入患者姓名、性别、门诊号、出生日期等基本信息。

（3）护士按静脉穿刺操作流程进行留置针穿刺（首选肘部，肘正中静脉或贵要静脉）。

（4）检查者转换至造影模式后，注射荧光素钠以前，护士先试验用药（皮肤划痕试验法：前臂皮肤划痕，滴造影剂后 5 分钟观察皮肤反应；静脉推注试验法：缓慢推注试验针稀释液，观察 5～20 分钟）

（5）护士协助患者取坐位，在高度合适的位置固定座位，调节下颌托，使患者前额紧靠前额带，下颌位于下颌托内保持平稳，头部固定。暴露注射部位。

（6）检查者于注射荧光素钠之前，根据病情需要先拍一张或数张无赤光黑白片或彩色片，然后放入滤光片，拍对照片以排除自发荧光和假荧光。

（7）护士得到检查者指示后，快速推注造影剂（注射时长约5秒，对于血管条件差、病情上对眼底血流动力学观察要求不高的患者可放宽至8～10秒内），注射开始的同时启动计时（保留静脉通路至造影结束）。

（8）检查者在开始注射荧光素钠的同时打开计时器计时，注射后6～8秒始拍照，或观察到血管即将充盈时开始拍照。最初拍摄速度以至少1～2秒的频率连续拍摄至主照眼视网膜静脉完全回流。其后根据病情断续拍摄主照眼后极部和对侧眼后极部，再拍摄双眼周边各方位。此过程中应穿插拍摄主照眼后极部，重点关注主要病变部位荧光变化。一般分早（1分钟内）、中（1～10分钟）、晚（10～15分钟）三个时期拍摄造影图像至计时15分钟左右。

（9）护士严密观察患者反应。在拍摄过程中，如患者有恶心，可稍停，让患者深呼吸，症状即很快消失，可继续拍照。如有严重不适，应终止拍摄，让患者静卧休息，并给予及时处理。

（10）操作完毕，整理用物，"七步洗手法"洗手或手消毒。

（11）检查者再次核对患者信息，告知患者检查后注意事项。

4. 操作评价 见表4-13。

表4-13 荧光素眼底血管造影检查（护理配合）评价标准

项目	考核要点	总分	评分等级				得分
			A	B	C	D	
仪表	仪表端庄（2分），着工作服（1分），衣帽整洁（2分）	5	5	3	1	0	
评估	患者意识状态（1分）、自理能力（1分）、合作程度（1分）	15	3	2	1	0	
	患者病情（2分）及注射部位皮肤情况：有无瘢痕、硬结、水肿（3分）		5	3	1	0	
	患者既往病史、药物过敏史：有无心脑血管疾病，有无肝肾功能不全等（2分）		2	1	0		
	解释耐心（1分），指导并告之配合方法（1分），尊重患者知情同意权，指导患者正确签署知情同意书（1分）		3	2	1	0	
	注视训练（1分），眼球转动训练（1分）		2	1	0		

续表

项目		考核要点	总分	评分等级				得分
				A	B	C	D	
操作前准备		"七步洗手法"洗手或手卫生（1分），无长指甲（1分），戴口罩（1分）	8	3	2	1	0	
		备齐物品，放置合理（1分），认真核对（1分）		2	1	0		
		配置试验针正确（3分）		3	2	1	0	
操作过程	安全	环境整洁、安排合理（1分）	2	1	0			
		患者体位正确、舒适（1分）		1	0			
	准备	检查物品、药品及有效期（2分）	10	2	1	0		
		抽取药液无污染（2分），抽吸剂量准确（1分）		3	2	1	0	
		消毒皮肤方法正确（3分），消毒范围足够（2分）		5	3	1	0	
	注射	再次双人核对患者姓名、年龄、性别及药物名称、浓度、剂量、用法等信息（5分）	40	5	3	2	0	
		选择注射部位正确（5分）		5	3	2	0	
		进针位置准确（5分），未违反无菌原则（5分）		10	8	5	0	
		推药速度规范（5分）		5	3	1	0	
		合理压迫注射部位（5分），再次核对（1分）		6	5	2	0	
		指导患者配合方法（3分），安抚患者取得合作（1分）		4	3	1	0	
		严密观察患者反应，过敏反应：轻、中、重度（2分），正确有效处置过敏反应（3分）		5	3	1	0	
操作后		合理安置患者（2分）	10	2	1	0		
		用物处理正确（1分），洗手或手卫生（1分），记录（1分）		3	2	1	0	
		健康宣教：操作目的及意义（1分），注意事项（4分）		5	3	1	0	
评价		操作规范，严格无菌操作（1分）	10	1	0			
		操作过程考虑患者安全（2分）		2	1	0		
		操作过程和患者有效沟通（1分）		1	0			
		操作熟练、有序（1分）		1	0			

续表

项目	考核要点	总分	评分等级				得分
			A	B	C	D	
评价	操作前、中、后及时、正确地判断过敏反应及有效处置（5分）		5	3	1	0	
总分		100					

【注意事项】

（1）保持正确姿势：在检查过程中，患者应保持稳定的头部和身体姿势，避免头部晃动或身体移动，以免影响检查结果。不能配合检查以及眼球震颤的患者不宜做此项检查。

（2）提前询问病史：既往有荧光素钠过敏者为绝对禁忌证。在进行荧光素眼底血管造影检查前，医生应详细询问患者的病史，了解患者是否有过敏史、心脏病史、肝肾功能不全等，以便评估患者是否适合进行此项检查。对于有过敏史的患者，特别是曾经对荧光素或其他造影剂过敏的患者，应谨慎考虑是否进行此项检查。医生应对这类患者进行全面评估，并准备好相应的急救措施。

（3）提前药物皮试：在进行荧光素眼底血管造影检查前，可以对患者进行药物皮试，以评估患者是否对荧光素钠过敏。如出现过敏反应，则不宜进行此项检查。

（4）配备急救措施：在进行荧光素眼底血管造影检查时，应配备相应的急救设备和药物，以应对可能出现的过敏反应或其他紧急情况。医生应熟悉急救措施的操作流程，确保在紧急情况下能够迅速、有效地处理。

（5）拍片完毕，患者如无不适反应，休息半小时即可离去。如有荨麻疹等过敏反应发生则应立即处理，并需等候患者症状减轻或消除，持续观察一小时后，未再发生更严重的过敏反应方能离去。如发生严重的过敏反应和呼吸循环障碍者应进行急救处理。

（6）常见过敏反应及处理措施

1）轻度过敏反应：短暂恶心、呕吐、皮肤瘙痒、荨麻疹、打喷嚏，多为一过性，通常在注射后30秒至10分钟内自行缓解，无须特殊处理。

2）中度过敏反应：皮肤广泛荨麻疹、血管神经性水肿（如口唇肿胀）；支气管痉挛（喘息、呼吸困难）；心动过速、低血压。需立即停药，给予抗组胺药（如苯海拉明20mg肌内注射或静脉给药）、糖皮质激素（如地塞米松或氢化可的松静脉滴注，预防迟发反应）及氧气吸入、监测生命体征。

3）重度过敏反应

①过敏性休克：血压骤降（收缩压＜90mmHg）、意识模糊、全身大汗、脉搏细弱。处理：需立即抢救，肌内注射肾上腺素（0.3～0.5mg，大腿外侧），必要时每5～15分钟重复用药；建立静脉通道补液，必要时行气管插管。

②喉头水肿：有窒息风险，需紧急行气管切开。

【护理配合】

（1）造影前评估与准备：在进行荧光素眼底血管造影检查前，护理人员应详细询问患者的病史，了解患者的身体状况、过敏史、用药史等，评估患者是否适合进行此项检查。同时，应向患者介绍检查的目的、方法、注意事项等，消除患者的紧张情绪，提高患者的配合度。

（2）患者宣教与心理安抚：针对患者对检查的恐惧和焦虑心理，护理人员应进行针对性的宣教和心理安抚工作。可以向患者解释检查的重要性，告知患者检查过程中的注意事项和可能的不适感，以及应对措施，帮助患者建立信心，积极配合检查。

（3）检查前向患者宣教：注视训练：在裂隙灯光照下，盯住一个视标；眼睑开合训练：按指令进行双眼开合训练，要求睁眼时平视前方，固定注视一个视标；眼球转动训练：9个视野方向，按指令正前方、上、左上、左、左下、下、右下、右、右上9个注视点，同时保持头部和下颌固定不动。

（4）药物准备与过敏测试：护理人员应提前准备好荧光素钠等造影剂，并检查药物的有效期和质量。对于存在过敏风险的患者，应进行过敏测试，观察患者是否对造影剂过敏，以确保检查的安全性。

（5）散瞳与瞳孔观察：在检查前，护理人员应协助医生进行散瞳处理，以便更好地观察眼底血管的情况。同时，应密切观察患者的瞳孔变化，如有异常情况应及时告知医生。

（6）急救物品与环境准备：荧光素眼底血管造影检查过程中存在一定的风险，因此，护理人员应提前准备好急救物品，如抗过敏药物、肾上腺素等，并检查急救设备的完好性。同时，应保持检查环境的整洁、安静，以减少对患者的干扰。

（7）造影中体位指导：在检查过程中，护理人员应指导患者保持正确的体位，以确保眼底能够充分暴露，便于观察和拍摄。同时，应密切关注患者的反应，如有不适或异常反应应及时处理。

（8）推注药物与观察：在推注荧光素钠等造影剂时，护理人员应严格按照医生的指示进行操作，控制好药物的推注速度和剂量。同时，应密切观察患者的反应和造影效果，如有异常应及时通知医生处理。

【健康宣教】

（1）保持眼部清洁卫生，避免强光刺激：因散瞳后瞳孔会扩大，进入眼内的光线会增多，强光会对眼睛产生刺激，引起不适。建议出门时戴太阳镜或帽子，避免强光直接照射到眼睛。检查后4~6小时内，瞳孔未完全恢复，注意安全。检查完成后，眼部可能会感到轻微不适，但务必避免揉眼，以免损伤角膜或带入细菌造成感染。同时，按照医生的建议进行眼部清洁，保持眼部卫生。减少用眼时间，注意休息：散瞳后眼睛需要休息，长时间用眼会导致眼睛疲劳，不利于恢复。因此，建议减少使用电子产品的时间，如手机、电脑等，避免长时间看书或写字，避免熬夜确保每天有足够的睡眠时间。

（2）观察身体反应：造影后出现皮肤、结膜发黄，尿液发黄发绿属造影剂代谢过程正常情况，不必过于紧张，这些症状通常会自行消失，可适量饮水加速造影剂排泄。部分患者在使用散瞳剂后，可能会出现眼红、面部潮红以及口干或发热现象，这是对药品产生了过敏反应。因此，散瞳后要密切观察有无以上症状，出现后要立即停止用药，并及时就医。检查后，患者应注意观察自己的身体反应，特别是眼部情况。如出现视物模糊、眼部疼痛、红肿等异常症状，应立即就医。

（3）遵循医嘱：患者应严格按照医生的指导进行后续治疗和复查。如有任何疑问或不适，应及时与医生沟通，以便得到及时的帮助和指导。

（4）疾病预防知识：经过荧光素眼底血管造影检查后，根据检查结果，患者需要有针对性地预防眼底疾病。首先应了解眼底疾病的成因，如高血压、糖尿病等全身性疾病是眼底病变的常见原因，因此需积极治疗和控制这些基础疾病。此外，保持良好的生活习惯，避免长时间用眼、熬夜等不良行为，也是预防眼底疾病的重要措施。

（5）定期体检的重要性：定期体检可以及早发现眼底病变和其他潜在的健康问题。建议患者根据医生的建议进行定期眼底检查，以及全面的身体检查。如有异常症状或不适，应及时就医，以便得到及时的诊断和治疗。

三、超声生物显微镜检查

超声生物显微检查（ultrasound biomicroscope，UBM），是用于眼科临床的高频超声显像系统，实质上是用于眼前段检测的 B 型超声装置。因其探测频率高达 50~100MHz，图像分辨率高，最大分辨率为 50μm，相当于低倍光学显微镜的分辨率水平，故称为超声生物显微镜。

眼科常用的超声生物显微镜探头频率为 40～50MHz，每次扫描探测范围 5mm×5mm，可以显示眼前段结构任意子午线二维断层图像。

【操作目的及意义】

UBM 的临床应用，使光学仪器无法观察到的部分眼前段结构及传统超声探查的"盲区"均可展示出来。可以探查角膜、巩膜及角巩膜缘；前房、前房角及后房；虹膜和睫状体；晶状体、晶状体悬韧带及前部玻璃体。可辅助诊断如角膜疾病、晶状体疾病、青光眼、眼外伤等累及眼前段的疾病，亦可用于辅助制定手术方案及术后评估等。

【操作步骤】

1. 评估并解释

（1）观察患者眼部情况，了解患者的既往史、手术史。眼球有新鲜穿通伤口、角膜或结膜有炎症者暂不宜进行检查。

（2）患者意识状态、心理状态、合作程度。

（3）患者对检查目的和配合要点的了解情况。

（4）UBM 为水浴法检查，首先应向患者解释检查的过程及注意事项，解除患者的恐惧情绪。

（5）评估患者的睑裂大小，以方便选用适宜尺寸的眼杯。

2. 操作准备

（1）环境准备：整洁、安静，符合操作要求。

（2）护士准备：按要求着装，"七步洗手法"洗手，戴口罩，必要时佩戴外科手套。

（3）物品准备：表面麻醉滴眼液、介质（眼部护理液/眼用凝胶/生理盐水）、适宜尺寸眼杯、抗生素滴眼液、外科检查手套、快速手消毒液、酒精及蒸馏水、棉签、纸巾。UBM 仪器处于完好、清洁备用状态。

（4）患者准备：患者取仰卧位，头部固定；操作者位于患者头侧。

3. 操作方法

（1）查对医嘱，双向核对患者姓名、年龄、性别、检查名称。

（2）患者仰卧位，注视上方天花板。

（3）结膜囊内点表面麻醉剂，降低角膜的敏感性。低龄儿童检查前需要给予适量的镇静剂保证配合。

（4）将合适尺寸的眼杯放置于结膜囊内。

（5）随后沿着眼杯内壁缓慢注入介质，避免直接滴在角膜表面，注入量约为眼杯 2/3。

（6）探头浸入介质内扫描，嘱患者配合检查者保持需要的眼位。在距离角膜和结膜一定距离时观察超声图像。

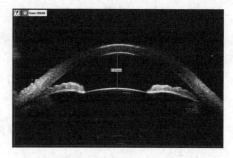

图4-4　UBM正中切面示意图

①正中切面（图4-4）。

②放射状扫描（图4-5）：检查者左手固定眼杯，右手控制探头，使探头与角膜缘垂直，顺时针方向扫描一周，可以显示房角结构、虹膜、后房及睫状体病变。

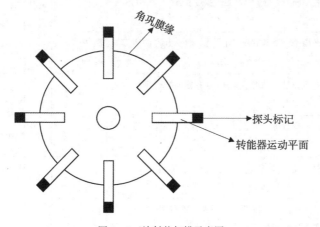

图4-5　放射状扫描示意图

③水平扫描（图4-6）：将探头与角膜缘平行扫描时，观察一个断面图像上的睫状突的形态、数量，同时显示睫状体与巩膜的附着情况。也可用于界定病变的侧向范围。

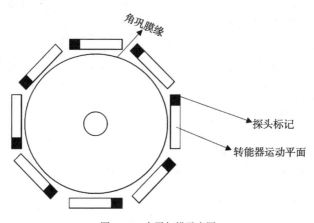

图4-6　水平扫描示意图

（7）检查结束后协助患者倒出介质，轻柔取出眼杯，擦去溢出液体。抗生素滴眼液滴眼 1～2 滴，预防眼表感染，嘱患者 4～6 小时内勿揉眼，以免损伤角膜。

（8）核对患者信息，对图像进行测量，分析，出具打印报告。

4. 操作评价　见表 4－14。

表 4－14　超声生物显微镜检查技术评价标准

项目	考核要点	总分	A	B	C	D	得分
			评分等级				
仪表	仪表端庄（1分），着工作服（1分），衣帽整洁（1分）	3	3	2	1	0	
评估	患者病情，全身状况（1分），眼部既往病史（1分），眼部手术史（1分）	10	3	2	1	0	
	患者检查部位情况（1分），有无药物过敏史（1分）		2	1	0		
	患者自理程度、意识状态（1分）、合作程度（1分）		2	1	0		
	解释耐心（1分），指导并告之配合方法（2分）。		3	2	1	0	
操作前准备	"七步洗手法"洗手（1分），戴口罩（1分），必要时佩戴外科手套。	10	2	1	0		
	备齐物品（1分），仪器完备（1分），眼杯选择合理（1分）		3	2	1	0	
	检查表面麻醉滴眼液、耦合剂和抗生素滴眼液药品有效期（3分），眼杯清洁消毒备用（1分），仪器探头清洁消毒备用（1分）		5	3	1	0	
操作过程　安全	环境整洁（1分），安排合理（1分）	10	2	1	0		
	再次核对患者姓名、年龄、性别、眼别、检查项目（5分）		5	3	1	0	
	患者取仰卧位（1分），体位舒适（1分），检查者位于头位（1分）		3	2	1	0	
操作过程　超声生物显微镜检查	正确滴用表面麻醉滴眼液（2分）		2	1	0		
	将眼杯放置患者结膜囊内，动作轻柔（2分）		2	1	0		
	沿着眼杯内壁缓慢注入介质（2分），注入量约为眼杯2/3（1分）		3	2	1	0	

项目		考核要点	总分	评分等级				得分
				A	B	C	D	
操作过程	超声生物显微镜检查	探头浸入介质内扫描，在距离角膜和结膜一定距离时观察超声图像（3分）	51	3	2	1	0	
		扫取正中切面全景图（1分），图像质量高（2分）。		3	2	1	0	
		放射状扫描 8 个点位（8 分，少一个点位扣 1分），图像质量高（2分）		10	6	4	0	
		水平扫描 8 个点位（8 分，少一个点位扣 1 分），图像质量高（2分）		10	6	4	0	
		根据患者病情，获取病变位置图像，图像质量高（8分）		8	6	4	0	
		检查结束后，协助患者倒出介质（1分），轻柔地取出眼杯（1分），擦去溢出液体（1分），滴用抗生素滴眼液（2分）		5	3	1	0	
		对图像进行测量，分析，出具打印报告（5分）		5	3	1	0	
操作后		用物处理正确（2分），洗手（1分）	8	3	2	1	0	
		操作过程和患者有效沟通（3分），健康宣教：操作后注意事项（2分）		5	3	1	0	
评价		操作过程注重患者安全（3分）	8	3	2	1	0	
		操作熟练、有序（5分）		5	3	1	0	
总分			100					

【操作难点及重点】

（1）被检者眼位配合，消除患者紧张情绪。UBM 是一项接触式检查，需要用眼杯撑开眼睑，并倒入无菌液体进行操作，紧张的情绪可能会加重患者这种不适感，比如由于不敢睁眼，眼球转动不到位，增加了检查的时间，也给操作者带来了检查难度。检查前需要做好健康宣教。

①检查时，身体放松，平复心情。

②扫描过程中，不要突然晃动或转动头部及眼睛，如有不适，可先告知医生予以解决。

③检查结束后，切勿揉眼或大力擦拭，以免造成不必要的眼部损伤。

（2）合适的检查距离是成像的关键因素之一，如探头距离检查部位太远，则图像位于下端甚至所检查部位不能有效显示在屏幕中央；如探头距离过近，则图像在屏幕中央以上甚至位于屏幕顶端。这也提示在操作过程中探头离角膜已经很近，存在一定的风险，一定要及时调整；同时我们会听到探头碰击水浴杯下端的撞击声，则提示已经存在距离过近的风险。

（3）在检测过程中要根据病变的部位移动探头或嘱患者转动眼球，保持超声声束与检测部位垂直，才能获得最佳图像，表现为所检测部位的表面各线明亮、图像清晰。声束倾斜会使组织结构显示不清或导致图像扭曲变形。

（4）当理想图像出现时，立即踩脚踏获取图像。仪器在检查时有一个短时间的录像功能，如在检查过程中发现理想图像也可踩停止键，然后用回放功能找到最理想的图像进行存储。

【注意事项】

（1）选择合适频率及增益：超声频率越低，穿透力越强，但分辨率越低。超声频率越高，穿透力越差，但分辨率越高。这就决定了在检查眼球前后部病变时，必须要选择不同的超声频率。一般情况下选择 35MHz。如需看细节则选择 50MHz。增益选择在 60～70dB 之间。

（2）探头位置：垂直于所需检查部位的中央。当 B 超声速垂直入射时可以获得最佳图像，所以在检查时一定要保持探头垂直于检查部位。最理想的状态是检查的中心部位位于电脑屏的中央，层次结构清晰、无伪影。另外，在检查过程中，探头不可离水浴杯的边缘太近，否则探头会与水浴杯边缘相撞损伤探头，另外图像也显示不全并出现伪影。注意探头上不要有气泡，否则超声会衰减，图像不清晰。

（3）选择合适大小眼杯，充分暴露眼前节。在患者眼部情况允许情况下尽可能选大的眼杯，切勿因蛮力放入，造成眼睑损伤。眼杯大，超声探查范围广，同时可避免介质流掉，保证检查顺利完成。

（4）扫描方位：上、下、鼻、颞、鼻上、鼻下、颞上、颞下 8 个方向。如需探查眼球挫伤、眼球破裂伤缝合术后是否有睫状体脱离，需扫描 12 个钟点位方向，病变明显位置着重探查。

四、眼部超声检查

（一）A 型超声扫描检查

A 型超声扫描检查是将所探测组织每个声学界面的回声，以波峰形式，按回声返回探头的时间顺序依次排列在基线上，构成与探测方向一致的一维图像。波峰高低代表回声强弱，根据波峰的高度、数量、形态来鉴别组织的性质，进行超声扫描诊断（用标准化 A 超声）。

【操作目的及意义】

A 型超声可用于活体生物测量，当超声波由角膜顶点垂直入射后，会依次在角膜顶点、晶状体前缘、后缘以及视网膜黄斑处产生四个反射峰，因此可得出前房深度（AC）、晶状体厚度（LENS）、玻璃体长度（VITR）、眼轴长度（AL）。可用于白内障手术前，检测植入人工晶体的精确度数。超声眼生物学测量是一种接触式测量方法，包括直接测量法（接触法）和间接测量法（浸润法）两种。本节课程中主要介绍接触法。

【操作步骤】

1. 评估并解释

（1）观察患者眼部情况，了解患者的既往史、手术史。角膜炎症、外伤时暂不宜进行检查。

（2）患者意识状态、心理状态、合作程度。

（3）患者对检查目的和配合要点的了解情况。

（4）超声眼生物学测量是一种接触式测量方法，应向患者解释检查过程及注意事项，解除患者的恐惧情绪。

2. 操作准备

（1）环境准备：整洁、安静，符合操作要求。

（2）护士准备：按要求着装，“七步洗手法”洗手，戴口罩。

（3）物品准备：表面麻醉滴眼液、酒精、抗生素滴眼液、外科检查手套、快速手消毒液、棉签。眼科 A 型超声诊断仪处于完好、清洁、备用状态。

（4）患者准备：患者取仰卧位，头部固定；操作者位于患者头侧。

3. 操作方法

（1）查对医嘱，双向核对患者姓名、年龄、性别、眼别、检查名称。

（2）患者取仰卧位，注视上方天花板。

（3）结膜囊内滴表面麻醉剂，降低角膜的敏感性。低龄儿童检查前需要给予适量的镇静剂保证配合。

（4）按下功能键 A，仪器进入 A 型扫描自动测量状态（NORM）。

（5）根据眼部情况在 NORM、APHA、SPEC、CATA 中选择合适的眼模型，并选择需测量的眼别。

（6）拿起 A 超探头，用棉签蘸取酒精擦拭探头前端，待干至酒精完全挥发，避免残留酒精灼伤角膜。

（7）压下脚踏开关或按下 FRZ/SCN 键，使仪器处于扫描状态：嘱患者直视探头，将探头轻轻置于患者待测眼角膜顶点。

（8）可适当调节增益，以获得较好的波形。

（9）当听到一串"嘀"鸣声后，说明结果已测出，屏幕上显示测试结果。若未听到"嘀"鸣声，则可微动探头，直到"嘀"鸣声出现，测出结果为止。一次测量结束后会自动进行下一次测量，直到按 FRZ/SCN，方停止测量，或测量完八组后自动停止测量。

（10）得到较好波形和数值后，打印检查报告。

（11）予患者抗生素滴眼液滴眼，嘱患者 4~6 小时内勿揉眼，以免损伤角膜。

4. 操作评价 见表 4 - 15。

表 4 -15 眼部 A 型超声扫描检查

项目		考核要点	总分	评分等级				得分
				A	B	C	D	
仪表		仪表端庄（1分），着工作服（1分），衣帽整洁（1分）	3	3	2	1	0	
评估		患者病情、全身状况（1分）、眼部既往病史（1分）、眼部手术史（1分）	10	3	2	1	0	
		患者检查部位情况（1分），有无药物过敏史（1分）		2	1	0		
		患者自理程度、意识状态（1分）、合作程度（1分）		2	1	0		
		解释耐心（1分），指导并告之配合方法（2分）		3	2	1	0	
操作前准备		"七步洗手法"洗手（1分），戴口罩（1分）	10	2	1	0		
		备齐物品（1分），仪器完备（2分）		3	2	1	0	
		检查表面麻醉滴眼液、酒精和抗生素滴眼液的有效期（3分），仪器探头清洁消毒、备用（2分）		5	3	1	0	
操作过程	安全	环境整洁（1分），安排合理（1分）	10	2	1	0		
		再次核对患者姓名、年龄、性别、眼别、检查项目。（5分）		5	3	1	0	
		患者取仰卧位（1分），体位舒适（1分），检查者位于头位（1分）		3	2	1	0	

续表

项目		考核要点	总分	评分等级				得分
				A	B	C	D	
操作过程	眼部A型超声扫描检查	正确滴用表面麻醉滴眼液（2分）	47	2	1	0		
		按下功能键 A，仪器进入 A 型扫描自动测量状态（NORM）（2分）		2	1	0		
		根据眼部情况选择合适的眼模型（2分），并选择需测量的眼别（1分）		3	2	1	0	
		拿起 A 超探头，用棉签蘸取酒精擦拭探头前端（1分），待干至酒精完全挥发（2分）		3	2	1	0	
		压下脚踏开关或按下 FRZ/SCN 键，使仪器处于扫描状态（2分）：嘱患者直视探头，将探头轻轻置于患者待测眼角膜顶点（3分）		5	3	1	0	
		可适当调节增益，以获得较好的波形（2分）		2	1	0		
		维持手部稳定，自动测量，测量完八组后自动停止测量（10分）		10	6	4	0	
		判断波形和数值是否合理（10分），并根据实际情况进行调整或再次测量（5分）		15	10	5	0	
		得到合理波形和数值后，打印检查报告（3分）		3	2	1	0	
		予患者抗生素滴眼液滴眼（2分）		2	1	0		
操作后		用物处理正确（2分），洗手（2分）	10	4	2	1	0	
		操作过程和患者有效沟通（3分），健康宣教：操作后注意事项（3分）		6	4	2	0	
评价		操作过程注重患者安全（5分）	10	5	3	1	0	
		操作熟练、有序（5分）		5	3	1	0	
总分			100					

【操作难点及重点】

（1）被检者眼位配合，消除患者紧张情绪。A 超是一项接触式检查，紧张的情绪可能会影响患者配合，如不停转动眼位等，增加了检查的时间，也给操作者带来了检查难度。检查前需要做好健康宣教。

①检查时，身体放松，平复心情。

②扫描过程中，不要突然晃动或转动头部及眼睛，如有不适，可先告

知医生予以解决。

③检查结束后，切勿揉眼或大力擦拭，以免造成不必要的角膜损伤。

（2）因一次自动测量的结果需经多次采样后平均，故要求操作者手法要轻、稳，直到"嘀"停止、屏上显示测量结果后，方可移开探头。

（3）短/长眼轴测量：短眼轴警惕是否是网脱回声引起的干扰。长眼轴注意后巩膜葡萄肿测量的数据波动。A 超测量眼轴长度为角膜顶点至黄斑区的距离，而黄斑区离后巩膜葡萄肿的锥顶较远，我们测量眼轴时，如果测量点落在黄斑区是最理想的。

（4）硅油眼测量：先以 A 超自动模式测量对侧眼，再以手动模式分段测量硅油眼。测量并记录前房深度、晶状体厚度、硅油泡表观长度（测得的硅油泡前后表面回波之间的距离）以及硅油泡下水层厚度（硅油泡后表面至视网膜表面的距离）。设定声速为 1532m/s，由于超声在硅油中的实际声速为 987m/s，故硅油泡的实际长度应为硅油泡的表观长度乘以 987/1532，即 0.644。因此硅油填充眼的眼轴长度计算公式为：硅油眼的眼轴长度 = 前房深度 + 晶状体厚度 + 0.644 × 硅油泡的表观长度 + 硅油泡下水层的厚度。

【注意事项】

（1）测量过程探头垂直于角膜中央，不压迫角膜，忌泪液过多，避免划伤角膜。

（2）仰卧位时嘱患者固视上方，当探头靠近角膜后，嘱患者盯住固视灯，如不能配合可通过患者对侧眼来调整眼位。

（3）测量 5 组以上数据，删除相差较大的数值，最终取测量 3～5 组相近结果的平均值。

（4）双眼眼轴差不超 0.3mm，ACD、LT、AL 误差不大于 0.1mm，被测眼组间误差不大于 0.5D，三者同时满足，则数据质量好。两眼眼轴相差 >0.3mm，需要多次对比测量，避免操作引起的误差。结合波形，认真分析数据，避免测量到视神经的区域（网膜波峰急剧下降，提示为视神经区域）。

（二）B 型超声扫描检查

B 型超声扫描检查是通过扇形或线阵及病变内扫描，将界面反射回声转为大小不等、亮度不同的光点显示。光点明暗代表回声强弱，回声形成的许多光点在示波屏上构成一幅局部组织的二维声学断层图像（声像图）。实时动态扫描可提供病灶的位置、大小、形态与周围组织的关系，对所探测病变获得直观、实际的印象。现已广泛用于眼及眼眶疾病的诊断。

【操作目的及意义】

B 超检查可用于屈光介质混浊时需了解内眼情况者；眼球内及眼眶内肿瘤；眼外伤及眼内异物的探查及定位；眼球突出或可疑眼眶病变者。眼科 B 超的常用检查方法分为直接接触法和间接浸入法两种。本节课程中主要介绍直接接触法。

【操作步骤】

1. 评估并解释

（1）观察患者眼部情况，了解患者的既往史、手术史。眼部严重外伤未缝合时暂不宜进行检查。

（2）患者意识状态、心理状态、合作程度。

（3）患者对检查目的和配合要点的了解情况。

（4）超声眼生物学测量是一种接触式测量方法，应向患者解释检查的过程及注意事项。

2. 操作准备

（1）环境准备：整洁、安静，符合操作要求。

（2）护士准备：按要求着装，"七步洗手法"洗手，戴口罩.

（3）物品准备：外科检查手套、快速手消毒液、纸巾。眼科 A/B 型超声诊断仪处于完好、清洁、备用状态。

（4）患者准备：患者取仰卧位，头部固定；操作者位于患者头侧。

3. 操作方法

（1）查对医嘱，双向核对患者姓名、年龄、性别、眼别及检查名称。

（2）患者坐位或仰卧位，轻闭双眼。

（3）低龄儿童检查前需要给予适量的镇静剂保证配合。

（4）选择 B 超模式，进入该模式。

（5）输入患者信息，标注受检眼。

（6）在受检眼睑上涂少许超声耦合剂，将 B 超探头轻放在患者眼睑上。

（7）压下脚踏开关或按下 FRZ/SCN 键，探头开始扫描，此时屏幕应能显示眼睛的实时超声剖面图像。

（8）转动总增益旋钮，调节增益使病灶显示清楚、图像满意后，再压下脚踏开关或按 FRZ/SCN 键，使图像冻结，即完成一次 B 超图像的采集。

（9）根据检查要求进行相应扫描，手法得当。

（10）保存相关 B 超图像，必要时对图像进行测量、分析，打印检查报告。

(11) 检查结束后协助患者轻柔擦去眼睑上的耦合剂。

4. 操作评价　见表4-16。

表4-16　眼部B型超声扫描检查

项目		考核要点	总分	评分等级				得分
				A	B	C	D	
仪表		仪表端庄（1分），着工作服（1分），衣帽整洁（1分）	3	3	2	1	0	
评估		患者病情、全身状况（1分）、眼部既往病史（1分）、眼部手术史（1分）	10	3	2	1	0	
		患者检查部位情况（1分），有无药物过敏史（1分）		2	1	0		
		患者自理程度、意识状态（1分）、合作程度（1分）		2	1	0		
		解释耐心（1分），指导并告之配合方法（2分）		3	2	1	0	
操作前准备		"七步洗手法"洗手（1分），戴口罩（1分）	7	2	1	0		
		备齐物品（1分），仪器完备（2分）		3	2	1	0	
		检查耦合剂有效期（1分），仪器探头清洁消毒、备用（1）		2	1	0		
操作过程	安全	环境整洁（1分），安排合理（1分）	10	2	1	0		
		再次核对患者姓名、年龄、性别、眼别、检查项目（5分）		5	3	1	0	
		患者取坐位或仰卧位（1分），体位舒适（1分），轻闭双眼（1分）		3	2	1	0	
	眼部B型超声扫描检查	选择B超模式，进入该模式（2分）		2	1	0		
		输入患者信息，标注受检眼（2分）		2	1	0		
		在受检眼睑上涂少许超声耦合剂（2分），将B超探头轻放在患者眼睑上（1分）		3	2	1	0	
		压下脚踏开关或按下FRZ/SCN键，探头开始扫描，此时屏幕应能显示眼睛的实时超声剖面图像（3分）		3	2	1	0	

续表

项目		考核要点	总分	评分等级				得分
				A	B	C	D	
操作过程	眼部B型超声扫描检查	转动总增益旋钮、调节增益使病灶显示清楚（3分）、图像满意后，再压下脚踏开关或按FRZ/SCN键，使图像冻结，即完成一次B超图像的采集（2分）	50	5	3	1	0	
		展示眼球B超三种基本方法，即横向扫描（2分）、纵向扫描（2分）和轴位扫描（2分）		6	4	2	0	
		展示眼眶B超扫描两个检查途径：经眼球扫描（2分）和眼旁扫描（2分）		4	2	1	0	
		识别三种组织：眶软组织（3分）、眼外肌（3分）、视神经（3分）		9	6	3	0	
		根据检查项目要求进行相应扫描（2分），手法得当（2分）		4	2	1	0	
		保存相关B超图像（4分），必要时对图像进行测量、分析（4分），打印检查报告（2分）		10	6	4	0	
		检查结束后协助患者擦去多余耦合剂（2分）		2	1	0		
操作后		用物处理正确（2分），洗手（2分）	10	4	2	1	0	
		操作过程和患者有效沟通（3分），健康宣教：操作后注意事项（3分）		6	4	2	0	
评价		操作过程注重患者安全（5分）	10	5	3	1	0	
		操作熟练、有序（5分）		5	3	1	0	
总分			100					

【操作难点及重点】

（1）眼球B超扫描：玻璃体和眼球壁的超声波声阻抗差异大，因此在B超声像图上，眼球壁病变具有较高回声。眼球的B超扫描主要目的是了解玻璃体和眼球壁病变。扫描有三种基本方法，即横向扫描、纵向扫描和轴位扫描。横向扫描和纵向扫描最常用。轴位扫描时超声波束经过晶状体，发生声衰减，其后方组织回声显示欠清楚，一般常用于与晶状体、视神经或黄斑相关疾病的鉴别诊断。横向扫描是将探头置于角膜缘，扇形超声波束经过平行于角膜缘的切线位扫描对侧眼球壁（鼻颞侧方向或上下方向）。纵向扫描是扇形超声波束垂直于角膜缘，扫描眼球壁的前后方向。探头标记始终朝向角膜中央或被检查的子午线。

（2）眼眶 B 超扫描：眼眶 B 超检查主要观察三种组织：眶软组织、眼外肌、视神经。眼眶软组织中的脂肪、结缔组织、血管等组织间超声波声阻抗差明显，或者组织内具有较多微间隙，因此在 B 超声像图上均为较高回声。眼外肌的肌纤维相对排列较整齐，在声像图上表现为中低回声。球后视神经纤维正常情况下平行排列，表现为中低回声。眼眶 B 超扫描分为两个检查途径：经眼球扫描和眼旁扫描（超声波束不经过眼球）。经眼球扫描主要用于观察眼球后眼眶内病变，眼旁扫描主要用于观察眼球周围浅层的眼眶病变（泪囊、副鼻窦、泪腺等）。分为轴向扫描、横向扫描、纵向扫描三种。

（3）运动和后运动试验：B 超检查的声像图反映的是即时组织状态。首先嘱受检查眼静止，可以观察到眼内病变（如脱离的视网膜回声条带）与视盘之间连接与否；然后嘱受检眼向一定方向转动，如果病变随着眼球转动而运动，即运动试验阳性，反之为运动试验阴性；再嘱患者立即停止运动，如果病变运动并不停止，即后运动试验阳性，反之为后运动试验阴性。

（4）压缩试验：B 超检查声像图上发现疑似囊性病变后，用超声探头轻轻压迫，如果病变大小改变（非病变移位），即压缩试验阳性，反之为压缩试验阴性。囊性病变、血管性病变或质地较软的实性病变可表现为可压缩性。如怀疑眶内异常血管，可增加束颈试验、转换体位（站立、低头）等检查方法。

【注意事项】

（1）调节增益：在检查过程中，设置合适的增益值是十分必要的。一般以所获得的图像可以将各组织结构之间的回声特点清晰地显示即可，既不要将增益调节过高，导致所有组织的回声都表现为相同的回声水平而无法分辨；也不要将增益调节过低，造成诊断信息的丢失。一般在开始检查时宜将增益调至较高，以避免漏诊，检查过程中根据所观察到的情况适当调整增益，如玻璃体积血患者，需要调高增益；观察视盘、黄斑区病变及一些占位病变，需适当地降低增益。

（2）在对硅油、气体填充眼进行测量时，建议采取坐位检查，以避免硅油、气体等对超声波的干扰。硅油填充患者，坐位时硅油上浮至玻璃体腔上方，硅油移位后可以观察到部分眼球内情况。气体填充患者，坐位时气体浮于上方，气体移位后声波避开气体可以更好地观察眼球内部情况。

五、视野检查

视野检查是评估人眼中央和周边视功能的重要手段，也是作为眼科诊断中一项重要的检查方法，其意义不仅在于能够评估一个人眼睛能够看到多广阔的区域，更在于其对于多种眼部疾病的早期检测、监测以及治疗方案的制定都具有重要的指导意义。视野检查方式有很多种，例如面对面视野检查、自动静态视野检查、动态视野检查、频闪视野检查、微视野检查等。以下为自动静态视野检查。

【操作目的及意义】

（1）评估并解释眼睛感知周围环境的能力。

（2）辅助眼部疾病的诊断及治疗方案的确定。

（3）监测病情变化。

【操作步骤】

1. 评估并解释

（1）患者的基本信息

①年龄：考虑年龄对视野检查结果的潜在影响。

②屈光不正：评估患者是否存在屈光不正，如近视、远视或散光等。

（2）检查条件评估

①固视情况：检查患者是否能够稳定地注视目标点。

②上睑位置：评估上眼睑是否遮挡视野。

③假阳性和假阴性应答：观察患者是否存在因误判导致的错误应答。

④智力和注意力集中程度：判断患者的认知能力和专注力是否足以完成检查。

⑤合作程度：评估患者是否能够按照医生的要求进行配合。

⑥平均反应时间：记录患者从看到刺激到作出反应所需的时间。

⑦学习效应：多次检查时，观察患者表现是否有学习或疲劳导致的变化。

（3）向患者解释视野检查目的及配合方法，患者知情同意。

2. 操作准备

（1）环境准备：环境整洁、安静，符合操作要求。

（2）护士准备：按要求着装，"七步洗手法"洗手，戴口罩。

（3）物品准备：视野检查仪、无菌纱布、免洗手消毒液、75% 乙醇棉球。

（4）患者准备：取坐位，头部固定。

3. 操作方法

（1）查对医嘱：核对患者姓名、眼别。

（2）选择适当的自动视野程序。

（3）暗室环境安静、舒适。

（4）协助患者取坐位，嘱其放松，头部安放在固定支架上或球壳前下颌托架上，确保舒适。

（5）遮盖一眼，嘱患者被检眼注视正前方视野屏的十字中心，保持注视正前方的固视点。

（6）嘱患者每当察觉视野屏上出现闪光点时，立即按下手柄按钮，无论光点大小、明暗、方位。

（7）视野计将自动记录结果，并可将记录结果保存并打印。

（8）再次核对患者姓名、眼别。

（9）整理用物：按消毒隔离原则分类处理物品。

（10）操作者洗手，记录结果。

4. 操作评价 见表4-17。

表4-17 视野检查标准

项目		考核要点	总分	评分等级				得分
				A	B	C	D	
仪表		仪表端庄（2分），着护士服（1分），衣帽整洁（2分）	5	5	3	1	0	
评估		患者意识状态（1分）、自理能力（1分）、合作程度（1分），听取患者自主信息和需要（2分）	15	5	3	1	0	
		患者病情（1分），眼部情况（3分），有无分泌物（1分）		5	3	1	0	
		患者既往行视野检查情况（2分）		2	1	0		
		解释耐心（1分），指导并告之配合方法（1分），尊重患者知情同意权（1分）		3	2	1	0	
操作前准备		"七步洗手法"洗手（1分），无长指甲（1分），戴口罩（1分）	5	3	2	1	0	
		物品备齐，放置合理（1分），认真核对（1分）		2	1	0		
操作过程	安全	环境安静、整洁（1分），暗室环境下进行（1分）		2	1	0		

续表

项目		考核要点	总分	评分等级				得分
				A	B	C	D	
操作过程	安全	患者保持正确坐姿，额头和下颌分别紧贴于额带和下颌托上，调整座椅高度确保患者自身保持舒适坐位（2分），头部固定，保持良好固视（1分）	5	3	2	1	0	
	准备	检查视野计是否处于正常工作状态（1分）	10	1	0			
		用75%乙醇棉球按消毒隔离原则消毒额带、下颌托和手柄（2分）		2	1	0		
		开始检查前，视野技师向患者解释说明视野检查的性质和意义，让患者理解视野检查的必要性和重要性，帮助患者消除顾虑心理，更好配合检查。对于受教育水平低的患者，视野技师还可利用打印出来的结果向其进一步解释说明（2分）		2	1	0		
		开始检查前，视野技师要向患者详细说明操作步骤，包括如何对刺激光标做出正确反应，如何操作手柄等。必要时亲自向患者演示，再让患者自己尝试。可以通过演示模式，给出几个刺激光标，让患者做出反应，通过演示检测患者是否真正理解操作步骤（5分）		5	3	1	0	
	视野检查	启动视野计，录入被检查人基本信息，再次核对（3分）	40	3	2	1	0	
		根据被检查人的情况，选择适当的检查程序和检查策略（3分）		3	2	1	0	
		一般先检查右眼后检查左眼，不检查的眼睛要遮盖（5分）		5	3	1	0	
		再次指导被检查人（3分）		3	2	1	0	
		检查时视野技师应该理解患者的心情，告诉患者并不是要看到所有刺激光标，也不要刻意去寻找光标，更不能凭感觉随便按手柄。无论光标大小、明暗，只要患者能够真正看到，就可以做出反应，部分刺激光标看不到也属于正常情况（5分）		5	3	1	0	
		对于屈光不正或老视患者，检查时给予合适的附加镜片（5分）		5	3	1	0	

项目		考核要点	总分	评分等级				得分
				A	B	C	D	
操作过程	视野检查	在测试过程中视野技师需监视患者对手柄的操作（3分）		3	2	1	0	
		被检查眼固视中央的固视点，患者在能看见的范围内使用手柄对看见的光标进行应答，视野计自动记录患者的应答情况，并计算视野敏感度的分布情况（5分）		5	3	1	0	
		指导患者配合方法（3分），安抚患者取得合作（2分）		5	3	1	0	
		操作完毕后存档，打印报告（3分）		3	2	1	0	
操作后		合理安置患者（2分）	10	2	1	0		
		用物处理正确（1分），洗手（1分），记录（1分）		3	2	1	0	
		健康宣教：操作目的及意义（1分），注意事项（4分）		5	3	1	0	
评价		操作规范（2分）	10	2	1	0		
		操作过程考虑患者安全（3分）		3	2	1	0	
		操作过程和患者有效沟通（3分）		3	2	1	0	
		操作熟练、有序（2分）		2	1	0		
总分			100					

【操作难点及重点】

视力应高于 0.1，否则结果可能不可信。如果存在屈光不正，做视野检查前应给予戴镜矫正。检查过程中要集中注意力，不要走神，以免造成结果偏差。检查前应将对侧眼遮盖。

1. 检查前

（1）保持良好的作息和眼部休息：在检查前避免熬夜和眼部过度疲劳，确保在检查时眼睛处于最佳状态。

（2）屈光矫正：对于青光眼患者或其他可能存在屈光不正的患者，应在视野检查前进行屈光矫正，排除因视力下降导致的视野缺损。

（3）充分告知者检查的目的、步骤和注意事项，取得患者配合。

2. 检查时

（1）指导患者在进行视野检查时，务必遵照指示和操作流程，确保检查的准确性和可靠性。

（2）告知患者在测试时，保持目光集中在指定的目标点上，不要分散注意力。如果发现自己的注意力在移动，尽量集中精神重新注视目标点。

（3）在测试期间嘱患者尽量不要眨眼或移动眼睛，以确保准确测量视野范围。

（4）嘱患者保持平静的状态，避免情绪激动或暴躁，同时积极配合检查，防止人为干扰检查结果。

（5）在检查中应注意照明度，一般使用人工照明，确保光线均匀地照在视野计上。同时，注意视标大小不同，视标越小，视野越小，必要时可使用大小不同的视标测量视野。

（6）注意视标颜色：不同疾病对颜色的敏感度不同，视网膜疾病患者一般采用蓝色和黄色视标，视神经疾病患者采用红色和绿色视标。视标的颜色必须保持原有浓度，否则检测结果会不准。

3. 检查后

（1）告知患者检查后注意个人卫生，避免用手揉搓眼睛，以免引起细菌感染。

（2）指导患者如果视野检查结果出现异常情况，需要及时就医，根据病因进行对症治疗。

【注意事项】

（1）保持放松：在进行视野检查时，患者需要保持平静，避免情绪激动。情绪激动或紧张可能会影响检查结果的准确性。

（2）保持环境适宜：视野检查应在安静的环境中进行，避免过多的走动或干扰，以确保测试的准确性。在暗环境下完成静态视野检查，避免过强或过弱的光线对检查造成影响。

（3）配戴眼镜：如果患者平时配戴眼镜或隐形眼镜，进行视野检查时也需要配戴，以确保检查结果的准确性。

（4）注意眼部卫生：在进行视野检查时，患者应注意眼部卫生，避免用手揉搓眼睛，以防止细菌感染。

（5）避免使用含防腐剂的滴眼液：在视野检查前至少 24 小时内，避免使用含防腐剂的滴眼液，以免影响检查结果的准确性。

（6）配合好医生：在检查过程中，患者应按照医生的指示进行操作，如注视屏幕上的点或符号，并及时做出回应。

（7）了解检查方法：视野检查分为动态检查和静态检查，具体方法可能因医生或设备的不同而有所差异。在进行检查前，患者可以向医生了解具体的检查方法和步骤。

六、角膜地形图检查

角膜地形图，也称为计算机辅助的角膜地形分析系统，是一种在眼科领域广泛应用的检查方法，通过数字化成像技术，生成角膜表面的三维形态图，反映角膜的前后表面曲率、不同位置的厚度及不规则性。随着技术迭代，其在角膜疾病管理、屈光手术个性化设计及干眼评估中的作用日益凸显。现常见的角膜地形图检测仪器有很多种，例如 Placido 盘原理角膜地形图仪、Scheimpflug 原理角膜地形图仪、裂隙扫描原理角膜地形图仪、光干涉原理角膜地形图仪等。以下以 Placido 盘原理角膜地形图仪为例进行介绍。

【操作目的及意义】

（1）了解角膜表面的屈光状态。

（2）怀疑为临床前期或临床期的圆锥角膜。

（3）各类角膜屈光手术的术前和术后常规检查。

（4）了解某些手术，如翼状胬肉切除术、角膜移植术等对角膜的影响。

（5）了解角膜外伤后角膜表面的屈光状况。

【操作步骤】

1. 评估并解释

（1）停止配戴隐形眼镜：患者应提前停止配戴隐形眼镜一段时间。软镜应摘镜至少 1 周，硬镜应停戴 4 周以上。这是为了避免隐形眼镜对角膜形态的影响，确保检查结果的准确性。

（2）眼部清洁：在使用设备前，应确保患者眼部清洁，避免眼部有异物或污垢影响检测结果。

（3）泪膜完整性：如果泪膜不完整或角膜干燥，可能会影响检测结果。因此，患者在检查前应确保泪膜完整。

（4）向患者解释角膜地形图检查的目的和配合方法，患者知情同意。

2. 操作准备

（1）环境准备：整洁、安静，符合操作要求。

（2）护士准备：操作者按要求着装，"七步洗手法"洗手，戴口罩。

（3）物品准备：角膜地形图检测仪、无菌棉签、人工泪液、75% 乙醇、免洗手消毒液。

（4）患者准备：取坐位，头部固定。

3. 操作方法

（1）核对患者姓名、眼别，将患者有关资料，如姓名、年龄、性别、诊断等输入计算机。

（2）患者取坐位，下颌放在下颌托上，必要时用头带固定。

（3）嘱患者睁大被检眼，注视角膜镜中央的固视灯光。

（4）检查者操作摄影把手，使荧光屏上的交叉点位于瞳孔中央，即角膜镜同心圆中心与瞳孔中心点重合，并调好焦距，直至屏幕上的 Placido 盘同心圆影像清晰，按下按钮固定图像。

（5）选择最佳影像保存并打印。

（6）告知：交待检查后注意事项。

（7）核对：再次核对患者姓名、眼别、年龄、性别等。

（8）整理用物：按消毒隔离原则分类处理物品。

（9）操作者洗手，记录结果。

4. 操作评价　见表 4 - 18。

表 4 - 18　角膜地形图评价标准

项目		考核要点	总分	评分等级				得分
				A	B	C	D	
仪表		仪表端庄（2分），着护士服（1分），衣帽整洁（2分）	5	5	3	1	0	
评估		患者意识状态（1分）、自理能力（1分）、合作程度（1分），听取患者自主信息和需要（2分）	15	5	3	1	0	
		患者病情（1分），眼部情况（3分），有无分泌物（1分）		5	3	1	0	
		患者是否停戴隐形眼镜及停戴时间（1分），既往行角膜地形图检查情况（1分）		2	1	0		
		解释耐心（1分），指导并告之配合方法（1分），尊重患者知情同意权（1分）		3	2	1	0	
操作前准备		"七步洗手法"洗手（1分），无长指甲（1分），戴口罩（1分）	5	3	2	1	0	
		备齐物品，放置合理（1分），认真核对（1分）		2	1	0		
操作过程	安全	环境整洁（1分），安排合理（1分）	5	2	1	0		
		患者坐在检查椅上，调整座椅高度，使患者的眼睛和设备的光学中心保持在同一水平线上（3分）		3	2	1	0	
	准备	询问患者是否有眼部手术史或角膜疾病史（2分）		2	1	0		

续表

项目		考核要点	总分	评分等级				得分
				A	B	C	D	
操作过程	准备	患者需摘掉框架眼镜，确保眼部清洁（3分）	10	3	2	1	0	
		使用专用清洁剂擦拭设备的光学部件（3分），无污染（2分）		5	3	1	0	
	角膜地形图检查	打开设备电源开关，打开患者管理软件，输入患者基本信息（姓名、年龄、性别），进入检查程序（5分）	40	5	3	1	0	
		调整升降台高度并与患者沟通，使其头放好且坐姿正确，额头顶住，患者眼睛注视仪器内的注视点（5分）		5	3	1	0	
		检查者操作摄影把手，使荧光屏上的交叉点位于瞳孔中央，即角膜镜同心圆中心与瞳孔中心点重合，并调好焦距，直至屏幕上的 Placido 盘同心圆影像清晰，按下按钮固定图像（5分）		5	3	1	0	
		对于角膜有眼睑遮挡，操作者可用消毒棉签辅助分开上下眼睑（5分）		5	3	1	0	
		交待检查后注意事项、健康宣教，选择最佳影像保存并打印（5分）		5	3	1	0	
		再次核对患者姓名、眼别、年龄、性别等，与申请单保持一致（5分）		5	3	1	0	
		按消毒隔离原则分类处理物品，操作者洗手并记录（5分）		5	3	1	0	
		指导患者配合方法（3分），安抚患者取得合作（2分）		5	3	1	0	
操作后		合理安置患者（2分）	10	2	1	0		
		用物处理正确（1分），洗手（1分），记录（1分）		3	2	1	0	
		健康宣教：操作目的及意义（1分），注意事项（4分）		5	3	1	0	
评价		操作规范（2分）		2	1	0		
		操作过程考虑患者安全（3分）		3	2	1	0	

项目	考核要点	总分	评分等级				得分
			A	B	C	D	
评价	操作过程和患者有效沟通（3分）	10	3	2	1	0	
	操作熟练、有序（2分）		2	1	0		
总分		100					

【操作难点及重点】

（1）眼部准备：在检查前，患者应被告知检查的目的和过程，以便能够配合并保持眼部稳定。这有助于减少患者的紧张感并确保检查的顺利进行。

（2）眼部湿润：检查应在眼睛湿润的状态下进行。患者可以通过眨眼或使用人工泪液等方式保持眼部湿润。

（3）检查禁忌

①大面积角膜溃疡、角膜穿孔患者。

②角膜中央浑浊或白斑患者。

③翼状胬肉侵犯角膜中央患者。

④不能固视或固视能力差者，如眼球震颤患者。

⑤全身状况不允许坐位患者。

【注意事项】

（1）检查前应询问病史，并向患者讲明注意事项。

（2）在检查时如发现受检者面部阴影影响检查，可嘱其变换头部位置。

（3）如受检眼上睑下垂，可让他人协助检查。

（4）对于角膜曲率过大、过小或角膜中心下方3mm与角膜中心上方3mm处屈光力差值>3D，应结合临床进行鉴别诊断。例如：圆锥角膜、角膜基质炎症。

（5）图像质量的好坏，直接影响到分析结果的准确性，选择图像很关键。

（6）长期戴角膜接触镜、各种原因致角膜上皮不完整者，可影响检查结果。

第五章

眼科护理操作技术

第一节　眼部药物治疗操作技术

一、滴眼药法

滴眼药法是眼科局部给药的最常用方法，通常滴入下结膜囊内。一般滴眼液每滴为 25 ~ 30μl，而结膜囊泪液容量最多为 10μl，实际上只有较少的眼药保留在眼结膜囊内。因此常规治疗每次只需一滴眼药即可。

【操作目的及意义】

通过点滴的方式，将药物直接作用于眼部，使结膜囊内药物达到治疗浓度，用于预防和治疗各种眼部疾病；为协助诊断而进行各种眼科检查前用药及手术前表面麻醉。

【操作步骤】

1. 评估并解释

（1）患者基本情况：既往史和过敏史尤其眼部过敏史，以及是否有手术史和其他眼部疾病史。

（2）患者眼部情况：眼部外观和分泌物：观察患者眼部是否有红肿、充血、分泌物等症状，以及分泌物的性质（如颜色、黏稠度等）。眼部皮肤状况：观察患者眼睛周围皮肤是否有破溃、红肿、皮疹等情况，以评估是否适合进行点眼液治疗，是否配戴角膜接触镜等。

（3）患者意识状态、自理能力及合作程度：评估患者是否能够配合进行点眼液治疗，包括是否能够保持正确的体位、是否愿意按照医生的指导进行操作等。

（4）操作环境：评估操作环境是否清洁、安静、光线适宜，以及是否具备必要的操作设备和用品，以确保操作过程的安全性和卫生性。

（5）向患者解释滴眼药治疗的目的和配合方法以及操作中的注意事项。

2. 操作准备

（1）环境准备：整洁、安静，符合操作要求。

（2）护士准备按要求着装，"七步洗手法"洗手，戴口罩。

（3）物品准备：治疗盘内放置滴眼液、棉球/棉签、免洗手消毒液，污物罐。

（4）患者准备：取坐位头稍后仰或仰卧位。

3. 操作方法

（1）查对医嘱，双向核对患者姓名、眼别，药物名称、浓度，给药时间。

（2）协助患者取坐位头稍后仰或仰卧位。

（3）观察、清洁眼部分泌物（如有分泌物用无菌棉签擦拭干净）。

（4）再次核对医嘱和眼药。

（5）用无菌法打开棉球/棉签，操作者再次核对眼别，用左手示指轻拉患者下眼睑，嘱患者向上注视，暴露穹窿部。

（6）右手持眼药瓶，对于未开封眼液首次使用时先挤出 1～2 滴眼液冲洗瓶口（若说明书标注此步骤需按说明书执行），在距离眼表 2～3cm 处将滴眼液滴入下穹窿部 1～2 滴，用无菌棉球/棉签拭干流出的药液。

（7）嘱患者轻轻闭眼 3～5 分钟，并转动眼球，使药液充分吸收。

（8）嘱患者轻轻闭眼，用棉球按压泪囊区 2～3 分钟。

（9）告知患者滴眼药后的注意事项。

（10）再次核对患者姓名、眼别，药品名称、浓度，给药时间。整理用物。

（11）洗手，签名，签执行时间。

4. 操作评价　见表 5-1。

表 5-1　滴眼药法评价标准

| 项目 | 考核要点 | 总分 | 评分等级 | | | | 得分 |
			A	B	C	D	
仪表	仪表端庄（2分），着护士服（1分），衣帽整洁（2分）	5	5	3	1	0	
评估	患者病情（1分）、全身状况（1分）、既往病史（1分）、用药史（1分）	4	3		1	0	
	患者眼部情况（1分），有无药物过敏史（1分），药物性质（1分）	3	2		1	0	

续表

项目		考核要点	总分	评分等级				得分
				A	B	C	D	
评估		患者自理程度（1分）、意识状态（1分）、合作程度（1分），听取患者自主信息和需要（1分）	15	4	3	1	0	
		耐心解释（2分），指导并告之配合方法（1分），了解药物作用（1分）		4	3	1	0	
操作前准备		"七步洗手法"洗手（1分），戴口罩（1分）	5	2	1	0		
		备齐物品（1分），放置合理（1分），认真核对（1分）		3	2	1	0	
操作过程	安全	环境整洁（1分），安排合理（1分）	5	2	1	0		
		患者取坐位或仰卧位（2分），体位舒适（1分）		3	2	1	0	
	准备	检查无菌物品有效期（5分）	10	5	3	1	0	
		检查眼药有效期（3分）、名称和性质（2分）		5	3	1	0	
	滴眼药	再次核对患者姓名、眼别、眼药名称（5分）	40	5	3	1	0	
		无菌棉球擦去眼部分泌物（2分），是否暴露结膜囊（1分）		3	2	1	0	
		遵守无菌原则（5分）		5	3	1	0	
		滴眼药方法正确（5分）		5	3	1	0	
		滴眼药于下穹窿结膜囊（3分），眼药是否直接滴在角膜上（3分），眼药是否进入眼内（4分）		10	6	4	0	
		眼液勿滴入过多（2分），患者无不适主诉（1分）		3	2	1	0	
		擦去多余的眼液（2分）		2	1	0		
		指导患者合理压迫泪囊（2分）		2	1	0		
		观察患者用药后反应并解释（3分），检查眼部情况（2分）		5	3	1	0	
操作后		合理安置患者（2分）	10	2	1	0		
		用物处理正确（1分），洗手（1分）记录（1分）		3	2	1	0	
		健康宣教：操作目的及意义（1分），注意事项（4分）		5	3	2	0	
评价		操作严格执行查对制度（2分）		2	1	0		

续表

项目	考核要点	总分	评分等级				得分
			A	B	C	D	
评价	操作规范、标准，严格执行无菌制度（3分）	10	3	2	1	0	
	操作过程和患者有效沟通，态度和蔼，语言规范（3分）		3	2	1	0	
	操作流程顺畅，无重复动作，无丢项（2分）		2	1	0		
总分		100					

【操作难点及重点】

（1）严格执行查对制度：核对患者信息及检查滴眼液的名称、浓度、有效期等，确保药物无过期、无污染。

（2）患者的沟通和解释：向患者解释滴眼液的名称、作用，确保患者了解并配合操作。

（3）熟练掌握操作技巧及滴眼液的先后顺序：正确控制滴药瓶的高度、角度和力度等，避免瓶口触及睫毛，防止污染。

①按眼药的性质依次为水溶性、悬浊性、油性，先滴刺激性弱的药物，后滴刺激性强的药物。

②先滴眼液，后涂眼药膏。

③若双眼用药，应先滴健眼，后滴患眼。

④眼内炎患者点眼操作放在最后进行，嘱患者头部稍偏向患眼侧，以防药液及患眼分泌物顺鼻根部流入健眼，导致交叉感染。

（4）观察与判断及药物管理：观察患者的眼部以及特殊药物使用后注意事项及不良反应。

【注意事项】

（1）严格执行"三查七对"，确保患者安全。注意询问患者药物过敏史，观察其用药后不良反应。

（2）对结膜囊内及眼周有分泌物的患者，应先清理干净分泌物后再滴眼液。

（3）滴眼液时，操作者动作要轻柔，勿压迫眼球，特别是对角膜溃疡、眼球穿通伤及青光眼术后患者尤为注意。

（4）滴药时，正确控制滴药瓶的高度、角度和力度等，瓶口应距离眼部2~3cm，避免瓶口触及睫毛，防止污染。避免眼药直接滴在角膜上；对于溢出的药液应立即拭去，以免患者不适或流入耳内、口腔内。

（5）同时滴用多种药物时，每次每种用药需间隔至少5分钟。嘱患者滴药后应闭眼休息，勿揉眼。同时给不同患者滴药时，操作中间应进行速干手消毒，避免交叉感染。

（6）滴眼液应存放在阴凉干燥处，特殊滴眼液如生物制剂眼药应放入冰箱内2~8℃保存，滴眼液开瓶后要注明开瓶日期、床号、姓名。一般滴眼液开瓶后有效期为1个月或根据药品说明书执行。

二、涂眼药膏技术

眼药膏是临床上常用的眼科药物，在治疗眼睑炎、结膜炎、角膜炎等眼部疾病中发挥着重要作用。正确涂抹眼药膏不仅能够确保药物有效作用于眼部，还能提高治疗效果并减少不良反应。眼科治疗眼部疾病给药途径最常用的给药方法是局部给药，将滴眼剂直接滴入结膜囊给药途径内，其次为眼部局部注射眼内给药、眼周给药和全身给药途径。滴眼剂局部给药的药代动力学有着特殊的规律：滴眼剂药物进入结膜囊后，除了经角膜途径吸收，还会有少量药物通过结膜巩膜途径吸收进入眼内，尤其是对角膜通透性较低的生物大分子或水溶性药物，该途径成为主要眼内吸收途径。本节旨在介绍局部给药——涂眼药膏的正确技术，帮助医护人员及患者更好地掌握这一技能，以促进眼部健康和治疗眼部疾病。

【操作目的及意义】

眼药膏通过结膜囊－巩膜吸收入眼内治疗眼部疾病，其途径主要有两种：经结膜及结膜下血管吸收，运输至虹膜、睫状体和通过巩膜扩散，进入角膜、虹膜及睫状体；从而达到消炎、散瞳、润滑的作用。主要治疗眼前节疾病，如结膜、角膜、巩膜、房水、虹膜及睫状体等疾病。

【操作步骤】

1. 评估并解释

（1）观察患者眼部及周围皮肤情况。

（2）患者意识状态、心理状态、合作程度。

（3）药物过敏史。

（4）患者及家属对眼部治疗知识的了解情况。

（5）向患者解释治疗目的和配合方法，患者知情同意。

2. 操作准备

（1）环境准备：整洁、安静，符合操作要求。

（2）护士准备：按要求着装，"七步洗手法"洗手，戴口罩。

（3）物品准备：医嘱单或病历本、消毒棉签、无菌棉签、无菌眼垫、眼药膏、快速手消毒液。

（4）患者准备：取坐位或仰卧位，头部固定。

3. 操作方法

（1）查对医嘱，双向核对患者姓名、年龄、性别、眼别、床号、住院号，眼药膏名称、质量、规格及有效期。

（2）协助患者取坐位或仰卧位，头部固定。

（3）操作者用无菌棉签擦拭眼部分泌物，如分泌物过多或结痂先用生理盐水擦去分泌物。

（4）打开药品盖，避免接触药膏的顶部。

（5）嘱患者眼睛向上注视，操作者左手示指拉开下眼睑，将眼睑固定在眶缘，暴露眼球和下眼睑之间的结膜囊（图5-1）。

（6）将眼药膏由内向外涂抹在结膜囊内，眼药膏用量长0.5～1cm（图5-2）。

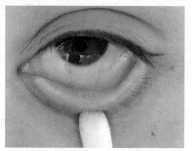 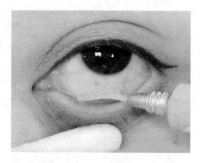

图5-1　暴露结膜囊图　　　　图5-2　涂眼药膏

（7）涂药后嘱患者轻闭眼睛3～5分钟。

（8）用无菌棉签擦去眼部多余眼药膏。

（9）用无菌棉垫遮盖患眼。

（10）操作完毕后，整理用物，洗手，签字。

（11）再次核对患者姓名、眼别、药名、剂量，记录。

（12）告知患者注意事项。

4. 操作评价　见表5-2。

表5-2　涂眼药膏技术评价标准

项目	考核要点	总分	评分等级				得分
			A	B	C	D	
仪表	仪表端庄（2分），着护士服（1分），衣帽整洁（2分）	5	5	3	1	0	

续表

项目		考核要点	总分	评分等级				得分
				A	B	C	D	
评估		患者病情（1分）、全身状况（1分）、既往病史（1分）、用药史（1分）	15	4	3	1	0	
		患者眼部情况（1分），有无药物过敏史（1分），药物性质（1分）		3	2	1	0	
		患者自理程度（1分）、意识状态（1分）、合作程度（1分），听取患者自主信息和需要（1分）		4	3	1	0	
		解释耐心（2分），指导并告之配合方法（1分），了解药物作用（1分）		4	3	1	0	
操作前准备		"七步洗手法"洗手（1分），无长指甲（1分），戴口罩（1分）	5	3	2	1	0	
		备齐物品，放置合理（1分），认真核对（1分）		2	1	0		
操作过程	安全	环境整洁（1分），安排合理（1分）	5	2	1	0		
		患者取坐位或仰卧位（2分），体位舒适（1分）		3	2	1	0	
	准备	检查无菌物品有效期（5分）	10	5	3	1	0	
		检查眼药膏有效期（3分）、名称和性质（2分）		5	3	1	0	
	涂眼药膏	再次核对患者姓名、年龄、性别、眼别、床号、住院号，眼药膏名称、性质、规格及有效期（5分）	40	5	3	1	0	
		遵守无菌原则（5分）（每次污染扣2分）		5	3	1	0	
		无菌棉签擦去眼部分泌物（2分），是否暴露结膜囊（1分）		3	2	1	0	
		涂眼药膏方法正确（5分）		5	3	1	0	
		由内向外涂抹眼药膏（3分），眼药膏是否直接涂在角膜上（3分），结膜囊外眼药膏是否进入眼内（4分）		10	6	4	0	
		眼药膏勿涂抹过多（2分），患者无不适主诉（1分）		3	2	1	0	
		擦去多余的眼药膏（2分）		2	1	0		
		指导患者合理压迫泪囊（2分）		2	1	0		
		观察患者用药后反应并解释（3分），检查眼部情况（2分）		5	3	1	0	

续表

项目	考核要点	总分	评分等级				得分
			A	B	C	D	
操作后	合理安置患者（2分）	10	2	1	0		
	用物处理正确（1分），洗手（1分）记录（1分）		3	2	1	0	
	健康宣教：操作目的及意义（1分），注意事项（4分）		5	3	2	0	
评价	操作规范，严格无菌操作（2分）	10	2	1	0		
	操作过程考虑患者安全（3分）		3	2	1	0	
	操作过程和患者有效沟通（3分）		3	2	1	0	
	操作熟练、有序（2分）		2	1	0		
总分		100					

【操作难点及重点】

（1）严格遵守无菌操作规程，操作技术要熟练，动作要稳、准、轻。

（2）严格查对制度，杜绝差错发生。

（3）涂眼药膏时要涂在结膜囊内，避免直接涂在角膜上。

（4）避免擦伤患者眼部，防止交叉感染。

（5）涂散瞳眼药膏或缩瞳眼药膏后要压迫泪囊3分钟。

【注意事项】

（1）严格执行"三查七对"（三查：操作前查、操作中查、操作后查；七对：床号、姓名、药名、浓度、剂量、用法、时间），确保患者用药安全。

（2）做好健康宣教，以减轻其紧张情绪，配合操作。

（3）操作者询问患者是否配戴角膜接触镜（绷带镜除外），如有配戴需要摘除，眼部未恢复健康不可配戴角膜接触镜。

（4）挤眼药膏时瓶口与眼睑距离2cm以上，避免碰触眼睑、睫毛和眼睛。

（5）使用多种眼药时，先滴滴眼液再涂眼药膏，每种眼药之间需间隔5～10分钟。

（6）眼药膏标识要清晰，防止涂错眼药膏。

（7）将眼药膏按说明书要求存放。

三、颞浅动脉旁皮下注射技术

颞浅动脉旁皮下注射是将药物注入颞侧皮下以提高药物在眼周的浓度，增强药物作用及延长药物的作用时间，治疗眼部疾病。目前临床常用药物为复方樟柳碱注射液。

【操作目的及意义】

通过颞浅动脉旁的自主神经末梢，反射性地调整大脑皮质的兴奋和抑制过程的动态平衡，改善自主神经系统功能，使微循环的舒缩功能恢复常态，改善组织营养。

（1）治疗原发性和继发性视神经、视网膜、脉络膜病变。

（2）治疗眼外肌麻痹。

（3）治疗眼睑痉挛。

（4）治疗弱视。

（5）治疗眶上神经痛。

【操作步骤】

1. 评估并解释

（1）患者病情，注射部位皮肤情况：有无瘢痕、硬结、水肿、破溃。

（2）患者既往病史、用药史：有无脑出血或急性眼底出血（禁用复方樟柳碱注射液），是否处于原发性青光眼急性发作期（禁用复方樟柳碱注射液）或心房纤颤（慎用复方樟柳碱注射液）。

（3）患者药物过敏史：特别是有无普鲁卡因过敏史。

（4）患者意识状态、自理能力及合作程度。

（5）患者既往行颞浅动脉旁皮下注射的情况。

（6）向患者告知颞浅动脉注射的目的、方法、注意事项、操作中可能出现的不适与配合方法，患者知情同意，指导患者正确签署知情同意书。

2. 操作准备

（1）环境准备：整洁、安静，符合操作要求。

（2）护士准备：操作者按要求着装，"七步洗手法"洗手，戴口罩。

（3）物品准备：复方樟柳碱注射液、2ml 一次性无菌注射器、安尔碘、消毒棉签、无菌小棉垫（或棉球）、胶布、免洗手消毒液。

（4）患者准备：取坐位或仰卧位，头偏向健侧，头部固定。

3. 操作方法

（1）核对：查对医嘱，确认患者姓名、年龄、性别、眼别，药品名称、浓度、剂量及用药方式。

（2）按无菌操作原则，遵医嘱准确抽吸药液。

（3）选择注射部位：患者取坐位或仰卧位，头偏向健侧，操作者手指触摸颞侧动脉搏动部位，选择患者眉弓与下眶缘连线的交接点处，注射部位需要避开颞浅动脉（图5–3）。

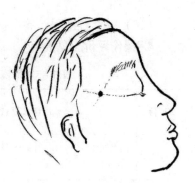

图5–3　选择注射部位

（4）消毒：用安尔碘棉签消毒注射部位皮肤2遍，以注射点为中心由内向外环形消毒，消毒范围：上超眉弓水平、下至颧骨水平、鼻侧至眉梢垂直线、颞侧至发际，直径不小于3cm。安尔碘待干期间准备无菌小棉垫（或棉球）、胶布（图5–4）。

（5）注射：再次核对患者姓名及眼别，用消毒棉签定位进针点，绷紧皮肤，操作者右手持注射器，注射器排气，针尖与皮肤呈15~30°角进针约1cm，抽吸回血，确认无回血，再缓慢注药，可见注射处皮肤隆起（图5–5）。

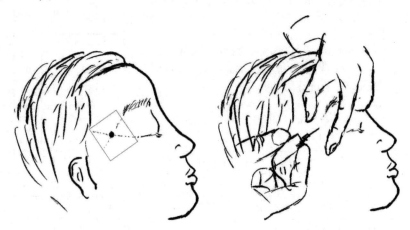

图5–4　消毒范围　　　　　图5–5　颞浅动脉旁皮下注射

（6）拔针：注射完毕，用消毒棉签按压进针处，拔出针头，在注射点覆盖无菌棉垫，胶布固定，指导患者用掌根部轻轻按压注射部位5~10分钟，穿刺点不出血、渗液后可按揉以促进药液的扩散与吸收。

（7）注射完毕后将针头放入利器盒，针筒放入医用垃圾桶，观察患者用药后反应，针眼处有无渗血。

（8）再次核对医嘱，确认注射眼别及药品无误。

（9）整理用物。

（10）操作者洗手，签字。

4. 操作评价 见表5-3。

表5-3 颞浅动脉旁皮下注射技术评价标准

项目		考核要点	总分	评分等级				得分
				A	B	C	D	
仪表		仪表端庄（2分），着护士服（1分），衣帽整洁（2分）	5	5	3	1	0	
评估		患者意识状态（1分）、自理能力（1分）、合作程度（1分）	15	3	2	1	0	
		患者病情（2分）及注射部位皮肤情况：有无瘢痕、硬结、水肿（3分）		5	3	1	0	
		患者既往病史、用药史：有无脑出血或急性眼底出血，有无青光眼或心房纤颤等，既往行颞浅动脉旁皮下注射情况（2分）		2	1	0		
		患者药物过敏史（1分），特别是普鲁卡因过敏史（1分）		2	1	0		
		解释耐心（1分），指导并告之配合方法（1分），尊重患者知情同意权，指导患者正确签署知情同意书（1分）		3	2	1	0	
操作前准备		"七步洗手法"洗手（1分），无长指甲（1分），戴口罩（1分）	5	3	2	1	0	
		备齐物品，放置合理（1分），认真核对（1分）		2	1	0		
操作过程	安全	环境整洁（1分），安排合理（1分）	5	2	1	0		
		患者体位正确、舒适（2分），头位固定（1分）		3	2	1	0	
	准备	检查物品、药品及有效期（2分）	10	2	1	0		
		抽取药液无污染（2分），抽吸剂量准确（1分）		3	2	1	0	
		消毒皮肤方法正确（3分），消毒范围足够（2分）		5	3	1	0	
	颞浅动脉旁皮下注射	再次双人核对患者姓名、年龄、性别、眼别，药物名称、浓度、剂量、用法（5分）		5	3	1	0	
		遵守无菌原则（5分）（每次污染扣2分）		5	3	1	0	
		选择注射部位方法正确（5分）		5	3	1	0	

项目		考核要点	总分	评分等级				得分
				A	B	C	D	
操作过程	颞浅动脉旁皮下注射	进针位置准确（4分），深度准确（4分），无污染（2分）（重复穿刺扣8分）	40	10	8	6	0	
		推药缓慢，患者无不适反应（5分）		5	3	1	0	
		合理压迫注射部位（5分）		5	3	1	0	
		指导患者配合方法（3分），安抚患者取得合作（2分）		5	3	1	0	
操作后		合理安置患者（2分）	10	2	1	0		
		用物处理正确（1分），洗手（1分），记录（1分）		3	2	1	0	
		健康宣教：操作目的及意义（1分），注意事项（4分）		5	3	1	0	
评价		操作规范，严格无菌操作（2分）	10	2	1	0		
		操作过程考虑患者安全（3分）		3	2	1	0	
		操作过程和患者有效沟通（3分）		3	2	1	0	
		操作熟练、有序（2分）		2	1	0		
总分			100					

【操作难点及重点】

（1）颞浅动脉是颈外动脉的终支之一，起始于下颌颈后方的腮腺内，经颞骨颧突根后方上行，在颧弓上行分成额支和顶支。由于颞浅动脉通过脑膜中动脉与眶内动脉相连，所以比一般肌内注射用量小而效果更明显。

（2）颞侧皮下穴位的注射部位：患者眉弓与下眶缘连线的交接点处。

（3）临床上颞浅动脉旁皮下注射常用的药物是复方樟柳碱注射液。此药物需要避光保存，脑出血及眼出血的急性期患者、有普鲁卡因过敏史患者应禁用，青光眼、心房颤动患者应慎用。少数患者注射后轻度口干，15～20分钟后会自行消失。个别患者注射后可能会存在一过性上睑下垂，一般会自行缓解。

（4）注射后，指导患者用手掌根部按压注射部位，目的是促进药物的扩散与吸收，防止皮下出血。

（5）颞浅动脉旁皮下注射后注射区域肿胀是因为注射后药液在局部聚集引起，按摩后会慢慢吸收。

【注意事项】

（1）严格执行无菌操作，防止感染。

（2）注射前观察患者颞侧皮肤有无瘢痕、硬结、水肿、破溃现象，注射时应避开瘢痕及血管处。

（3）注射时角度不可垂直，以免触及骨壁；注射时针头避免移动，防止刺破血管。

（4）药物不可注入血管内，回抽有回血，应马上拔出，重新选择注射点。

（5）推药速度不可过快，注射过程中密切观察患者的反应。

（6）多次注射应更换注射部位。

（7）长期注射者药液吸收差，注射部位出现硬结而无红肿、疼痛，可以适当热敷或理疗，以促进吸收。

（8）发现注射部位红、肿、热、痛等炎性反应，应立即停止注射，通知医生，根据病情遵医嘱处理。

（9）注射部位不可过低，否则会影响颞颌关节，造成牙疼或张口困难。

（10）尽量避免空腹注射，以免引发应激反应。

四、眼部球后注射技术

眼部球后注射技术是通过眼睑皮肤或下穹隆，经眼球下壁眶缘进入眼眶的给药方式。它将药液注射到接近于眼球后部或视神经处，可以快速、准确地将药物作用于局部，其作用快、疗效可靠且避免全身用药的不良反应。

【操作目的及意义】

将药物注射到球后，使药物在球后软组织内直接发生作用。

（1）内眼手术时麻痹睫状神经节和感觉运动神经。

（2）治疗眼后段以及视神经疾病：视神经炎、脉络膜炎、视网膜中央动脉阻塞等循环障碍性眼病。

（3）青光眼绝对期缓解疼痛。

【操作步骤】

1. 评估并解释

（1）患者眼部及周围皮肤情况，眼部有无分泌物，注射部位皮肤有无瘢痕，有无眶壁骨折史。

（2）患者全身状况、既往病史及用药史：有无高血压或心脏病史，有无晕针史，是否使用抗凝药物或免疫抑制剂，是否空腹状态，是否精神高度紧张等。

（3）患者意识状态、自理能力及合作程度。

（4）患者及陪同家属对球后注射知识的了解情况，患者既往行球后注射情况。

（5）向患者解释治疗目的、配合方法及操作后并发症，患者知情同意。

2. 操作准备

（1）环境准备：整洁、安静，符合操作要求。

（2）护士准备：按要求着装，"七步洗手法"洗手，戴口罩。

（3）物品准备：一次性注射器、无菌球后注射针头（5号针）、无菌持物钳及镊子罐、安尔碘、无菌棉签、无菌小棉垫（或棉球）、胶布、注射药品、免洗手消毒液，必要时备床边固视灯。

（4）患者准备：取仰卧位，头部固定。

3. 操作方法

（1）查对医嘱，双人确认患者姓名、年龄、性别、眼别，药品名称、浓度、剂量及用药方式。

（2）协助患者取仰卧位，头部固定。按照无菌操作原则，遵医嘱准备药液，更换球后注射针头。

（3）选择注射部位：眶下缘中外1/3交界处为注射部位（图5-6）。

（4）嘱患者轻闭双眼，操作者用安尔碘消毒患者注射眼下眶缘皮肤2遍，消毒范围：上至下眼睑睫毛根部，下至颧骨水平，外侧到外眦水平，内侧至患者鼻梁部。安尔碘待干期间准备无菌小棉垫（或棉球）、胶布。

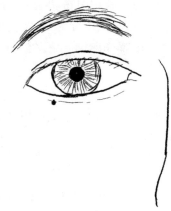

（5）再次核对后操作者站在患者头顶侧，左手持棉签固定注射点，右手持注射器，嘱患者朝鼻内上方向注视（或嘱患者注视固视灯），先沿眶下壁垂直进针1cm深后，再向鼻上方倾斜向眶尖方向刺入（针尖斜向内、上、后方），进针速度缓慢，当

图5-6　球后注射进针位置

穿过眼球周的Tenon筋膜时，有阻力感，稍用力即刺过筋膜（有落空感），进入球后部，使针尖进至外直肌与视神经之间，刺入总深度不超过3.5cm（图5-7），固定针管回抽，确定无回血，即可将药物缓慢注入球后。

（6）注射完毕，左手用消毒棉签或纱布压紧针旁皮肤，右手缓慢拔除针头，无菌棉垫按压注射部位，胶布固定，嘱其用掌根固定、按压注射部位，使注入药物迅速扩散，并防止出血。

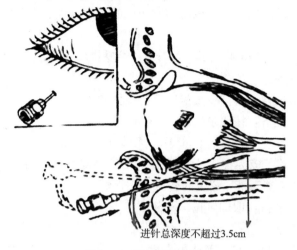

进针总深度不超过3.5cm

图5-7 球后注射进针深度

（7）再次核对医嘱，确认注射眼别及药品无误。

（8）告知患者注意事项，按压注射部位5~10分钟，协助患者恢复体位，观察其用药后反应、眼部情况及注射部位皮肤情况。

（9）整理用物。

（10）操作者洗手，签字。

4. 操作评价 见表5-4。

表5-4 球后注射技术评价标准

项目	考核要点	总分	评分等级				得分
			A	B	C	D	
仪表	仪表端庄（1分），着护士服（1分），衣帽整洁（1分）	3	3	2	1	0	
评估	患者意识状态（1分）、自理能力（1分）及合作程度（1分）	15	3	2	1	0	
	患者眼部及周围皮肤情况：眼部有无分泌物，注射部位皮肤有无瘢痕（2分）		2	1	0		
	患者全身状况、既往病史及用药史：有无高血压或心脏病史，有无晕针史，是否使用抗凝药物或免疫抑制剂，是否空腹状态，是否精神高度紧张等。患者既往行球后注射情况（5分）		5	3	1	0	

续表

项目		考核要点	总分	评分等级				得分
				A	B	C	D	
评估		患者药物过敏史及注射药物性质（2分）		2	1	0		
		解释耐心（1分），指导并告之配合方法（1分），尊重患者知情同意权，指导其正确签署知情同意书（1分）		3	2	1	0	
操作前准备		"七步洗手法"洗手（1分），无长指甲（1分），戴口罩（1分）	5	3	2	1	0	
		备齐物品，放置合理（1分），认真核对（1分）		2	1	0		
操作过程	安全	环境整洁（1分），安排合理（1分）	5	2	1	0		
		患者体位舒适（1分），头位固定（2分）		3	2	1	0	
	准备	双人核对患者姓名、年龄、性别、眼别，药物名称、浓度、剂量、用法（8分）	22	8	6	4	0	
		按无菌原则抽吸药液，药量准确、无污染（3分），更换球后注射针头（1分）		4	2	1	0	
		选择注射部位方法正确（5分）		5	3	1	0	
		消毒皮肤方法正确（3分），消毒范围足够（2分）		5	3	1	0	
	球后注射	再次核对患者姓名、年龄、性别、眼别，药物名称、浓度、剂量、用法（5分）	30	5	3	1	0	
		指导患者正确固视（3分）		3	2	1		
		进针位置准确（3分），进针角度适宜（3分），深度准确（4分）（重复穿刺扣10分）		10	6	4	0	
		抽吸无回血（1分），缓慢推药（1分），患者无不适主诉（1分）		3	2	1	0	
		注射毕缓慢拔出针头（3分）		3	2	1	0	
		指导患者正确压迫注射部位（3分）		3	2	1	0	
		观察患者用药后反应（2分），检查注射后眼部情况（1分）		3	2	1	0	
操作后		合理安置患者（2分）	10	2	1	0		
		用物处理正确（1分），洗手（1分），记录（1分）		3	2	1	0	

续表

项目	考核要点	总分	评分等级 A	B	C	D	得分
操作后	健康宣教：操作目的及意义（1分），注意事项（4分）		5	3	1	0	
评价	操作规范，严格无菌操作（2分）	10	2	1	0		
	操作过程考虑患者安全（3分）		3	2	1	0	
	操作过程和患者有效沟通（3分）		3	2	1	0	
	操作熟练、有序（2分）		2	1	0		
总分		100					

【操作难点及重点】

（1）眼眶是一个略呈四边形的锥体骨腔，以保护眼球，其尖端向后、底边向前，深度4~5cm。眼眶内有眼球、神经、眼外肌、泪腺、筋膜、血管等重要组织。眼球位于眼眶前半部的球筋膜内，近似球形，前后径成人约2.4cm，垂直径和水平径则比前后径略小（图5-8）。故行球后注射时，操作者应熟知眼部解剖特点，对于青光眼或前房浅、眼轴短患者，尤应注意进针深度，避免刺伤眼球、神经、血管，以达到治疗目的。

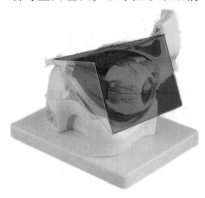

图5-8 球后解剖示意图

（2）眼部球后注射为眼科常用的治疗方法之一，医务人员完全按操作规范进行，仍有可能出现眼睑、结膜水肿，上睑下垂，复视，眼睑皮下出血等情况，或发生球后出血、眼球穿通伤等严重并发症。故操作前必须向患者及陪同家属讲解清楚，待其签署知情同意书后方可进行注射。

（3）球后出血的临床表现及处理：球后出血主要临床表现为渐进性的眼球突出伴有眼睑闭合不全、结膜下出血、眼睑皮肤淤血。一旦发生，应立即拔出针头停止注射，通知医生，给予患眼间歇性压迫止血（用掌根按压1分钟，放松15秒）（图5-9），同时监测光感和止血效果，稳定患者情绪，消除患者紧张、恐惧心理，取得其配合。待出血停止后遵医嘱给予患眼绷带加压包扎，局部冷敷，以免球后出血压迫眼球及视神经引起视力损害。密切观察患者病情变化，必要时启动留观流程。

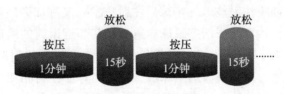

图 5-9　球后出血按压方法

（4）针尖刺入视神经可发生严重视力障碍。如针尖刺入视神经鞘下，或通过眶上裂刺入蛛网膜下腔，麻痹剂可引起脑干麻痹，而致呼吸心搏骤停、昏迷，应该特别警惕。一旦出现生命体征危象，应立即施行气管插管、人工呼吸、心脏按压等抢救措施。

【注意事项】

（1）严格执行无菌操作，防止感染。

（2）严格执行查对制度，并注意用药后不良反应。

（3）注射时可使用固视灯，指导患者固定注视，注射右眼时注视左上方，注射左眼注视右上方。

（4）进针过程如有抵阻感，不可强行进针，以防刺伤眼球。

（5）进针深度应小于 3.5cm，不可过深，儿童更应缩短以防刺入颅内。不要过于偏于鼻侧，以免伤及视神经和血管。切忌针头在眶内反复穿刺，以免导致球后出血及损伤视神经。

（6）进针后抽吸，如有回血，应拔出针头，压迫注射部位 5～10 分钟后遵医嘱重新注射。

（7）注射应缓慢，注射时密切观察患者眼部及全身情况。

（8）注射后如发现眼睑肿胀、眼球突出、运动受限、皮下淤血、眶内压增高等，应疑为球后出血。应立即停止注射，应用绷带加压包扎并局部冷敷。

（9）注射后如出现暂时的复视现象，是药物麻痹眼外肌或运动神经所致，一般 2 小时后症状即可缓解，可给予单眼眼垫遮盖。

（10）操作过程中，操作者应熟悉针头长度，观察和控制入针方向，如方向不对应拔针后再次进针，以免刺伤眼眶内组织，如无异常方可注射，高度近视患者尤应注意。

（11）注射过程中嘱患者务必保持头位固定，眼球固视，尤其是儿童患者，必要时给予体位约束。

五、眼球周围筋膜注射技术

眼球周围筋膜注射技术（半球后注射技术）又称球旁注射，是眼科常见的给药途径，主要用于治疗眼球赤道部及其邻近组织的疾病，包括部分眼球前部的角膜、虹膜及部分葡萄膜的疾病。半球后注射时针头进入球周，药液可以通过球筋膜渗透至球后，达到与球后注射相似的作用，其优点在于可以快速将药物作用于局部，治疗效果好，避免了全身用药的不良反应及缺点。对于多次行结膜下注射瘢痕较多、球结膜水肿、严重影响药物吸收者及小儿或不合作患者可采用此法；而对于眼球有明显的穿通伤口，尚未进行缝合的患者则禁忌行此操作。

【操作目的及意义】

药物注射到球周，使药物可通过球筋膜渗透至球后，达到与球后注射相似的作用。

（1）进行球周麻醉。

（2）球周给药：治疗眼球赤道部及其邻近组织的疾病，包括部分眼球前部的角膜、虹膜及部分葡萄膜的疾病。

【操作步骤】

1. 评估并解释

（1）观察患者眼部和周围皮肤情况，以及有无眶壁骨折史。

（2）患者年龄、病情、意识状态、心理状态、合作程度。

（3）药物过敏史。

（4）患者及家属对眼部治疗知识的了解情况。

（5）向患者解释治疗目的、配合方法及操作后并发症，患者知情同意。

2. 操作准备

（1）环境准备：整洁、安静，符合操作要求。

（2）护士准备：按要求着装，"七步洗手法"洗手，戴口罩。

（3）物品准备：无菌治疗盘、2ml无菌注射器、球后注射针头（5号针头，针体不要过于细软、针尖应稍钝）、无菌持物钳、75%乙醇、无菌棉签、无菌小棉垫（或棉球）、胶布、注射药品、锐器盒、医疗及生活垃圾桶、快速手消毒液。

（4）患者准备：取仰卧位，头部固定。

3. 操作方法

（1）查对医嘱，双向核对患者姓名、眼别，腕带，药物名称、浓度、剂量、用法、质量及有效期。

（2）协助患者取仰卧位，头部固定。

（3）用安尔碘消毒注射部位2遍，消毒范围：在外下眶缘皮肤，上至下眼睑睫毛根部，下至颧骨水平，外侧到外眦，内侧至鼻梁部。安尔碘待干期间准备无菌小棉垫（或棉球）、胶布。

（4）按照无菌操作原则，遵医嘱准备药物，更换球后注射针头。

（5）选择注射部位：再次核对，操作者站在患者头顶侧，嘱患者患眼向鼻内上方注视，下眼睑中外1/3交界处稍上方为注射部位。

（6）操作者左手持棉签固定注射点，右手持注射器，从眶下缘垂直进针，进针速度缓慢，刺入深度1～1.5cm，固定针管，抽吸无回血后，缓慢注入药物（图5-10）。

（7）注射完毕，右手持针管缓慢拔除针头，无菌棉垫按压注射部位，胶布固定，协助患者恢复体位，嘱其用手掌根部轻轻压迫注射部位，使注入药物迅速扩散，并防止出血。

（8）待患者按压注射部位5～10分钟后，观察患者用药后反应、眼部情况、注射部位皮肤情况。

（9）操作完毕后，整理用物，洗手，签字。

（10）再次核对患者姓名、眼别、药名、剂量，记录。

（11）告知患者注意事项。

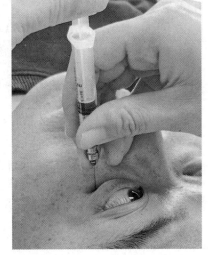

图5-10　半球后注射

4. 操作评价　见表5-5。

表5-5　眼球周围筋膜注射技术评价标准

项目	考核要点	总分	评分等级				得分
			A	B	C	D	
仪表	仪表端庄（2分），着护士服（1分），衣帽整洁（2分）	5	5	3	1	0	
评估	患者病情（1分）、全身状况（1分）、既往病史（1分）、用药史（1分）	4	3		1	0	
	患者注射部位情况（1分），有无药物过敏史（1分），药物性质（1分）	3	2		1	0	

续表

项目		考核要点	总分	评分等级				得分
				A	B	C	D	
评估		患者自理程度（1分）、意识状态（1分）、合作程度（1分），听取患者自主信息和需要（1分）	15	4	3	1	0	
		解释耐心（1分），指导并告之配合方法（1分），尊重患者知情同意权（1分），指导其签署知情同意书（1分）		4	3	1	0	
操作前准备		"七步洗手法"洗手（1分），无长指甲（1分），戴口罩（1分）	5	3	2	1	0	
		备齐物品，放置合理（1分），认真核对（1分）		2	1	0		
操作过程	安全	环境整洁（1分），安排合理（1分）	5	2	1	0		
		患者取仰卧位（2分），体位舒适（1分）		3	2	1	0	
	准备	检查无菌物品有效期（5分）	10	5	3	1	0	
		检查注射药品有效期（3分）、性状及性质（2分）		5	3	1	0	
	眼球周围筋膜注射	再次核对患者姓名、年龄、性别、眼别，药物名称、浓度、剂量、用法（5分）	40	5	3	1	0	
		遵守无菌原则（5分）（每次污染扣2分）		5	3	1	0	
		抽吸药液剂量准确（2分），更换球后注射针头（1分）		3	2	1	0	
		选择注射部位方法正确（5分）		5	3	1	0	
		进针位置准确（3分），进针角度适宜（3分），深度准确（4分）（重复穿刺扣10分）		10	6	4	0	
		抽吸无回血后缓慢推药（2分），患者无不适主诉（1分）		3	2	1	0	
		注射完毕，缓慢拔出针头（2分）		2	1	0		
		指导患者合理压迫注射部位（2分）		2	1	0		
		观察患者用药后反应（3分），检查注射后眼部情况（2分）		5	3	1	0	
操作后		合理安置患者（2分）	10	2	1	0		
		用物处理正确（1分），洗手（1分）记录（1分）		3	2	1	0	

项目	考核要点	总分	评分等级				得分
			A	B	C	D	
操作后	健康宣教：操作目的及意义（1分），注意事项（4分）	5	5	3	2	0	
评价	操作规范，严格无菌操作（2分）	10	2	1	0		
	操作过程考虑患者安全（3分）		3	2	1	0	
	操作过程和患者有效沟通（3分）		3	2	1	0	
	操作熟练、有序（2分）		2	1	0		
总分		100					

【操作难点及重点】

（1）眼眶是一个略呈四边形的锥体骨腔，以保护眼球，其尖端向后，底边向前，深度4～5cm。眼眶内有眼球、神经、眼外肌、泪腺、筋膜、血管等重要组织，眼球位于眼眶前半部的球筋膜内，近似球形，前后径成人约2.4cm，垂直径和水平径则比前后径略小。故行半球后注射时，应按其解剖特点，避免刺伤眼球、神经、血管，以达治疗目的。

（2）半球后注射是眼科常见的一项护理技术操作，其操作难度均较球后注射相对较低，但仍有一定风险；即使医务人员完全按操作规范和常规进行，仍有可能出现眼睑肿胀、结膜水肿、眼睑皮下出血、球结膜下出血、一过性复视等并发症，甚至出现一过性黑朦、球后出血等严重并发症。故在操作前应向患者作详细解释，指导患者签署有创操作知情同意书。

（3）为了减少和预防注射并发症的发生，操作前应详细了解患者病情，做好心理护理；患者球周注射时大多有恐惧心理，担心会刺伤眼球，操作者要耐心解释，用通俗易懂的语言说明操作过程及目的、方法和注射过程中如何配合。

（4）选择合适进针部位及进针角度，嘱患者勿用力向上方注视，尤其是近视者，其眼球前后径较长，进针时易误伤眼球。注射时要定位准确，避开肿胀、压痛、炎症、硬结等部位，如有水肿，可用拇指轻压眼睑皮肤（注意勿压迫眼球），触到并固定下眼眶。垂直进针速度宜慢，球旁注射时针头尚未穿过眶隔膜及肌间膜，如遇阻力，不可强行进针。

（5）操作过程中，操作者应熟悉针头长度，观察和控制入针方向，如方向不对应拔针后再次进针，以免刺伤眼眶内组织，如无异常方可注射，高度近视患者尤应注意。

（6）缓慢推注药物完毕后，缓慢拔针，严密观察并正确处理并发症。

①眼睑肿胀：半球后注射后，较多出现眼部肿胀，多为注射药物在局部聚集所致，会慢慢吸收，属正常现象，注射前应向患者详细解释。嘱患者不可热敷，随着药物吸收、时间延长，肿胀会逐步减轻，嘱患者做好眼睑皮肤的护理，保持其完整性。

②结膜水肿：是由于进针过浅、进针位置不当或患者配合不佳，药物注入球结膜下所致。一般无须处理，1~2天后可自行吸收。

③眼睑皮下出血：注射时针尖伤及毛细血管所致，表现为注射后进针部位出现皮下青紫，一般经压迫后可自行吸收。如出血较多，应在48小时内给予冷敷，以减少组织液渗出及局部损伤；并嘱患者48小时后方可热敷，以促进局部渗出液的吸收。

④球结膜下出血：注射时进针过浅针头伤及球结膜毛细血管所致，表现为注射完后球结膜局部出现鲜红或暗红色血液。立即拔出针头，用无菌棉签压迫出血点3~5分钟，止血后重新选择进针处，再将剩余药物注入。

⑤一过性黑矇：由于进针针尖进入视神经鞘，注入药物后视神经水肿受压，视力骤降或由于压迫眼球过久引起视网膜中央动脉痉挛，导致一过性黑矇，表现为注射后患者突然视力丧失。立即拔针，给予氧气吸入，遵医嘱给予口服硝酸甘油10mg，肌内注射山莨菪碱10mg，静脉滴注扩血管药物。

⑥一过性复视：药物麻痹眼外肌或运动神经所致，表现为注射后患者暂时不能双眼单视，而将一个物体看成两个。这属于正常现象，注射前应向患者详细解释。一般2小时后症状即可缓解，可遵医嘱给予单眼眼垫遮盖。

⑦球后出血：注射时损伤眶内血管所致，主要临床表现为渐进性的眼球突出，眼睑不能闭合，眶压升高，结膜下出血或眼睑皮肤淤血。一旦发生，应立即拔出针头停止注射，通知医生，给予患眼间歇性压迫止血（用掌根按压1分钟，放松15秒），同时监测光感和止血效果。此时患者多精神紧张，注意稳定其情绪，多加安慰、解释以消除其紧张、恐惧心理，取得患者配合，出血停止后给予患者单眼绷带加压包扎，随时观察病情，以免球后出血压迫眼球及视神经引起视力损害。预防措施为：进针速度缓慢，可使血管神经滑动而避开针头，一次进针到位；注射针头穿过眼睑再继续进针时应无阻力，如遇阻力，不可强行进针，亦不可来回穿刺；进针

勿过于偏向鼻侧，因眼眶的鼻侧血管丰富，易损伤血管；进针亦不可过深，以免损伤球后组织、血管神经。

【注意事项】

（1）严格执行"三查七对"，确保患者安全。

（2）做好健康宣教，适当分散患者的注意力，以减轻其紧张情绪，增进配合度。

（3）注射部位消毒时，嘱患者轻闭眼睛，以免消毒液入眼。

（4）注射前，妥善固定患者头部，嘱患者切勿随意转动眼球。

（5）严格遵守无菌操作规程，操作技术要熟练，动作要稳、准、轻。

（6）选择合适的针头，刺伤血管原因通常为刺入过深、过速，针头锋利或针体过细、过软不能控制方向。

（7）进针速度要慢，如遇有抵阻感，不可强行进针，以防刺伤眼球。

（8）进针深度应小于1.8cm，不可过深，儿童更应缩短以防刺入颅内。不要过于偏于鼻侧，以免伤及视神经和血管。

（9）进针后抽吸，如有回血，应拔出针头，压迫眼球3~5分钟后遵医嘱重新注射。

（10）注射过程中，推注药物应缓慢，严密观察眼部情况及全身情况，如有眼睑肿胀、眼球突出，提示为出血症状，应立即拔针并加压包扎，防止出血进一步加重。

（11）注射完毕，缓慢拔针，按压注射部位5~10分钟，每1~2分钟松一下手掌，防止因球后压力过高导致球后缺血。

（12）注射完毕，告知患者注意事项，避免紧张情绪，如出现眼睑肿胀，会缓慢自行吸收；复视为暂时现象，症状会逐渐消失；注射当日，注射部位保持清洁、干燥等。

六、眼部结膜下注射技术

眼部结膜下注射技术是一种眼科常用的治疗方法，主要用于将药物直接注入结膜与巩膜之间的疏松间隙内，以提高药物在眼内的浓度，增强和延长药物作用时间，治疗眼部疾患以及眼部手术的局部浸润麻醉。

【操作目的及意义】

将药物注入结膜与巩膜之间的疏松间隙内，以提高药物在眼内的浓度，增强和延长药物作用时间。同时，由于注射液的刺激及渗透压的改变，可以促进血液循环，达到消炎、止痛、抗过敏及促进吸收的作用。

【操作步骤】

1. 评估并解释

（1）观察患者结膜有无水肿、充血、分泌物；周围皮肤有无破溃；近期有无眼部手术史等。

（2）患者姓名、年龄、病情、意识状态、心理状态、合作程度。

（3）患者药物过敏史。

（4）患者及家属对眼部治疗知识的了解情况。

（5）向患者解释治疗目的、配合方法及操作后并发症，患者知情同意。

2. 操作准备

（1）环境准备：整洁、安静，符合操作要求。

（2）护士准备：按要求着装，"七步洗手法"洗手，戴口罩。

（3）物品准备：无菌治疗盘、表面麻醉剂、2ml 注射器、无菌棉签、无菌小棉垫（或棉球）、注射药品、锐器盒、医疗及生活垃圾桶、快速手消毒液。

（4）患者准备：取仰卧位，头稍后仰，向患侧倾斜。

3. 操作方法

（1）查对医嘱，二人核对患者姓名、眼别，药物名称、浓度、剂量、用法、质量及有效期。

（2）协助患者取仰卧位，头部固定，滴表面麻醉剂。

（3）按照无菌操作原则，遵医嘱准备药物。

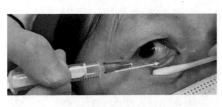

图 5 – 11　结膜下注射

（4）操作者右手持注射器，左手拇指和示指分开眼睑（必要时用开睑器），避开结膜血管丰富及瘢痕部位选取注射部位，嘱患者向注射部位相反方向注视，将针头与睑缘平行，距角膜缘 5 ~6mm 处，针尖斜面向上，背离角膜进针，针头挑起注射部位结膜，缓慢注入药液，结膜呈鱼泡样隆起，平行拔针（图 5 – 11）。

（5）注射完毕，协助患者恢复体位，观察用药后反应，眼部注射部位情况。

（6）操作完毕后，整理用物，洗手，签字。告知患者注意事项。

（7）整理用物。

4. 操作评价　见表 5 – 6。

表 5 – 6　眼部结膜下注射技术评价标准

项目		考核要点	总分	评分等级				得分
				A	B	C	D	
仪表		仪表端庄（2 分），着护士服（1 分），衣帽整洁（2 分）	5	5	3	1	0	
评估		患者病情（1 分）、全身状况（1 分）、手术史（1 分）、用药史（1 分）	15	4	3	1	0	
		患者注射部位情况（1 分），有无药物过敏史（1 分），药物性质（1 分）		3	2	1	0	
		患者自理程度（1 分）、意识状态（1 分）、合作程度（1 分），听取患者自主信息和需要（1 分）		4	3	1	0	
		解释耐心（1 分），指导并告之配合方法（1 分），尊重患者知情同意权（1 分），指导其签署知情同意书（1 分）		4	3	1	0	
操作前准备		"七步洗手法"洗手（1 分），无长指甲（1 分），戴口罩（1 分）	5	3	2	1	0	
		备齐物品，放置合理（1 分），认真核对（1 分）		2	1	0		
操作过程	安全	环境整洁（1 分），安排合理（1 分）	5	2	1	0		
		患者取仰卧位（2 分），体位舒适（1 分）		3	2	1	0	
	准备	检查无菌物品有效期（5 分）	10	5	3	1	0	
		检查注射药品有效期（3 分）、性状及性质（2 分）		5	3	1	0	
	眼部结膜下注射	再次核对患者姓名、年龄、性别、眼别，药物名称、浓度、剂量、用法（5 分）	40	5	3	1	0	
		遵守无菌原则（10 分）（每次污染扣 2 分）		10	6	2	0	
		抽吸药液剂量准确（3 分）		3	2	1	0	
		选择注射部位方法正确（5 分）		5	3	1	0	
		进针位置准确（2 分），进针角度适宜（3 分），进针深度准确（5 分）（重复穿刺扣 10 分）		10	6	4	0	
		注射完毕，缓慢拔出针头（2 分）		2	1	0		
		观察患者用药后反应（3 分），检查注射后眼部情况（2 分）		5	3	1	0	

续表

项目	考核要点	总分	评分等级				得分
			A	B	C	D	
操作后	合理安置患者（2分）	10	2	1	0		
	用物处理正确（1分），洗手（1分），记录（1分）		3	2	1	0	
	健康宣教：操作目的及意义（1分），注意事项（4分）		5	3	2	0	
评价	操作规范，严格无菌操作（2分）	10	2	1	0		
	操作过程考虑患者安全（3分）		3	2	1	0	
	操作过程和患者有效沟通（3分）		3	2	1	0	
	操作熟练、有序（2分）		2	1	0		
总分		100					

【操作难点及重点】

（1）操作精细性：结膜是覆盖于眼睑后和眼球前的一层半透明黏膜组织，需要精细的操作以避免损伤。注射时需要避免刺伤角膜及眼球，因此进针的角度、深度和位置都需严格控制。

（2）患者配合：注射操作时，需要患者积极配合，保持头部和眼球固定，对于不合作者或儿童患者，可使用开睑器或固定镊等措施固定眼球。

（3）并发症的观察及处理

①结膜下出血：通常由针尖刺破血管或在直肌附着点处作注射而引起，也可能因为患者有动脉硬化、出血性疾病或血管脆性增加。一般的结膜下出血无须特殊处理，可自然吸收，早期可作冷敷止血，5～7天后局部热敷可促进血液吸收。大的结膜下血肿可在表面麻醉或局部麻醉下，于血肿下方剪一小口排出积血。

②误入球内：可能因为术者操作技术不熟练或患者高度不合作而导致。一旦发现误入球内，应当立即停止注射并立刻拔针，然后根据注入药液的不同性质和部位作出相应的急救处理。

③结膜或角膜损伤：多因患者恐惧而不合作，特别是婴幼儿或儿童头位固定不佳，在注射的关键时刻头部或眼球突然转动，造成球结膜撕裂或角膜损伤。处理时需按损伤的严重程度分别处理，特别注意抗炎治疗以防止感染。

④结膜下脓肿或白色肿块形成：可能因为注射用药或用具被污染、眼部有炎症将细菌直接带入结膜下组织，或同一部位注射次数过多、药物吸

收不好。处理时早期除局部滴用抗生素外，可加以热敷或理疗促进吸收；脓肿形成者需剪开结膜排出脓液，或清除白色混悬剂的肿块。

⑤球结膜筋膜瘢痕形成：因多次在同一部位注射或药物刺激性较大而导致。处理时可通过热敷或理疗减轻或促使瘢痕消退与吸收。

⑥感染：为结膜下注射的可能风险之一，嘱患者保持眼部清洁，勿使脏水进入眼睛。

【注意事项】

（1）严格执行"三查七对"，确保患者安全。

（2）无菌操作：在整个操作过程中，必须严格遵循无菌原则，避免感染。

（3）注射前向患者做好解释工作，指导患者配合注射，嘱患者勿转动头部及眼球，以免损伤眼球。

（4）注射部位可选择穹窿结膜和球结膜，注射时，针头勿朝向角膜或距离角膜过近，避开血管或斑痕部位。

（5）操作轻稳，勿用力过猛，以免损伤巩膜。

（6）角膜溃疡者，勿压迫眼球，以免穿孔。若有眼球震颤，局部麻醉后可用固定镊固定眼球再行注射。

（7）严格遵守无菌操作规程，操作技术要熟练，动作要稳、准、轻。

（8）多次注射时应更换注射部位，以免瘢痕、粘连。

（9）操作中应注意观察进针是否顺利，注意倾听患者感受。

（10）操作后应注意观察有无结膜下出血、结膜脱垂至眼睑外等，必要时给予眼垫遮盖。

第二节　角膜、结膜护理操作

一、结膜囊冲洗技术

结膜囊冲洗技术是用药液直接冲洗眼部的方法，目的是除去结膜囊内的分泌物、异物或化学物质等。

【操作目的及意义】

（1）冲洗结膜囊内异物及分泌物，起到清洁、杀菌的作用。

（2）眼部化学物质烧伤时，冲洗及中和化学物质。

（3）眼科患者内眼手术前的常规准备。

【操作步骤】

1. 评估并解释

（1）操作者操作前充分了解患者病情、冲洗目的，以便准备相应冲洗溶液。

（2）患者眼部情况

①有无配戴角膜接触镜。

②有无角膜损伤、结膜充血及出血。

③有无眼部分泌物及眼周皮肤破损等。

（3）患者药物过敏史。

（4）了解冲洗药液的性质、温度及冲洗液量。

（5）患者自理能力、意识状态及合作程度。

（6）向患者解释结膜囊冲洗的目的、配合方法及操作后并发症，患者知情同意。

2. 操作准备

（1）环境准备：整洁、安静，符合操作要求。

（2）护士准备：按要求着装，"七步洗手法"洗手，戴口罩。

（3）物品准备：无菌棉签、一次性 1ml 无菌注射器、洗眼壶、受水器、免洗手消毒液、0.9% 生理盐水、冲洗液（遵医嘱使用）、表面麻醉剂、抗生素滴眼液。

（4）患者准备：取坐位或仰卧位，头偏向冲洗侧。

3. 操作方法

（1）核对：双向核对医嘱，确认患者基本信息、眼别、冲洗药液及冲洗液量。

（2）滴表面麻醉剂：协助患者取坐位或仰卧位，滴表面麻醉剂 1～2 滴，嘱其闭眼 2～3 分钟（如果为急性化学烧伤患者，应争分夺秒立即冲洗）。

（3）准备冲洗液：按照无菌原则配制冲洗液，将配好的冲洗液倒入洗眼壶内。

（4）放置受水器：嘱患者头略后仰并偏向患侧，眼睛向上注视，将受水器紧贴冲洗侧面颊部，放于颧骨下方，由患者自持，指导其用手妥善固定受水器。

（5）冲洗眼睑及眼周：操作者用左手持棉签，右手持洗眼壶。嘱患者轻轻闭眼，先冲洗眼睑及周围皮肤，清理分泌物的同时使患者心里有所准备，同时询问患者冲洗液温度是否适宜。

（6）冲洗结膜囊：嘱患者睁眼向上看，再轻轻翻开下眼睑，暴露下结膜囊，距患眼上方 3～5cm，由内眦到外眦连续冲洗，注意避免冲洗液直接冲洗角膜；再嘱患者向下看，轻翻患者上眼睑，同法冲洗。冲洗的同时嘱患者向各个方向转动眼球，同时操作者要不断牵动眼睑或翻转眼睑，以便冲洗结膜囊内各部位，一次冲洗液量不得少于 250ml；如果是化学烧伤患者，冲洗液量应不少于1000ml。

（7）清洁眼周：冲洗完毕，嘱患者轻闭双眼，用无菌干棉签擦净患者眼睑及面部的残余冲洗液，并取下受水器。

（8）点眼药：为患者冲洗眼内滴1～2滴抗生素滴眼液，或遵医嘱用药。

（9）观察：观察患者冲洗后反应，检查冲洗是否彻底，患者眼内是否还有异物残留。

（10）告知：告知患者冲洗后注意事项，勿用手揉眼，保持眼部清洁，按时用药，遵医嘱复查，若眼部出现刺激症状等不适时随诊。

（11）再次核对患者姓名、眼别、冲洗药液。

（12）整理用物：按消毒隔离原则分类处理物品，洗眼壶及受水器消毒备用。

（13）操作者洗手，签字。

4. 操作评价 见表5-7。

表5-7 结膜囊冲洗技术评价标准

项目		考核要点	总分	评分等级				得分
				A	B	C	D	
仪表		仪表端庄（2分），着护士服（1分），衣帽整洁（2分）	5	5	3	1	0	
评估		患者自理程度（1分）、意识状态（1分）及合作程度（1分）	15	3	2	1	0	
		患者病情：冲洗的目的（2分）		2	1	0		
		患者眼部情况：有无配戴角膜接触镜，有无角膜损伤，有无分泌物，有无结膜充血或出血，有无眼周皮肤破损等（3分）		3	2	1	0	
		患者药物过敏史，冲洗药液性质、温度及冲洗液量（2分）		2	1	0		
		解释耐心（1分），指导并告之配合方法（3分），尊重患者知情同意权（1分）		5	3	1	0	
操作前准备		"七步洗手法"洗手（1分），无长指甲（1分），戴口罩（1分）	5	3	2	1	0	
		备齐物品，放置合理（1分），认真核对（1分）		2	1	0		
操作过程	安全	环境整洁（1分），安排合理（1分）	5	2	1	0		
		患者体位舒适（2分），头位固定（1分）		3	2	1	0	
	准备	检查物品、药品及有效期（2分）		2	1	0		
		按无菌原则配制冲洗液（3分）		3	2	1	0	

续表

项目		考核要点	总分	A	B	C	D	得分
操作过程	准备	冲洗液温度适宜（2分）	10	2	1	0		
		倒取冲洗液手法正确，无污染（2分）		2	1	0		
		滴表面麻醉剂方法正确（1分）		1	0			
	结膜囊冲洗	再次核对医嘱：患者姓名、眼别、冲洗目的、冲洗药液等（3分）	40	3	2	1	0	
		受水器放置合理（2分）		2	1	0		
		翻转眼睑手法正确（3分），患者无痛苦表情（2分）		5	3	1	0	
		结膜囊暴露充分（5分）		5	3	1	0	
		遵守无菌原则：洗眼壶口未触及眼部（2分），受水器内盐水未外漏（1分）		3	2	1	0	
		冲洗手法正确（3分），高度适宜（2分）		5	3	2	0	
		冲洗液不直冲角膜（2分）		2	1	0		
		冲洗过程中嘱患者转动眼球向各个方向，彻底冲洗（2分）		2	1	0		
		冲洗过程中密切观察患者反应（3分）		3	2	1	0	
		尊重患者意愿，难以耐受时暂停冲洗（2分）		2	1	0		
		冲洗液量足够（2分）		2	1	0		
		冲洗完毕检查患者眼部情况（1分），查看冲洗是否彻底（1分），用无菌棉签擦干其面部及眼周液体（2分）		4	2	1	0	
		为患者点抗生素滴眼液或遵医嘱用药（2分）		2	1	0		
操作后		合理安置患者（2分）	10	2	1	0		
		用物处理正确（1分），洗手（1分），记录（1分）		3	2	1	0	
		健康宣教：操作目的及意义（1分），注意事项（4分）		5	3	1	0	
评价		操作规范，严格无菌操作（2分）	10	2	1	0		
		操作过程考虑患者安全（3分）		3	2	1	0	
		操作过程和患者有效沟通（3分）		3	2	1	0	

项目	考核要点	总分	评分等级				得分
			A	B	C	D	
评价	操作熟练、有序（2分）		2	1	0		
总分		100					

【操作难点及重点】

（1）操作过程中应充分考虑患者安全。

①操作前应先评估患者眼睑及结膜有无充血、水肿、疼痛，眼部皮肤有无创口，有无近期手术史，防止对眼球过度施压，造成二次损伤。

②对角膜裂伤或角膜溃疡者，冲洗时不可翻转眼睑且勿施加压力，以防眼内容物脱出。

③对于深层角膜溃疡、角膜穿孔、眼球穿通伤患者不可冲洗结膜囊，以免异物及细菌冲入眼内增加感染机会。

④应遵医嘱根据异物及化学物质的性质选择相应的冲洗液，不清楚致伤物质的性质时选择生理盐水。

（2）化学物质烧伤患者冲洗要点

①争分夺秒：如处理不及时会对眼睛造成永久性损伤，因此应分秒必争，清除化学物质以减少其与眼部组织的接触，尽量减轻烧伤程度。

②就地取材：立即用大量清水冲洗伤眼，或遵医嘱用中和液冲洗；碱性化学伤可用大量维生素C注射液或3%硼酸溶液；酸性化学伤可用2%碳酸氢钠溶液。

③彻底冲洗：冲洗时必须翻转眼睑，充分暴露上下睑穹窿部结膜囊，反复冲洗15~30分钟，直到将眼内化学物质冲洗干净，冲洗液量应不少于1000ml。

（3）上下眼睑翻转法

①上睑翻转法：单手操作时嘱患者向下看，操作者拇指放在患眼上睑中央近睑缘处，示指放在眉弓下凹陷处，两指夹住相应部位的皮肤向前下方轻拉，然后用示指轻压睑板上缘，拇指同时将上缘皮肤向上捻转，上睑即被翻转，此时另一手拇指在下睑轻轻向上推动眼球，即可暴露上睑穹窿结膜。双手操作时以拇、示指夹住患眼上睑近睑缘处皮肤，向前轻拉、捻转，另一手持棉签横置于睑板上缘。向下压迫，上睑即被翻转。

②下睑翻转法：嘱患者向上看，操作者用棉签将下睑向下轻拉，即可暴露下睑穹窿部结膜囊。

【注意事项】

（1）冲洗前应告知患者配合方法，消除其紧张情绪，取得其配合。

（2）冲洗前应充分评估患者眼部情况，如遇配戴角膜接触镜的患者应先摘除后再进行操作，眼部分泌物较多患者应先清理后再行冲洗。

（3）冲洗液保持适宜的温度，一般以 35～40℃ 为宜。冲洗液过热会造成患者不适，也可能加重部分化学烧伤患者损伤；过凉则患者不能很好地配合。

（4）洗眼壶距眼 3～5cm，洗眼壶口不能触及患者睫毛、眼睑或结膜，以免污染冲洗液。

（5）避免冲洗液直接冲在角膜表面，也不可溅入患者健眼和医务人员的眼内，防止造成二次损伤及他人意外伤害。

（6）受水器位置放置恰当，以免渗漏浸湿患者的衣服。

（7）如患者有传染性眼病，冲洗用具应彻底消毒，避免造成交叉感染。

二、结膜结石剔除技术

结膜结石剔除术是将突出眼睑结膜表面的结石剔除的一种常见眼科护理操作。

【操作目的及意义】

（1）剔除结膜结石，缓解由结石引起的刺激症状。

（2）剔除结膜结石，防止突出的结石擦伤角膜。

（3）提升患者舒适度，预防眼部并发症。

【操作步骤】

1. 评估并解释

（1）患者眼部一般情况：有无分泌物，结膜是否充血，结石部位及数量。

（2）患者全身状况、既往病史、用药史：有无高血压、心脏病、血液系统疾病，既往结膜结石剔除情况，有无服用抗凝血药物等。

（3）患者药物过敏史：有无麻醉剂过敏史。

（4）患者意识状态、自理能力及合作程度。

2. 操作准备

（1）环境准备：整洁、安静，符合操作要求。

（2）护士准备：按要求着装，"七步洗手法"洗手，戴口罩。

（3）物品准备：一次性 1ml 无菌注射器、无菌棉签、无菌棉球或眼垫，必要时备霰粒肿夹、表面麻醉剂、0.9% 生理盐水、抗生素滴眼液或眼药膏。

（4）患者准备：取坐位或仰卧位，头部固定，女性患者尽量避开月经期。

3. 操作方法

（1）查对医嘱，双向核对患者姓名、眼别及结石部位。

（2）查对无菌物品、药品有效期。

（3）协助患者端坐于裂隙灯前。

（4）滴表面麻醉剂：滴表面麻醉剂1~2滴，嘱其闭眼2~3分钟。

（5）待麻醉药物起效后，将患者头部固定于裂隙灯下颌托上。打开裂隙灯，聚光至操作区域。

（6）操作者打开一次性注射器，右手持注射器，针尖斜面向上，左手翻转上睑或下睑并固定，充分暴露睑结膜面，纵向剔除突出于结膜面的结石（取上睑结石，嘱患者眼睛向下方注视；取下睑结石，嘱患者眼睛向上方注视）。用0.9%生理盐水湿棉签，及时将剔除掉的结石清理干净。

（7）结石取出后，用无菌棉球或无菌眼垫轻压止血。指导患者用掌根部轻压患处3~5分钟。若双眼结石患者，同法剔除对侧眼睛结石。按压止血后用生理盐水棉签为患者拭净血迹，为患眼滴抗生素滴眼液或涂抗生素眼药膏，必要时用无菌眼垫遮盖。

（8）操作完毕后，整理用物，洗手。

（9）再次核对患者姓名、眼别，签字。

（10）告知患者注意事项。

4. 操作评价 见表5-8。

表5-8 结膜结石剔除技术评价标准

项目	考核要点	总分	评分等级				得分
			A	B	C	D	
仪表	仪表端庄（2分），着护士服（1分），衣帽整洁（2分）	5	5	3	1	0	
评估	患者意识状态（1分）、自理能力（1分）、合作程度（1分）	15	3	2	1	0	
	患者眼部一般情况：有无分泌物（1分），结膜是否充血（1分），结石部位及数量（3分）		5	3	1	0	
	患者全身状况、既往病史、用药史：有无高血压、心脏病、血液系统疾病，既往结膜结石剔除情况，有无服用抗凝血药物等（2分）		2	1	0		
	患者药物过敏史（2分）		2	1	0		
	解释耐心（1分），指导并告之配合方法（1分），尊重患者知情同意权，指导患者签署操作知情同意书（1分）		3	2	1	0	

项目		考核要点	总分	评分等级				得分
				A	B	C	D	
操作前准备		"七步洗手法"洗手（1分），无长指甲（1分），戴口罩（1分）	5	3	2	1	0	
		备齐物品，放置合理（1分），认真核对（1分）		2	1	0		
操作过程	安全	环境整洁（1分），安排合理（1分）	5	2	1	0		
		患者取坐位或仰卧位（2分），体位舒适（1分）		3	2	1	0	
	准备	检查无菌物品及药品有效期（5分）	10	5	3	1	0	
		裂隙灯在功能位（5分）		5	3	1	0	
	结膜结石剔除	核对医嘱（2分），确认患者姓名、眼别及结石位置（3分）	40	5	3	2	0	
		遵守无菌原则（5分）		5	3	2	0	
		滴用表面麻醉剂方法正确、无污染（2分），表面麻醉充分（滴2~3次表面麻醉剂）（1分）		3	2	1	0	
		翻开眼睑方法正确（3分），充分暴露睑结膜面（2分）		5	3	2	1	
		使用无菌注射器方法正确，针尖斜面背离角膜（2分）		2	1	0		
		剔除结石方法正确（5分），动作轻柔（3分），及时清除剔下的结石（2分）（方法不正确不得分）		10	8	5	0	
		观察结膜情况（1分），注意避开血管（2分），及时止血（2分）		5	4	3	2	
		指导患者正确地按压止血（2分），为患者拭净血迹（1分）		3	2	1	0	
		为患者滴抗生素滴眼液或涂抗生素眼膏（2分）		2	1	0		
操作后		合理安置患者（2分）	10	2	1	0		
		用物处理正确（1分），洗手（1分），签字（1分）		3	2	1	0	
		健康宣教：操作目的及意义（1分），注意事项（4分）		5	3	2	0	

项目	考核要点	总分	评分等级				得分
			A	B	C	D	
评价	操作规范，严格无菌操作（2分）	10	2	1	0		
	操作过程考虑患者安全（3分）		3	2	1	0	
	操作过程和患者有效沟通（3分）		3	2	1	0	
	操作熟练、有序（2分）		2	1	0		
总分		100					

【操作难点及重点】

（1）操作时尽量充分暴露眼睑，又可以减少出血。

（2）取轻度突出结膜结石时，注意针尖顺着睑板腺开口方向，划破睑结膜，暴露结石，用针尖挑出。若患者结石较多，密集成片，或虽轻度突出但异物感明显的大结石伴易出血者，不好固定者，可用霰粒肿夹固定后再行操作，用霰粒肿夹起到支撑、保护、止血作用，使术野清晰，便于操作。

（3）操作时，针头应远离角膜，针尖斜面向上，沿睑板腺方向，纵行剔除结膜上的结石，减少出血的同时又可避免损伤结膜下睑板腺管。

（4）操作技术要熟练，动作要稳、准、轻，尽量减短角膜暴露时间，避免导致角膜干燥、角膜上皮受损。

（5）如果患者合并有血液系统疾病，应谨慎操作，严密观察出血情况，并注意及时止血。

（6）如遇患者结膜充血较重，结石数量较多，误取黏膜下的结石或剥离时欠准确，易造成黏膜创面较大、出血及继发结膜炎症。

（7）临床小经验：有些结石未完全钙化，比较软，用针刺破挤出即可；钙化结石较多且比较集中，为保护结膜，挑破一处结膜，其余可以从此破口挤出。

【注意事项】

（1）严格查对制度，了解患者药物过敏史。

（2）评估时如发现患者结膜血管怒张，应暂缓治疗，建议先点抗生素滴眼液，待炎症控制后再行结膜结石剔除。

（3）操作前做好解释工作，以解除患者顾虑，取得其配合。

（4）每次滴药后嘱患者轻闭双睑，以便于充分麻醉。

（5）翻转眼睑时，应动作轻柔，注意勿擦伤患者角膜。

（6）取下睑结石时，嘱患者向上方注视，翻转下睑；取上睑结石时，嘱患者向下方注视，翻转眼睑，暴露结石位置。

（7）操作中严格执行无菌操作，避开血管，并注意保护患者角膜。

（8）结石量多时，只剔除大而突出的且应分次剔除，避免一次剔除过多损伤正常结膜。

（9）结石位置较深者，不宜拨取，否则容易形成结膜瘢痕，增加异物感，应待其突出结膜表面后再行剔除。

（10）操作过程中，注意观察结膜出血情况，如出现结膜小血管出血较多，应暂停操作先行压迫止血。

（11）操作中注意用无菌生理盐水湿润棉签，及时将剔除的结石清理干净，防止棉絮散落在眼球表面的同时也避免结石落入结膜囊内形成异物。

（12）操作完毕，嘱患者切勿用手揉搓患眼，注意保持眼部清洁卫生，遵医嘱按时滴用抗生素滴眼液或涂抗生素眼药膏，如有不适，随时就诊。

（13）依据患者病情，给予相应健康教育：结膜结石好发于慢性结膜炎患者，反过来又促进结膜炎的形成，二者互为因果。指导患者保持眼部清洁、卫生，积极预防和治疗慢性结膜炎，可减少结石形成机会。要做到真正预防，首先必须根除炎症。隐形眼镜配戴者，要注意镜片的消毒保养，定期检查眼睛，若不适合配戴隐形眼镜，绝对不要勉强尝试。

三、结膜伪膜/角膜丝状物擦除技术

结膜伪膜/角膜丝状物擦除技术是在表面麻醉后，使用显微镊去除结膜伪膜/角膜丝状物的一种常见眼科护理操作。

【操作目的及意义】

（1）去除结膜伪膜/角膜丝状物，减轻异物感和疼痛感。

（2）去除结膜伪膜/角膜丝状物，及时控制炎症，防止炎症进一步加重，预防继发感染。

（3）预防丝状角膜炎、结膜炎的发生。

【操作步骤】

1. 评估并解释

（1）患者眼部一般情况：有无分泌物，结膜是否充血、水肿。

（2）患者全身状况、既往病史、用药史：有无高血压、心脏病、血液系统疾病。

（3）患者药物过敏史：有无麻醉剂过敏史。

（4）患者意识状态、自理能力及合作程度。

（5）向患者解释治疗目的、配合方法及操作后并发症，患者知情同意，指导患者签署知情同意书。

2. 操作准备

（1）环境准备：整洁、安静，符合操作要求。

（2）护士准备：按要求着装，"七步洗手法"洗手，戴口罩。

（3）物品准备：无菌棉签、显微镊、开睑器、荧光素试纸、医用胶布、无菌眼垫、表面麻醉剂、0.9%生理盐水、抗生素滴眼液或抗生素眼药膏（必要时遵医嘱）。

（4）患者准备：取坐位，头部固定。

3. 操作方法

（1）查对医嘱，双向核对患者姓名、眼别。

（2）查对无菌物品、药品有效期。

（3）患者端坐于裂隙灯前，头部固定于裂隙灯下颌托上。

（4）患眼滴表面麻醉剂2~3次，每次间隔2~3分钟；待麻醉有效后，荧光素染色，操作者用开睑器将患者上下眼睑分开暴露眼球，操作过程不可加压眼球。

（5）调节裂隙灯于合适位置，嘱患者向所需方向注视。右手持显微镊，用棉签轻轻去除。

（6）去除结膜伪膜/角膜丝状物后，如有轻微出血可用无菌棉签轻压止血。按压止血后生理盐水冲洗，必要时遵医嘱为患眼滴抗生素滴眼液或涂抗生素眼药膏，用无菌眼垫遮盖。

（7）操作完毕后，整理用物，洗手。

（8）再次核对患者姓名、眼别，签字。

（9）告知患者注意事项。

4. 操作评价　见表5-9。

表5-9　结膜伪膜/角膜丝状物擦除技术评价标准

项目	考核要点	总分	评分等级				得分
			A	B	C	D	
仪表	仪表端庄（2分），着护士服（1分），衣帽整洁（2分）	5	5	3	1	0	
评估	患者意识状态（1分）、自理能力（1分）、合作程度（1分）		3	2	1	0	

续表

项目		考核要点	总分	评分等级				得分
				A	B	C	D	
评估		患者眼部一般情况：有无分泌物（1分），结膜是否充血（1分），角膜是否水肿（3分）	15	5	3	1	0	
		患者全身状况、既往病史、用药史：有无高血压、心脏病、血液系统疾病，有无服用抗凝血药物等（2分）		2	1	0		
		患者药物过敏史（2分）		2	1	0		
		解释耐心（1分），指导并告之配合方法（1分），尊重患者知情同意权，指导患者签署操作知情同意书（1分）		3	2	1	0	
操作前准备		"七步洗手法"洗手（1分），无长指甲（1分），戴口罩（1分）	5	3	2	1	0	
		备齐物品，放置合理（1分），认真核对（1分）		2	1	0		
操作过程	安全	环境整洁（1分），安排合理（1分）	5	2	1	0		
		患者取端坐位（2分），体位舒适（1分）		3	2	1	0	
	准备	检查无菌物品及药品有效期（5分）	10	5	3	1	0	
		裂隙灯在功能位（5分）		5	3	1	0	
	结膜伪膜/角膜丝状物擦除	核对医嘱（2分），确认患者姓名、眼别（3分）	40	5	3	2		
		遵守无菌原则（5分）		5	3	2	0	
		滴用表面麻醉剂方法正确、无污染（2分），表面麻醉充分（滴2~3次表面麻醉剂）（1分）		3	2	1	0	
		分开眼睑方法正确（3分），充分暴露睑结膜面（2分）		5	3	2	1	
		使用开睑器方法正确（2分）		2	1	0		
		去除结膜伪膜/角膜丝状物方法正确（5分）、动作轻柔（3分），及时去除结膜伪膜/角膜丝状物（2分）（方法不正确不得分）		10	8	5	0	
		观察结膜情况（1分），注意避开血管（2分），及时止血（2分）		5	4	3	2	
		指导患者正确地按压止血（2分），为患者拭净血迹（1分）		3	2	1	0	
		为患者滴抗生素滴眼液或涂抗生素眼药膏（2分）		2	1	0		

续表

项目	考核要点	总分	评分等级				得分
			A	B	C	D	
操作后	合理安置患者（2分）	10	2	1	0		
	用物处理正确（1分），洗手（1分），签字（1分）		3	2	1	0	
	健康宣教：操作目的及意义（1分），注意事项（4分）		5	3	2	0	
评价	操作规范，严格无菌操作（2分）	10	2	1	0		
	操作过程考虑患者安全（3分）		3	2	1	0	
	操作过程和患者有效沟通（3分）		3	2	1	0	
	操作熟练、有序（2分）		2	1	0		
总分		100					

【操作难点及重点】

（1）操作时尽量使用开睑器，充分暴露眼睑。

（2）操作过程中要小心谨慎，避免对角膜造成二次损伤。

（3）操作技术要熟练，动作要稳、准、轻，尽量减短角膜暴露时间，避免导致角膜干燥、角膜上皮受损等情况发生。

（4）如果患者合并有血液系统疾病，应谨慎操作，严密观察出血情况，并注意及时止血。

【注意事项】

（1）严格查对制度，了解患者药物过敏史。

（2）操作前做好解释工作，以解除患者顾虑，取得其配合。

（3）每次滴药后嘱患者轻闭双睑，以便于充分麻醉。

（4）操作中严格执行无菌操作，避开血管，并注意保护患者角膜。

（5）操作完毕，嘱患者切勿用手揉搓患眼，注意保持眼部清洁、卫生，遵医嘱按时滴用抗生素滴眼液或涂抗生素眼药膏，如有不适，随时就诊。

（6）依据患者病情，给予相应健康教育：不要尝试自行去除结膜伪膜/角膜丝状物，因为可能导致感染或损伤。按照医生建议使用药物和进行后续治疗。

四、浅层角膜异物剔除技术

角膜异物是眼外伤最常见的疾病，异物的性质常随患者的职业及受伤时的环境而异。角膜异物如不及时处理将会导致患者疼痛、流泪、异物感，并影响视力。浅层角膜异物剔除技术是一种除去浅层角膜异物或铁锈刺激，防止感染的精细的眼科护理操作技术。

【操作目的及意义】

剔除浅层角膜异物，防止合并角膜感染及造成角膜穿孔等严重后果。

【操作步骤】

1. 评估并解释

（1）患者眼部病情：有无分泌物，有无角膜刺激症状。

（2）患者角膜异物的性质、数量、大小、位置、深度及留存时间。

（3）患者既往病史：如眼异物伤史、高血压史、心脏病史等。

（4）患者药物过敏史：有无药物过敏史。

（5）患者意识状态、自理能力及合作程度。

（6）患者及陪同家属对眼部异物伤知识的了解情况。

2. 操作准备

（1）环境准备：整洁、安静，符合操作要求。

（2）护士准备：按要求着装，"七步洗手法"洗手，戴口罩。

（3）物品准备：一次性1ml无菌注射器、无菌棉签、无菌眼垫、医用胶布、受水器、洗眼壶、免洗手消毒液，必要时备开睑器和显微平镊，0.9%生理盐水、表面麻醉剂，遵医嘱备抗生素滴眼液或抗生素眼药膏。

（4）患者准备：取坐位，头部固定。

3. 操作方法

（1）核对：双向查对医嘱，确认患者姓名、年龄、性别、眼别、异物伤时间、眼内异物数量及位置。

（2）表面麻醉：协助患者取坐位，向患眼结膜囊内滴入表面麻醉剂1~2滴，3~5分钟后再滴一次。

（3）冲洗结膜囊：嘱患者睁开双眼，操作者轻轻分开患侧上下眼睑，充分暴露患眼眼睑及穹窿部，距患眼上方3~5cm，由内眦到外眦连续冲洗，并嘱患者向各个方向转动眼球。冲洗毕，为患者擦拭干净，再次点表面麻醉1滴，嘱患者闭眼3~5分钟。

（4）调试裂隙灯：调试裂隙灯头架、下颌托，打开裂隙灯光源，调试放大倍数、裂隙大小和适宜亮度。

（5）摆好头位，固定光源：协助患者端坐于裂隙灯前，告知其直视前方保持不动，裂隙灯光源自鼻侧向颞侧慢慢移动，在嵌入异物的角膜位置固定光源。

（6）剔除异物

①角膜表面异物：可用浸有 0.9% 生理盐水的棉签轻轻拭出。

②角膜浅层异物：打开 1ml 射器，左手拇指和中指分开上下眼睑，充分暴露角膜（配合不佳者，可使用开睑器撑开患眼，注意操作时勿擦伤角膜上皮），右手持注射器轻触患者角膜表面，评估角膜麻醉深度。将注射器针头斜面向上、与角膜表面呈 15° 角，尖端置于异物边缘，轻轻向异物底部用力，随后向远离角膜方向稍用力，剔除异物，若有铁锈环，尽量一并除净，但不可过分搔刮，以免角膜穿通（图 5 - 12）。

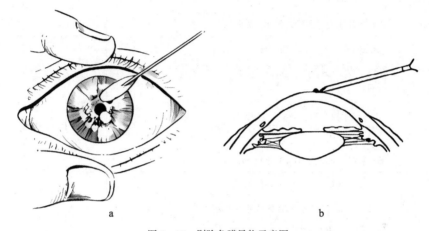

a　　　　　　　　　　　　b

图 5 - 12　剔除角膜异物示意图

（7）观察：观察患者治疗后反应，确认角膜异物是否剔除干净。

（8）点眼药并眼垫遮盖：剔除完毕，遵医嘱患眼结膜囊内滴入抗生素滴眼液或涂抗生素眼药膏，并用眼垫遮盖患眼。

（9）操作后健康宣教：告知患者注意事项，用药时间、复查时间，不适随诊。

（10）再次核对患者姓名、眼别。

（11）整理用物：按消毒隔离原则分类处理物品。

（12）操作者洗手，签字。

4. 操作评价　见表 5 - 10。

表 5 - 10　浅层角膜异物剔除技术评价标准

项目	考核要点	总分	评分等级				得分
			A	B	C	D	
仪表	仪表端庄（2 分），着护士服（1 分），衣帽整洁（2 分）	5	5	3	1	0	

续表

项目		考核要点	总分	评分等级				得分
				A	B	C	D	
评估		患者意识状态（1分）、自理能力（1分）及合作程度（1分）	15	3	2	1	0	
		患者病情（1分）、眼部情况（1分）		2	1	0		
		患者角膜异物的性质、数量、大小、位置、深度及留存时间（5分）		5	3	1	0	
		患者既往病史及药物过敏史（2分）		2	1	0		
		解释耐心（1分），指导并告之配合方法（1分），尊重患者知情同意权，指导其正确签署知情同意书（1分）		3	2	1	0	
操作前准备		"七步洗手法"洗手（1分），无长指甲（1分），戴口罩（1分）	5	3	2	1	0	
		备齐物品，放置合理（1分），认真核对（1分）		2	1	0		
操作过程	安全	环境整洁（1分），安排合理（1分）	5	2	1	0		
		患者体位舒适（3分）（体位不正确不得分，正确但不舒适扣1分）		3	2	1	0	
	准备	检查裂隙灯光源（1分），调试裂隙灯至备用状态（2分）	10	3	2	1	0	
		表面麻醉方法正确（2分）		2	1	0		
		冲洗结膜囊方法正确（3分），冲洗充分（2分）		5	3	1	0	
	浅层角膜异物剔除	再次核对患者姓名、眼别、异物位置（3分）	40	3	2	1	0	
		熟悉裂隙灯显微镜的使用（2分），放大倍数及亮度适宜（1分）		3	2	1	0	
		遵守无菌原则（2分）		2	1	0		
		充分暴露角膜（2分），评估角膜麻醉深度（2分）		4	2	1	0	
		拨取时1ml注射器或异物针使用方法正确（5分），深度适宜（3分）		8	5	3	0	
		拨取异物方法正确（5分），不损伤正常角膜组织（3分）（方法不正确不得分）		8	5	3	0	

续表

项目		考核要点	总分	评分等级				得分
				A	B	C	D	
操作过程	浅层角膜异物剔除	异物剔除尽量干净（3分）、无残留（2分）		5	3	2	0	
		操作过程观察患者反应（3分），注意听取患者不适主诉（2分）		5	3	1	0	
		遵医嘱用药（2分）		2	1	0		
操作后		合理安置患者（2分）	10	2	1	0		
		用物处理正确（1分），洗手（1分），签字（1分）		3	2	1	0	
		健康宣教：操作目的及意义（1分），注意事项（4分）		5	3	1	0	
评价		操作规范，严格无菌操作（2分）	10	2	1	0		
		操作过程考虑患者安全（3分）		3	2	1	0	
		操作过程和患者有效沟通（3分）		3	2	1	0	
		操作熟练、有序（2分）		2	1	0		
总分			100					

【操作难点及重点】

（1）角膜异物多为铁屑、小石块、沙粒等，异物嵌入角膜上皮层及基质层，首先是机械地造成破损，如系铁片，时间长易化学作用（生锈）使异物周围的基质被棕黄色铁锈所侵蚀，扩大破坏范围及深度，取出时易使角膜上皮大面积剥脱，并造成永久性角膜瘢痕或并发严重感染，影响视力。有的患者对异物比较敏感，常用手揉眼，致使异物附着在角膜上皮层表面或嵌入角膜上皮层、前弹力层甚至实质浅层，出现眼部磨痛、畏光、流泪的角膜刺激症状及视物模糊，如果不及时剔除，可引起角膜感染、局部角膜混浊、反应性虹膜睫状体炎，甚至由于铜绿假单胞菌感染致使角膜穿孔，造成眼内炎而摧毁整个眼球导致失明等严重并发症，因此，应该尽早就诊剔除角膜异物。

（2）对于直接附着在角膜表面的异物，一般情况下冲洗即可去除；对于嵌入角膜浅层端露出的角膜表面异物，冲洗后用生理盐水棉签轻拭去除；对于嵌顿牢固的角膜表层异物，则采取异物针或1ml注射器剔除。木刺类植物异物可用显微平镊夹出或用针头剔除。

（3）在剔除角膜异物时，操作者动作宜轻柔，防止因动作过猛造成角膜损伤面积扩大，注意保护正常角膜，避免遗漏及残留，以损伤范围最小为原则，并尽可能将异物及锈底一次性剔除干净。

（4）应避免在肉眼下剔除角膜异物，以免造成遗留部分异物和锈底。本项技术操作建议在裂隙灯显微镜下进行剔除，其优势是定位准确，与角膜接触面积小，剔除时深度与范围易控制，最大限度地减少正常角膜组织的损伤，降低角膜感染概率，避免或减少角膜瘢痕的形成。

【注意事项】

（1）严格遵守无菌操作原则。

（2）操作前应仔细查对异物性质、数量、大小、位置、深度及留存时间。

（3）操作前应向患者讲解配合方法、注意事项，听取主诉，消除患者紧张、恐惧心理。

（4）操作过程中指导患者固视，避免移动头位或转动眼球，术中无特殊情况禁止讲话或咳嗽，以免划伤角膜。

（5）操作中裂隙灯采用直接焦点斜照明法；1ml 注射器使用时针尖斜面向上，与角膜呈 15°角。

（6）若有铁锈环可尽量一并除净，但不可过分剔除，以免造成角膜穿通。

（7）如为多发性异物（如爆炸伤时的炸药颗粒），为了避免损伤过多的正常角膜组织，应分次取出。

（8）操作中注意听取患者不适主诉，若操作时间较长，可每 30 秒嘱患者闭眼休息 15~20 秒。

（9）操作后遵医嘱应用抗炎药物，无菌纱布遮盖患眼 4 小时。24 小时内勿接触污水。

（10）操作结束后告知患者 2 小时内勿揉搓眼睛，以免造成角膜二次损伤。

（11）告知患者按时用药、次日复查，不适随诊。

第三节 眼部换药、拆线护理操作

一、眼部换药

处理皮肤屏障功能遭到破坏而存在感染或不愈合风险的伤口（包括开放性损伤、软组织感染切开引流、手术切口等），包括检查伤口、清除分泌物及坏死组织、放置或去除引流物、更换敷料和包扎等，处理的过程称为换药。眼部换药是眼科护士常见的一项护理操作技术。通过眼部换药达到保护术后创口、清除眼部分泌物、预防感染、局部用药治疗的目的；观察眼部分泌物的质与量、创口愈合情况、术后效果和反应。

【操作目的及意义】

（1）观察伤口，必要时给予一定的处理。

（2）改善伤口环境：控制局部感染，清除伤口异物、坏死组织、脓液和分泌物，保持伤口引流通畅，减少细菌繁殖及分泌物对伤口的刺激。

（3）保护伤口：包扎固定，防止附加损伤、感染、出血。

（4）缩短疗程：局部用药，使炎症局限，促进新生上皮组织和肉芽组织的生长及伤口愈合。

【操作步骤】

1. 评估并解释

（1）患者病情及眼部伤口情况：是否具备换药适应证及换药时机的选择，眼部有无分泌物，眼部有无伤口及伤口大小，伤口有无渗血或渗液，手术时间或受伤时间、切开引流时间。

（2）患者药物过敏史。

（3）患者意识状态、自理能力及合作程度。

（4）向患者解释治疗目的和配合方法，患者知情同意。

2. 操作准备

（1）环境准备：整洁、安静，符合操作要求。

（2）护士准备：按要求着装，"七步洗手法"洗手，戴口罩，必要时佩戴手套。

（3）物品准备：无菌眼垫或敷料、持物钳、无菌棉签、抗生素滴眼液或眼药膏、医用胶布、剪刀、免洗手消毒液、生理盐水、冲洗壶，75%乙醇或安尔碘、根据操作具体情况准备呋喃西林溶液或过氧化氢溶液、眼科平镊及刮匙。

（4）患者准备：取坐位或仰卧位，头部固定。

3. 操作方法

（1）核对：查对无菌物品、药品有效期。

（2）查对医嘱，双向核对患者姓名、眼别、创口部位、手术时间。

（3）清除敷料

①内眼术后：轻轻揭去眼垫的胶布，取下患者眼垫，放入医用垃圾桶，注意保护患者皮肤。

②眼部缝合伤口：轻轻揭去患者伤口敷料的胶布，取下伤口敷料，遇伤口不易分离的敷料应用生理盐水棉签浸湿逐层分离，沿伤口长轴方向揭除敷料，注意保护患者皮肤。

（4）清洁

①内眼术后：嘱患者轻轻闭眼，按照无菌原则，用生理盐水棉签沿睑缘，自内眦向外轻轻擦拭，然后在上下睑缘处，用手指转动棉签将分泌物及残留在睑缘的药膏除去。

②眼部缝合伤口：嘱患者闭眼，按照无菌原则，用生理盐水棉签顺伤口或缝线口走向轻轻擦拭分泌物或血痂，直至完全清理干净。

③切开引流伤口：嘱患者闭眼，按照无菌原则，用生理盐水棉签轻轻擦拭切口，将引流条轻轻拔出，若脓腔大，脓液多者，需进行排脓。必要时用眼科刮匙探入脓腔底部，将不易排出的脓栓取出。

（5）观察

①内眼术后：观察术眼有无感染征象。

②眼部缝合伤口：观察眼部缝线对齐情况、缝线皮肤有无红肿、疼痛以及分泌物情况。

③切开引流伤口：观察伤口引流的液量以及引流效果，从而判断是否需要继续引流。

（6）消毒

①内眼术后：无须消毒。

②眼部缝合伤口：嘱患者闭眼，用无菌棉签蘸取75%乙醇或安尔碘（棉签勿倒置）顺伤口及缝线处轻轻地环形消毒皮肤两遍，消毒范围一般超过伤口边缘2~5cm，注意切勿使消毒液进入患者眼睛。

（7）用药或更换引流

①内眼术后：遵医嘱术眼滴1~2滴抗生素滴眼液，嘱其闭眼2~3分钟。

②眼部缝合伤口：遵医嘱为患者伤口涂药。

（8）遮盖

①内眼术后：根据眼部情况，眼垫遮盖手术眼，并用胶布纵向固定。

②眼部缝合伤口：用无菌持物钳夹取大于伤口范围的无菌敷料遮盖伤口，并用胶布固定。

（9）告知患者注意事项。

（10）再次核对患者姓名、眼别、伤口部位。

（11）操作完毕，整理用物，洗手。

4. 操作评价　见表 5 – 11。

表 5 – 11　眼部换药技术评价标准

项目		考核要点	总分	评分等级				得分
				A	B	C	D	
仪表		仪表端庄（2 分），着护士服（1 分），衣帽整洁（2 分）	5	5	3	1	0	
评估		患者自理程度（1 分）、意识状态（1 分）、合作程度（1 分），听取患者自主信息和需要（2 分）	15	5	3	1	0	
		患者自诉病情（2 分）：是否具备换药适应证，是否符合换药时机 眼部伤口情况（3 分）：眼部有无分泌物，眼部有无伤口及伤口大小，伤口有无渗血或渗液，手术时间、受伤时间或切开引流时间		5	3	1	0	
		患者药物过敏史（2 分）		2	1	0		
		解释耐心（1 分）指导并告之配合方法（1 分）尊重患者知情同意权（1 分）		3	2	1	0	
操作前准备		"七步洗手法"洗手（1 分），无长指甲（1 分），戴口罩（1 分）	5	3	2	1	0	
		备齐物品，放置合理（1 分），认真核对（1 分）		2	1	0		
操作过程	安全	环境整洁（1 分），安排合理（1 分）	5	2	1	0		
		患者取坐位或仰卧位（2 分），体位舒适（1 分）		3	2	1	0	
	准备	检查物品质量、规格、有效期（5 分）	10	5	3	1	0	
		检查药品有效期（3 分），有无变质（2 分）		5	3	1	0	
	眼部换药	再次核对医嘱（2 分），患者姓名、眼别、伤口部位（2 分）	40	4	2	1	0	
		遵守无菌原则（5 分）		5	3	1	0	
		揭除胶布及敷料动作轻柔（2 分），患者无不适（2 分）		4	2	1	0	
		清理分泌物或血痂动作轻柔（3 分），无残留（2 分）		5	3	1	0	
		消毒伤口方法正确（3 分），无污染（2 分）		5	3	1	0	
		引流条更换方法正确（3 分），无污染（2 分）		5	3	1	0	
		滴用滴眼液（或眼药膏）方法正确，无污染（5 分）		5	3	1	0	

续表

项目		考核要点	总分	评分等级				得分
				A	B	C	D	
操作过程	眼部换药	选择敷料大小适宜（1分），遮盖牢固且美观（1分）		2	1	0		
		指导患者配合方法（3分），安抚患者取得合作（2分）		5	3	1	0	
操作后		合理安置患者（2分）	10	2	1	0		
		用物处理正确（2分），洗手（1分）		3	2	1	0	
		健康宣教：操作目的及意义（1分）、注意事项（4分）		5	3	2	0	
评价		操作规范，严格无菌操作（2分）	10	2	1	0		
		操作过程考虑患者安全（3分）		3	2	1	0	
		操作过程和患者有效沟通（3分）		3	2	1	0	
		操作熟练、有序（2分）		2	1	0		
总分			100					

【操作难点及重点】

1. 换药时机与地点

（1）在当日手术前争取不换药，尤其不做污染或感染明显的伤口换药。

（2）先换清洁伤口，后换污染伤口，不同患者之间换药中间必须做好手卫生。

（3）敷料污染、松脱或湿透即应换药。

（4）术后切口常规24小时观察，以后隔2~3天一次。

（5）依伤口情况而定，污染或感染越重，分泌物越多则换药越频繁。

（6）除外隔离伤口或不能行动的患者外，换药均应在换药室进行。

（7）换药室应有专人负责，保持室内清洁，换药前半小时内避免扬尘操作。

2. 不同伤口的换药

（1）外伤后I期未缝合伤口换药：熟知此类伤口的缝合原则（干净伤口原则是越早越好，缝合时间尽量控制在24小时之内；污染伤口不能缝合，待感染控制后根据伤口情况决定是否需要缝合），做到正确换药。干净伤口，按常规伤口换药处理；有脓伤口，用呋喃西林加过氧化氢溶液冲洗伤口后，再按常规伤口换药处理。

（2）切口缝线反应换药：充分评估患者伤口情况，根据评估结果，分别采取正确的换药方法。

①缝合针眼脓肿：对于较小的针眼，可用无菌镊子挑开后用棉签挤出脓液，然后常规消毒。

②伤口化脓：应尽早部分或全部拆除缝线；清除脓液；根据情况适当引流；必要时适当使用抗生素或配合局部理疗。

③创口积血、积液：用针头潜入积血或积液处抽吸，然后再进行换药。

（3）擦伤患者换药：皮肤常规消毒，覆盖无菌敷料时防止敷料与伤口粘连过紧，可在皮肤上涂抗生素眼药膏。

（4）放置引流条伤口换药

①摘除敷料时注意观察引流量。

②引流条一般 24～48 小时取出，根据脓液情况决定是否继续引流，拔除引流条时，应缓慢向外移除，慎防被拉断。

③伤口常规消毒，无菌敷料覆盖。

④必要时伤口周围涂抗生素眼药膏以保护皮肤。

（5）污染伤口换药：遵循清创术原则，伤口上的明显脓液、分泌物等应尽可能去除，对于坏死组织，尽可能清除；按微生物采样标准采样；换药后的器械去除明显污物后送供应室消毒处理。

3. 常用清洁消毒物品选择

（1）75% 乙醇：表皮完整的伤口可以用 75% 乙醇消毒，在油腻的创口或者皮脂腺发达的部位更具穿透力，比如头皮。

（2）0.5% 碘伏：可作为皮肤、黏膜和表皮破损伤口组织的消毒，但出血多、油腻的创口或者皮脂腺发达的部位，效果不好。

（3）生理盐水：创口的冲洗湿敷。一般用在血供丰富、创面分泌物较多、感染机会小且感觉敏锐的黏膜或肉芽组织。生理盐水的作用主要是湿化和机械冲洗，也能减少伤口的细菌数量。

（4）过氧化氢溶液：污染较为严重的创面或较为深在而有潜在厌氧环境的伤口可使用过氧化氢溶液冲洗，起到广谱杀菌的效果，对破坏厌氧环境尤其有效和必要。

（5）0.02% 呋喃西林溶液：具有消毒、防腐作用，适用于腔道、皮肤等的冲洗，对革兰氏阳性和阴性菌有抑菌和杀菌作用。

【注意事项】

（1）操作中严格遵守无菌原则。

（2）清洁伤口时如有缝线，应擦净血痂，使缝线充分暴露。

（3）消毒伤口时，清洁伤口应自中心向外，污染伤口应由外向内，不可重复。

（4）睑缘附近伤口换药时，乙醇或安尔碘蘸取不宜过多，以防刺激眼睛，必要时可用干棉签保护睑缘。

（5）取用无菌敷料时，注意手部应尽量小面积地接触无菌敷料。

（6）遮盖敷料时，大小适宜，完全覆盖伤口。

（7）更换敷料后，嘱患者勿自行打开，以免伤口感染。

（8）更换敷料的间隔，应根据手术的种类、分泌物的多少而定，一般隔日一次换药，有感染者应及时换药。

（9）伤口上的明显脓液、分泌物、坏死组织等应尽可能去除，少许脓液或分泌物可用盐水棉签拭去，较多时可用盐水纱布湿敷，对于坏死组织，在遵循清创术原则的基础上尽可能清除。

二、绷带包扎技术

绷带包扎可以保护患眼，避免眼球组织暴露和损伤，减轻外源性刺激对患眼的影响，并可用于止血、预防角膜穿孔、治疗虹膜脱出及预防治疗浅前房。根据病情需要，临床操作中有单眼绷带包扎技术和双眼绷带包扎技术。

（一）单眼绷带包扎技术

【操作目的及意义】

（1）保护患眼，减轻患眼刺激和细菌侵袭，使得患眼得到充分休息。

（2）手术、外伤后保持局部清洁，避免感染，并使伤口平整，促进愈合。

（3）加压包扎止血及治疗虹膜脱出。

（4）青光眼滤过术后，预防及治疗术后无前房。

（5）角膜溃疡软化，预防穿孔，角膜知觉麻痹和暴露性角膜炎，避免眼球组织暴露和外伤。

（6）新鲜视网膜脱离术前包扎，以促使视网膜部分复位。

【操作步骤】

1. 评估并解释

（1）患者眼部情况：眼部有无分泌物、伤口，以及伤口有无渗血或渗液。

（2）患者病情及既往病史：对侧眼视力水平，有无闭角型青光眼等。

（3）患者药物过敏史。

（4）患者意识状态、自理能力及合作程度。

（5）向患者解释治疗目的和配合方法，患者知情同意。

2. 操作准备

（1）环境准备：整洁、安静，符合操作要求。

（2）护士准备：按要求着装，"七步洗手法"洗手，戴口罩。

（3）物品准备：无菌眼垫、医用绷带、医用胶布、无菌棉签、抗生素滴眼液或眼药膏、剪刀、免洗手消毒液，根据操作具体情况准备生理盐水、75%乙醇或安尔碘。

（4）患者准备：取坐位，头部固定。

3. 操作方法

（1）核对：查对无菌物品规格及有效期，查对药品。

（2）查对医嘱，双向核对患者姓名、眼别。

（3）遵医嘱按照正确方法换药或滴眼液（或涂眼药膏）。

（4）按正确方法为患眼行眼垫遮盖。

（5）将绷带卷经前额向健眼侧缠绕，第一步经双耳上方由前额向后绕至枕骨下方，绕头 1～2 周，第二步拉紧斜向后枕部，由患侧耳下经患眼斜至健侧耳上，再经枕骨至前额，第一步与第二步交替进行直至缠绕完毕（图 5-13、图 5-14）。

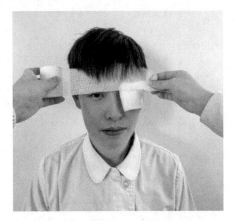

图 5-13　单眼绷带包扎 - 水平缠绕

（6）固定：用胶布固定尾端并用胶布将鼻根与耳后处的绷带提拉，暴露健眼与耳根处（图 5-15）。

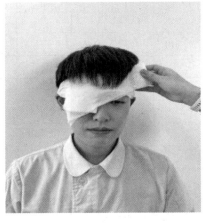

图 5-14　单眼绷带包扎 - 经患侧耳下缠绕

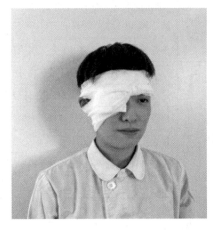

图 5-15　单眼绷带包扎 - 固定

（7）整理、观察：将多余或外漏线头剪除，保持美观，询问患者感受，观察周围皮肤情况。

（8）告知：交待患者注意事项。

（9）再次核对患者姓名、眼别。

（10）操作完毕，整理用物，洗手。

4. 操作评价 见表 5 – 12。

表 5 – 12 单眼绷带包扎技术评价标准

项目		考核要点	总分	评分等级				得分
				A	B	C	D	
仪表		仪表端庄（2分），着护士服（1分），衣帽整洁（2分）	5	5	3	1	0	
评估		患者意识状态（1分）、自理能力（1分）、合作程度（1分）	15	3	2	1	0	
		患者眼部情况：眼部有无分泌物，眼部有无伤口，以及伤口有无渗血或渗液（2分）		2	1	0		
		患者病情及既往病史：包扎目的、对侧眼视力水平、有无闭角型青光眼等（3分）		3	2	1	0	
		患者药物过敏史（2分）		2	1	0		
		解释耐心（1分），指导并告之配合方法（2分），尊重患者知情同意权（1分），听取患者自主信息和需要（1分）		5	3	1	0	
操作前准备		"七步洗手法"洗手（1分），无长指甲，（1分）戴口罩（1分）	5	3	2	1	0	
		备齐物品，放置合理（1分），认真核对（1分）		2	1	0		
操作过程	安全	环境整洁（1分），安排合理（1分）	5	2	1	0		
		患者取坐位或仰卧位（2分），体位舒适（1分）		3	2	1	0	
	准备	检查物品质量、标签、规格、有效期（5分）	10	5	3	1	0	
		检查药品有效期（3分），有无变质（2分）		5	3	1	0	
	单眼绷带包扎	再次核对医嘱，确认患者姓名及眼别（2分）		2	1	0		
		遵守无菌原则（5分）		5	3	1	0	
		换药或滴用滴眼液（或涂眼药膏）方法正确、无污染（5分）		5	3	3	1	

续表

项目		考核要点	总分	评分等级				得分
				A	B	C	D	
操作过程	单眼绷带包扎	遮盖眼垫方法正确（3分）	40	3	2	1	0	
		绷带起始位置于患眼对侧前额部（2分）		2	1	0		
		缠绕绷带方法正确、动作轻柔（方法不正确不得分）（10分）		10	8	5	0	
		绷带固定妥善（3分），勿遮挡健眼（2分）		5	3	1	0	
		绷带包扎松紧适宜（2分），美观（1分）		3	2	1	0	
		指导患者配合方法（3分），安抚患者取得合作（2分）		5	3	1	0	
操作后		合理安置患者（3分）	10	3	2	1	0	
		用物处理正确（1分），洗手（1分）		2	1	0		
		健康宣教：操作目的及意义（1分），注意事项（4分）		5	3	2	0	
评价		操作规范、严格无菌操作（2分）	10	2	1	0		
		操作过程考虑患者安全（3分）		3	2	1	0	
		操作过程和患者有效沟通（3分）		3	2	1	0	
		操作熟练、有序（2分）		2	1	0		
总分			100					

【操作难点及重点】

（1）体位要求原则上头部固定，婴幼儿则取仰卧位并专人辅助。

（2）单眼包扎时，应将患眼完全包住。避免因包扎不到位而影响包扎效果。

（3）斜至健侧前额时，绷带下缘应在健侧眉弓以上，不可将健眼遮挡或压迫健眼提上睑肌，造成睁眼困难，引起患者行动不便。

（4）绷带包扎时应充分利用下颌角、枕骨等骨性突出位置固定，松紧适当，避免绷带滑脱。

（5）固定点必须在前额部，避免患者在仰卧或侧卧时引起头部不适，或摩擦造成绷带松脱。

（6）绷带包扎后，应检查患者双耳是否受压变形，并询问患者感受，如有问题及时调整解决，避免造成患者其他组织损伤。

（7）加压包扎时，不要缠绕过紧或压力过大，以免引起患者头痛、头晕等不适症状；亦不能过松，否则达不到加压的目的，一般以患者能忍受为限。

【注意事项】

（1）评估并解释时观察眼部有无分泌物，如有，须清理后方可操作。

（2）对于不能合作的婴幼儿，教会家属约束患儿的方法，确保操作安全。

（3）操作中注意绷带松紧，以耳根部能够插入两指为宜。

（4）将健眼与耳根处绷带提拉，防止绷带遮挡健眼、压迫耳根处皮肤。

（5）如为加压绷带包扎，遵医嘱涂眼药膏后，覆盖双层眼垫，使略高于眶缘，用胶布固定。然后依绷带包扎法包扎，缠绕时适当将绷带拉紧。

（6）操作后询问患者感受，并观察绷带周围皮肤情况。

（7）妥善固定，避免遮挡健眼视线。

（8）包扎应牢固、美观，包扎完毕，注意将多余或外漏线头剪除。

（9）告知患者如出现下列情况：如绷带污染、浸湿；绷带松动或过紧；头痛、眼痛；眼部有大量渗出物或伤口突然疼痛等，应及时到医院就诊。

（10）为保证包扎效果，嘱患者切勿自行拆解绷带，特殊情况请遵医嘱。

（二）双眼绷带包扎技术

【操作目的及意义】

同单眼绷带包扎技术。

【操作步骤】

1. 评估并解释 同单眼绷带包扎技术。

2. 操作准备 同单眼绷带包扎技术。

3. 操作方法

（1）核对：查对无菌物品、药品有效期。

（2）查对医嘱，双向核对患者姓名、眼别。

（3）遵医嘱按照正确方法换药或滴眼液（或涂眼药膏）。

（4）按正确方法为患眼行双眼眼垫遮盖。

（5）以绷带从右侧耳上开始（其起端为耳上，左右两侧均可），在前额缠绕两圈后，向下斜至对侧耳下，水平绕经枕骨下方，由右侧耳下向上斜过前额水平缠绕一圈，再向下斜至对侧耳下，如此重复斜绕数次（图 5 - 16、图 5 - 17）。

（6）固定：最后在前额水平缠绕固定尾端，用胶布将耳后处的绷带提拉暴露耳根处（图 5 - 18）。

（7）整理、观察：将多余或外漏线头剪除，保持美观，询问患者感受，观察周围皮肤情况。

（8）告知：交待患者注意事项。

（9）再次核对患者姓名、眼别。

（10）整理用物，洗手。

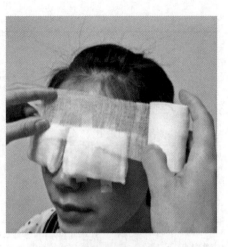

图 5 - 16 双眼绷带包扎 - 水平缠绕

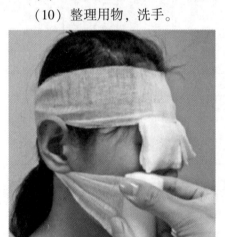

图 5 - 17 双眼绷带包扎 - 经耳下缠绕

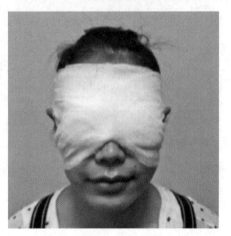

图 5 - 18 双眼绷带包扎 - 固定

4. 操作评价 见表 5 - 13。

表 5 - 13 双眼绷带包扎技术评价标准

项目	考核要点	总分	评分等级				得分
			A	B	C	D	
仪表	仪表端庄（2 分），着护士服（1 分），衣帽整洁（2 分）	5	5	3	1	0	
评估	患者意识状态（1 分）、自理能力（1 分）、合作程度（1 分）		3	2	1	0	
	患者眼部情况：眼部有无分泌物，眼部有无伤口，以及伤口有无渗血或渗液（2 分）		2	1	0		

续表

项目		考核要点	总分	评分等级				得分
				A	B	C	D	
评估		患者病情及既往病史：包扎目的，有无闭角型青光眼等（3分）	15	3	2	1	0	
		患者药物过敏史（2分）		2	1	0		
		解释耐心（1分），指导并告之配合方法（2分），尊重患者知情同意权（1分），听取患者自主信息和需要（1分）		5	3	1	0	
操作前准备		"七步洗手法"洗手（1分），无长指甲（1分），戴口罩（1分）	5	3	2	1	0	
		备齐物品，放置合理（1分），认真核对（1分）		2	1	0		
操作过程	安全	环境整洁（1分），安排合理（1分）	5	2	1	0		
		患者取坐位或仰卧位（2分），体位舒适（1分）		3	2	1	0	
	准备	检查物品质量、标签、规格、有效期（5分）	10	5	3	1	0	
		检查药品有效期（3分），有无变质（2分）		5	3	1	0	
	双眼绷带包扎	再次核对医嘱，确认患者姓名及眼别（2分）	40	2	1	0		
		遵守无菌原则（5分）		5	3	1	0	
		换药或滴用滴眼液（或涂眼药膏）方法正确、无污染（5分）		5	3	3	1	
		遮盖眼垫方法正确（3分）		3	2	1	0	
		绷带起始位置于患眼对侧前额部（2分）		2	1	0		
		缠绕绷带方法正确、动作轻柔（方法不正确不得分）（10分）		10	8	4	0	
		绷带固定妥善（3分），勿遮挡健眼（2分）		5	3	1	0	
		绷带包扎松紧适宜（2分）、美观（1分）		3	2	1	0	
		指导患者配合方法（3分），安抚患者取得合作（2分）		5	3	1	0	
操作后		合理安置患者（3分）	10	3	2	1	0	
		用物处理正确（1分），洗手（1分）		2	1	0		
		健康宣教：操作目的及意义（1分），注意事项（4分）		5	3	2	0	

续表

项目	考核要点	总分	评分等级				得分
			A	B	C	D	
评价	操作规范，严格无菌操作（2分）	10	2	1	0		
	操作过程考虑患者安全（3分）		3	2	1	0	
	操作过程和患者有效沟通（3分）		3	2	1	0	
	操作熟练、有序（2分）		2	1	0		
总分		100					

【操作难点及重点】

（1）对于不能合作的婴幼儿，教会家属约束患儿的方法，确保操作安全。

（2）体位要求原则上头部固定，婴幼儿则取仰卧位并专人辅助。

（3）双眼包扎时，应将患眼完全包住。避免因包扎不到位而影响包扎效果。

（4）绷带包扎时应充分利用下颌角、枕骨等骨性突出位置固定，松紧适当，避免绷带滑脱。

（5）绷带包扎后，应检查患者双耳是否受压变形，并询问患者感受，如有问题必须及时调整解决，避免造成患者其他组织损伤。

（6）双眼绷带包扎后，患者自理能力受限，可能产生焦虑情绪，需做好生活及心理护理。耐心周到的护理有助于减轻患者的不适感受，促进患者康复。

（7）加压包扎时，不要缠绕过紧或压力过大，以免引起患者头痛、头晕等不适症状；亦不能过松，否则达不到加压的目的，一般以患者能忍受为限。

【注意事项】

（1）评估并解释时观察眼部有无分泌物，如有须清理后方可操作。

（2）事先备齐用物，节约时间。

（3）操作中严格遵守无菌原则。

（4）操作中注意绷带松紧，以能够插入两指为宜（图5-19）。

（5）注意将耳根处绷带提拉，防止绷带加压于耳。

（6）如为加压绷带包扎，遵医

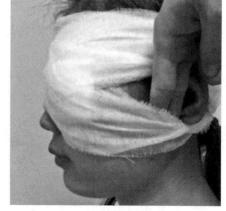

图5-19　试绷带松紧度

嘱涂抗生素眼药膏后，覆盖双层眼垫，使略高于眶缘，用胶布固定。然后依绷带包扎法包扎，缠绕时适当将绷带拉紧。

（7）操作后询问患者感受，并观察绷带周围皮肤情况。

（8）绷带缠绕层次要分明，绕后头部一定要固定在枕骨结节之上，缠绕完毕妥善固定，以免滑脱。

（9）包扎后一定要牢固、美观。

（10）告知患者如有下列情况：绷带污染、浸湿；绷带松动或过紧；头痛、眼痛；眼部有大量渗出物或伤口突然疼痛等，应及时到医院就诊。如系儿童，应嘱其注意保持头部相对稳定，防止绷带脱落。

（11）为保证包扎效果，嘱患者切勿自行拆解绷带，特殊情况请遵医嘱。

三、眼睑皮肤缝线拆除

眼睑皮肤缝线指眼睑及周围皮肤上的缝线，包括眼睑外伤及各种手术的缝线。眼睑皮肤缝线拆除，指操作者通过无菌技术，使用无菌眼科平镊（或齿镊）和眼科弯剪拆除眼睑及周围皮肤上的缝线。一般在缝合 5~7 天后，皮肤伤口结痂、愈合好或伤口感染时，拆除缝线。

【操作目的及意义】

（1）伤口愈合后，拆除缝线解除皮肤的异物刺激。

（2）伤口感染时，拆除缝线以利于清创排脓，促进愈合。

【操作步骤】

1. 评估并解释

（1）患者病情、手术部位及时间、拟拆线日期、拟拆除缝线位置及数量。

（2）患者伤口情况：愈合是否良好，有无分泌物及结痂，有无红肿及疼痛，有无感染征象。

（3）患者一般情况：对疼痛的耐受程度，是否存在全身多发伤，是否处于空腹或精神高度紧张等应激状态。

（4）患者意识状态、自理能力及合作程度。

（5）向患者解释治疗目的和配合方法，患者知情同意。

2. 操作准备

（1）环境准备：整洁、安静，符合操作要求。

（2）护士准备：按要求着装，"七步洗手法"洗手，戴口罩。

（3）物品准备：眼科平镊（或齿镊）、眼科弯剪、75% 乙醇或安尔碘、无菌棉签、无菌眼垫、胶布、生理盐水、免洗手消毒液，必要时备手术冷光灯或裂隙灯显微镜。

（4）患者准备：体位要求取坐位或仰卧位。

3. 操作方法

（1）核对：查对无菌物品、药品有效期。

（2）查对医嘱，双向核对患者姓名、眼别、手术部位及时间、拟拆线日期、拟拆除缝线位置及数量。

（3）协助患者取坐位或仰卧位，头部固定。

（4）清洁及消毒：用无菌棉签蘸取生理盐水充分擦拭、清洁患侧皮肤及血痂，暴露缝线后，嘱患者闭眼，用无菌棉签蘸取75%乙醇或安尔碘（棉签勿倒置）消毒伤口及周围皮肤2遍，消毒范围一般超过手术切口边缘3～5cm，注意切勿使消毒液进入患者眼睛。

（5）拆线：消毒待干后，左手持无菌眼科平镊（或齿镊）夹住线套外端一侧线头并适度提拉，以暴露缝线结节下的线环，右手持无菌弯剪剪断线环，左手轻轻拔出缝线即可。若为连续缝合，则先将两端线结拆除，再将剩余线段剪断，分段拔出即可。拆除缝线后，观察取下的缝线线结是否完整、皮肤有无缝线残留。双人复核确认缝线拆除干净（图5－20、图5－21）。

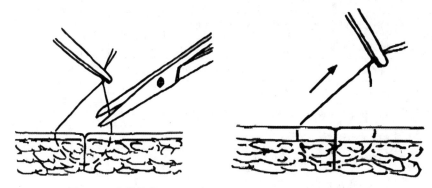

图 5－20　提拉线结　　　　　　　图 5－21　剪断缝线

（6）再次消毒：用75%乙醇再次消毒皮肤伤口1遍。

（7）遮盖伤口：根据伤口大小选择适宜的无菌眼垫遮盖，既要达到遮盖目的，又要注意美观。

（8）告知患者注意事项：次日自行去除眼垫，保持伤口清洁、干燥，24小时内勿沾水。

（9）操作完毕，将使用后的器械拭除血迹或分泌物，用清水冲洗干净后，放入污染区，待行高压灭菌处理。整理用物，洗手。

4. 操作评价 见表 5 – 14。

表 5 – 14 眼睑皮肤缝线拆除技术评价标准

项目		考核要点	总分	评分等级				得分
				A	B	C	D	
仪表		仪表端庄（2分），着护士服（1分），衣帽整洁（2分）	5	5	3	1	0	
评估		患者意识状态（1分）、自理能力（1分）、合作程度（1分）	15	3	2	1	0	
		患者病情（1分）、手术部位及时间（1分）、拟拆线日期（1分）、拟拆除缝线位置及数量（2分）		5	3	1	0	
		患者伤口情况：愈合是否良好，有无分泌物及结痂，有无红肿及疼痛，有无感染征象（2分）		2	1	0		
		患者一般情况：对疼痛的耐受程度，是否存在全身多发伤，是否处于空腹或精神高度紧张等应激状态（2分）		2	1	0		
		解释耐心（1分），指导并告之配合方法（1分），尊重患者知情同意权（1分）		3	2	1	0	
操作前准备		"七步洗手法"洗手（1分），无长指甲（1分），戴口罩（1分）	5	3	2	1	0	
		备齐物品，放置合理（1分），认真核对（1分）		2	1	0		
操作过程	安全	环境整洁（1分），安排合理（1分）	5	2	1	0		
		患者体位安全舒适（1分），头位固定（2分）		3	2	1	0	
	准备	检查物品有效期（2分）	10	2	1	0		
		物品摆放合理（2分），无污染（1分）		3	2	1	0	
		消毒皮肤方法正确（3分），消毒范围足够（2分）		5	3	1	0	
	眼睑皮肤缝线拆除	遵守无菌原则（5分）		5	3	1	0	
		再次核对、确认拟拆除缝线位置及数量（5分）		5	3	1	0	
		根据缝线情况选择合适的无菌器械（3分）		3	2	1	0	
		缝线拆除方法正确（8分），患者无痛苦（2分）		10	8	6	0	
		缝线拆除后观察缝结是否完整（2分），有无残留（3分）		5	3	1	0	

项目		考核要点	总分	评分等级				得分
				A	B	C	D	
操作过程	眼睑皮肤缝线拆除	双人复核、确认伤口无缝线残留（2分）	40	2	1	0		
		再次消毒皮肤（2分），选择合适的无菌眼垫遮盖伤口（3分）		5	3	1	0	
		指导患者配合方法（3分），安抚患者取得合作（2分）		5	3	1	0	
操作后		合理安置患者（2分）	10	2	1	0		
		用物处理正确（1分），洗手（1分），签字（1分）		3	2	1	0	
		健康宣教：操作目的及意义（1分），注意事项（4分）		5	3	1	0	
评价		操作规范、严格无菌操作（2分）	10	2	1	0		
		操作过程考虑患者安全（3分）		3	2	1	0	
		操作过程和患者有效沟通（3分）		3	2	1	0	
		操作熟练、有序（2分）		2	1	0		
总分			100					

【操作难点及重点】

（1）正确把握缝线拆除时机：拆线的时机依据切口所在部位的组织张力、局部血液供应情况以及患者的年龄而定。各种小肿物切除的缝线及皮肤裂伤的缝线、眼睑皮肤的缝线一般术后 5 ~ 7 天拆线，如伤口化脓感染，应于发现后即拆除缝线、排脓，配以全身应用抗生素消炎治疗。睑内翻矫正术如睑板楔形切除术一般为 7 天拆线。有张力或矫正作用者 10 ~ 14 天拆线。儿童睑内翻术后、倒睫行上或下缝线术后、眼球摘除眼窝成型术后，正常为 10 天拆线，如有矫正过度者应遵医嘱提前拆线，若矫正不够可延长数日再行拆线。若经评估发现未到拆线日期或伤口愈合不佳者，应及时与医生沟通，待确认后方可进行下一步操作。

（2）掌握不同缝线拆除方法：眼科皮肤美容缝合常用单纯间断缝合法和连续缝合法。连续缝合法需要采用间断缝线拆除法：应先松开两端缝线的一个套，然后由一端或中央抽拉缝线进行拆除。

【注意事项】

（1）操作中严格执行无菌技术，防止感染。

（2）消毒时，嘱患者轻闭双眼，避免酒精进入眼内，以免引起角膜灼伤。

（3）如痂皮厚重并与缝线粘连，可先用生理盐水纱布浸润软化结痂，然后选择合适的器械操作，以减轻患者的痛感，必要时借助裂隙灯显微镜。

（4）眼部美容缝线，可用眼科显微平镊与显微弯剪进行拆除，必要时借助于裂隙灯显微镜。

（5）操作前后核对缝线位置及数量，与患者达成共识；缝线拆除后，须双人仔细检查，避免线结残留。

（6）伤口处皮肤有结痂者，嘱患者不可强行揭除，应使其自行脱落，以免遗留瘢痕。

（7）皮肤缝线拆除后嘱患者无菌眼垫次日自行取下即可，不适随诊。24 小时内勿沾水，保持局部清洁、干燥，预防感染。

四、结膜缝线拆除技术

结膜缝线指球结膜、睑结膜、穹窿部结膜部位的缝线，包括外伤及各种手术的缝线。结膜缝线拆除，指操作者通过无菌技术，使用开睑器拉开眼睑，用无菌眼科平镊（或齿镊）和眼科弯剪拆除结膜上的缝线。一般在缝合 5~7 天拆除缝线，较大的手术或者结膜移植手术可于术后 10~14 天拆除缝线。特殊情况遵从医嘱。

【操作目的及意义】

伤口愈合后，拆除缝线解除结膜的异物刺激。

【操作步骤】

1. 评估并解释

（1）患者病情、手术部位及时间、拟拆线日期、拟拆除缝线位置及数量。

（2）患者伤口情况：愈合是否良好，有无分泌物，有无红肿及疼痛，有无感染征象。

（3）患者一般情况：对疼痛的耐受程度，是否存在全身多发伤，是否处于空腹或精神高度紧张等应激状态。

（4）患者药物过敏史。

（5）患者意识状态、自理能力及合作程度。

（6）向患者解释治疗目的和配合方法，患者知情同意。

2. 操作准备

（1）环境准备：整洁、安静，符合操作要求。

（2）护士准备：按要求着装，"七步洗手法"洗手，戴口罩。

（3）物品准备：眼科无齿镊、眼科弯剪、开睑器、棉签、眼垫、胶布、生理盐水、抗生素滴眼液或眼药膏、表面麻醉剂、免洗手消毒液、裂隙灯显微镜。

（4）患者准备：取坐位，头部固定。

3. 操作方法

（1）核对：查对无菌物品、药品有效期。

（2）查对医嘱，双向核对患者姓名、眼别、手术部位及时间、拟拆线日期、拟拆除缝线位置及数量。

（3）协助患者端坐于裂隙灯显微镜下，头部固定。

（4）患眼滴表面麻醉剂 2~3 次，以生理盐水棉签清洁眼周围皮肤。

（5）开睑器轻轻拉开眼睑，嘱患者双眼向拆线部位相反的方向注视并固定。

（6）拆线：如为间断缝线，一手持镊子夹住缝线残端轻轻向上提拉，另一手用剪刀剪断线根部，将缝线拉出，依次将每针缝线都拆除。如为连续缝线，则从缝线中部剪断，分别轻轻提拉缝线的两根残端拆除缝线。

（7）拆线完毕，取下开睑器，双人仔细核查缝线有无残留或遗漏。

（8）滴抗生素滴眼液，涂眼药膏。

（9）遮盖患眼：选择适宜的无菌眼垫遮盖。

（10）告知患者注意事项：次日自行去除眼垫，保持伤口清洁、干燥，勿揉眼，24 小时内勿沾水，按医嘱用药。

（11）操作完毕，整理用物，洗手。

4. 操作评价　见表 5-15。

表 5-15　结膜缝线拆除技术评价标准

项目	考核要点	总分	评分等级				得分
			A	B	C	D	
仪表	仪表端庄（2 分），着护士服（1 分），衣帽整洁（2 分）	5	5	3	1	0	
评估	患者意识状态（1 分）、自理能力（1 分）、合作程度（1 分）	3	2	1	0		

续表

项目		考核要点	总分	评分等级				得分
				A	B	C	D	
评估		患者眼部情况：眼部缝线情况，眼部伤口愈合情况以及伤口有无渗血或渗液（2分）	15	2	1	0		
		患者病情：拆线目的、拆线方法等（3分）		3	2	1	0	
		患者药物过敏史（2分）		2	1	0		
		解释耐心（1分），指导并告之配合方法（2分），尊重患者知情同意权（1分），听取患者自主信息和需要（1分）		5	3	1	0	
操作前准备		"七步洗手法"洗手（1分），无长指甲（1分），戴口罩（1分）	5	3	2	1	0	
		备齐物品，放置合理（1分），认真核对（1分）		2	1	0		
操作过程	安全	环境整洁（1分），安排合理（1分）	5	2	1	0		
		患者取仰卧位（2分），体位舒适（1分）		3	2	1	0	
	准备	检查物品质量、标签、规格、有效期（5分）	10	5	3	1	0	
		检查药品有效期（3分），有无变质（2分）		5	3	1	0	
	结膜缝线拆除	再次核对医嘱，确认患者姓名及眼别（2分）	40	2	1	0		
		遵守无菌原则（5分）		5	3	1	0	
		滴表面麻醉剂方法正确、无污染（5分）		5	3	1	0	
		开睑器使用正确（3分）		3	2	1	0	
		拆线方法正确、动作轻柔（方法不正确不得分）（10分）		10	8	4	0	
		检查缝线有无残留或遗漏（5分）		5	3	1	0	
		观察局部有无出血（3分），有无裂开（2分）		5	3	1	0	
		指导患者配合方法（3分），安抚患者取得合作（2分）		5	3	1	0	
操作后		合理安置患者（3分）	10	2	1	0		
		用物处理正确（1分），洗手（1分）		3	2	1	0	
		健康宣教：操作目的及意义（1分），注意事项（4分）		5	3	2	0	
评价		操作规范，严格无菌操作（2分）	10	2	1	0		
		操作过程考虑患者安全（3分）		3	2	1	0	

续表

项目	考核要点	总分	评分等级				得分
			A	B	C	D	
评价	操作过程和患者有效沟通（3分）		3	2	1	0	
	操作熟练、有序（2分）		2	1	0		
总分		100					

【操作难点及重点】

（1）正确把握缝线拆除时机：一般在缝合 5~7 天拆除缝线，较大的手术或者结膜移植手术等特殊原因术后 10~14 天拆除缝线。

（2）掌握不同缝线拆除方法：间断缝线，一手持镊子夹住缝线残端轻轻向上提拉，另一手用剪刀剪断线根部，将缝线拉出，依次将每针缝线都拆除；连续缝线，则从缝线中部剪断，分别轻轻提拉缝线的两根残端拆除缝线。剪断的缝线用镊子轻轻提拉抽出，遇到阻力时，不可强行抽拉，操作应动作轻柔，尽量避免对缝线旁正常组织的损伤。

（3）裂隙灯显微镜的使用：暗室中进行，患者坐位，调整检查台的高度，使之头部舒适地固定于额架上，调整仪器，避免强光长时间照射患眼。检查者右手调节裂隙灯手柄等各旋钮，左手可撑开患者眼睑。一般使光线来自受检眼颞侧40°角，也可根据需要调整角度。

（4）开睑器的使用：将两个支撑臂向中间压紧，使两个开睑钩靠近，嘱患者向下方注视，将开睑上支撑臂放入患者上穹窿，然后嘱患者向上方注视，将开睑下支撑臂放入患者下穹窿。操作过程中避免擦伤患者角膜上皮。

【注意事项】

（1）严格遵守无菌原则。

（2）拆线时动作轻柔，不可用力过猛，以免损伤结膜，拆线后仔细检查缝线是否完全拆除。必要时嘱患者返诊，再次核查，确保缝线拆除干净。

（3）拆线时嘱患者向拆线部位相反的方向注视，以免误伤其他部位。

（4）嘱患者注意眼部卫生，勿揉眼，24 小时内避免脏水入眼，如出现眼痛等刺激征及时复诊。

第四节 泪道护理操作技术

一、泪道冲洗技术

泪道冲洗术是通过将液体注入泪道，疏通其不同部位阻塞的操作技术，主要用于泪道疾病的诊断、治疗和内眼手术前的常规准备，既可作为诊断技术，又可作为治疗方法。

【操作目的及意义】

泪道冲洗技术主要用于检查泪道是否通畅、确定阻塞部位，为泪道疾病诊断提供重要依据，也是慢性泪囊炎的主要治疗方式；另外，也用于清除泪道分泌物，评估泪道手术术后效果以及内眼手术前的泪道清洁，预防手术后感染。

【操作步骤】

1. 评估并解释

（1）患者病情及眼部情况：观察眼表有无明显的急性炎症表现，如眼红、眼部有脓性分泌物、眼睑肿胀等，泪囊区有无红肿、压痛或瘘管。

（2）患者既往病史：有无泪道手术史，有无泪道冲洗史，有无泪小点栓塞植入史。

（3）患者有无表面麻醉剂及相关药物过敏史，冲洗药液的质量。

（4）患者意识状态、自理能力及合作程度。

（5）向患者介绍本次技术操作的目的和配合方法，患者知情同意。

2. 操作准备

（1）环境准备：整洁、安静，符合操作要求。

（2）护士准备：按要求着装，"七步洗手法"洗手，戴口罩。

（3）物品准备：无菌棉签、无菌眼垫或无菌纱布块、一次性使用无菌冲洗器（5ml）、表面麻醉剂、冲洗药液（常用生理盐水）、抗生素滴眼液、免洗手消毒液，必要时备泪小点扩张器。

（4）患者准备：取坐位或仰卧位，头部固定。

3. 操作方法

（1）查对医嘱，双向核对患者信息（床号、姓名、病历号、眼别）及药物过敏史。

（2）清洁：清除眼部分泌物，必要时操作者用无菌棉签轻轻挤压患者泪囊部，观察有无黏液或脓性分泌物自泪点流出，并尽量将分泌物排空。

（3）麻醉：操作者为患眼点1滴表面麻醉剂，嘱其闭眼休息片刻。也可将蘸有表面麻醉剂的棉签放置于患者内眦部，嘱其双手持棉签，闭眼夹持3~5分钟。

（4）抽吸药液：按无菌操作原则抽取冲洗药液。

（5）暴露泪小点：待麻醉有效后，操作者一手持注射器，另一手用无菌棉签向外下方牵拉下眼睑，以暴露泪小点。泪点狭小者，应先用泪点扩张器垂直插入泪小点 1～2mm，再向水平方向转至鼻侧，轻轻捻转，扩张泪小点（图 5－22）。

（6）插入冲洗针头：嘱患者反方向注视，将泪道冲洗针头垂直插入下泪点 1～2mm，然后转为水平方向向鼻侧沿泪小管走行方向再将针头推进 4～6mm。若进针遇到阻力，不可暴力推进（图 5－23）。

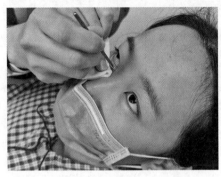
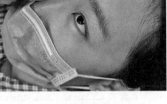

图 5－22　扩张泪小点　　　　　　　　图 5－23　插入冲洗针头

（7）注入冲洗药液：操作者左手固定针头，右手将冲洗液缓慢注入泪道，同时观察患者反应，询问患者有无液体流入鼻腔或咽腔，观察上下泪点处有无液体或分泌物反流及量和性质，推行中有无阻力，从而判断有无泪道阻塞或泪小管狭窄。

（8）协助患者擦净眼部及面部残留的液体或分泌物，观察患者冲洗后反应及眼部情况，酌情为患眼滴抗生素滴眼液。

（9）告知注意事项。

（10）整理用物。将使用过的一次性使用无菌冲洗器针头放入污染区锐器盒内，冲洗器置于医疗垃圾桶内。

（11）操作者"七步洗手法"洗手，记录冲洗结果。

4. 操作评价　见表 5－16。

表 5－16　泪道冲洗评价标准

项目	考核要点	总分	评分等级				得分
			A	B	C	D	
仪表	仪表端庄（2分），着护士服（1分），衣帽整洁（2分）	5	5	3	1	0	
评估	患者意识状态（1分）、自理能力（1分）、合作程度（1分）	3		2	1	0	

续表

项目		考核要点	总分	评分等级				得分
				A	B	C	D	
评估		患者病情（2分）及眼部情况（2分）：观察眼表有无明显的急性炎症表现，如眼红、眼部有脓性分泌物、眼睑肿胀等；泪囊区有无红肿、压痛或瘘管	15	4	2	1	0	
		患者既往病史：有无泪道手术史（1分），有无泪道冲洗史（1分），有无泪小点栓塞植入史（1分）		3	2	1	0	
		患者药物过敏史（1分）及冲洗药物性质（1分）		2	1	0		
		解释耐心（1分），指导并告知配合方法（1分），尊重患者知情同意权（1分）		3	2	1	0	
操作前准备		"七步洗手法"洗手（1分），无长指甲（1分），戴口罩（1分）	5	3	2	1	0	
		备齐物品，放置合理（1分），认真核对（1分）		2	1	0		
操作过程	安全	环境整洁（1分），安排合理（1分）	5	2	1	0		
		患者体位舒适（1分），头位固定（2分）		3	2	1	0	
	准备	检查物品、药品及有效期（2分）	10	2	1	0		
		挤压泪囊部方法正确（2分）		2	1	0		
		局部表面麻醉方法适宜（1分）		1	0			
		按无菌原则抽取冲洗药液（5分）		5	3	1	0	
	泪道冲洗	再次核对，确认患者相关信息（1分）、药物过敏史（1分），以及冲洗药液（1分）	40	3	2	1	0	
		取坐位者，嘱患者稍低头；取仰卧位者，嘱患者头稍偏向患侧（2分）		2	1	0		
		下泪点暴露充分，泪点狭窄者未使用扩张器（5分）		5	3	1	0	
		冲洗针头插入方向正确（4分），深度适宜（4分），持针手法稳定、轻柔（6分）		14	10	4	0	
		注入冲洗液同时询问患者（3分），观察泪道反流情况（3分）		6	3	1	0	

续表

项目		考核要点	总分	评分等级				得分
				A	B	C	D	
操作过程	泪道冲洗	指导患者配合方法（3分），安抚患者，取得合作（2分）		5	3	1	0	
		冲洗结果判断准确（5分）		5	3	1	0	
操作后		合理安置患者（2分）：协助患者拭干外流药液，清洁面部	10	2	1	0		
		用物处理正确（1分），洗手（1分），记录规范（3分）		5	3	1	0	
		健康宣教：操作目的及意义（1分），注意事项（2分）		3	2	1	0	
评价		操作规范，严格无菌操作（2分）	10	2	1	0		
		操作过程考虑患者安全（3分）		3	2	1	0	
		操作过程和患者有效沟通（3分）		3	2	1	0	
		操作熟练、有序（2分）		2	1	0		
总分			100					

【操作难点及重点】

（1）泪道冲洗是眼科护士必须掌握的基本技术操作，不但要熟练地掌握操作方法，还要了解泪道的生理解剖特点、熟知泪液引流过程、泪道冲洗时的准确判断等，这都是操作成功的先决条件。

（2）冲洗过程中，一定要掌握稳、准、轻、柔的原则，进针如遇阻力，不可强行推进，以免造成医源性假道。还应注意观察眼睑皮肤，如冲洗液进入皮下，可见眼睑皮纹浅或消失，眼睑肿胀，患者有疼痛感；如有泪道瘘管，可在皮肤表面看到有液体流出。

（3）多次行泪道冲洗，会人为损伤排泪系统的生理功能，因泪小管内壁受到金属针头损伤，在愈合过程中，泪小管周围眼轮匝肌收缩可使泪小管狭窄，伤处愈合瘢痕收缩也能使泪小管狭窄或阻塞。泪囊内壁存在微绒毛，机械性冲洗不当会破坏微绒毛，可直接损害排泪系统的生理功能，导致功能性溢泪的发生。

（4）泪道冲洗结果判断及记录方法（均以右下泪小点进针为例）

①泪道通畅：注入冲洗液时无阻力，泪道无液体反流，患者诉有液体流入鼻腔或口咽部。结果记录：右泪道通畅，无反流，无脓性分泌物（提

示：但不能排除右上泪小管是否阻塞，需冲洗证明）。

②泪道狭窄：冲洗液部分从上泪点反流，但加压注入冲洗液后通畅。结果记录：右泪道通而不畅，部分下冲上返，有/无脓性分泌物，进针_____ mm。（提示：如有分泌物冲出，需记录并描述分泌物的量及性状）。

③泪小管阻塞：注入冲洗液时有阻力，冲洗液全部从原路返回，口咽部无液体流入。结果记录：右下泪小管不通，下冲下返，有/无脓性分泌物，进针_____ mm。（提示：需从上泪小点进针再冲洗上泪小管，判断是否阻塞）。

④泪总管阻塞：注入冲洗液时有阻力，冲洗液从上泪点反流，口咽部无液体流入。结果记录：右泪道不通，下冲上返，有/无脓性分泌物（提示：需记录并描述分泌物的性状及量，如大量脓性分泌物）。

⑤鼻泪管阻塞：注入较多冲洗液后从上泪点反流，同时伴有脓性分泌物或黏液性分泌物流出。结果记录：右泪道不通，下冲上返，有脓性或黏液性分泌物冲出（提示：需记录分泌物的量）。

⑥若冲洗液从非泪道处流出，则说明有瘘管，需要加以记录，并通知医生。

【注意事项】

（1）操作前需向患者解释泪道冲洗的目的和配合方法，告知患者液体可能流出的解剖部位，推入冲洗液前，根据药物的种类（例如生理盐水或带有苦涩的药液）告知患者口腔或咽部可能出现的感觉，使患者有充分的心理准备。部分患者当冲洗液流入咽喉时会反射性恶心甚至呕吐。应嘱患者举手示意，防止操作中误伤泪点。

（2）慢性泪囊炎患者冲洗前，应用棉签挤压泪囊部，观察有无黏液或脓性分泌物排出，并尽量将分泌物排空后再行冲洗。

（3）冲洗过程中要观察冲洗后效果，观察有无分泌物流出，泪囊部有无肿胀，患者有无疼痛主诉；同时要注意观察患者眼睑皮肤有无肿胀，防止冲洗液进入皮下。

（4）泪道冲洗过程中如有血性液体，若排除机械损伤后，应该考虑存在恶性病变的可能，应及时通知医生。

（5）小儿泪道冲洗时，应采取仰卧位并有专人辅助，避免冲洗液误吸入，引起肺部感染。

（6）进针过程中如遇阻力，不可强行推进，以免造成医源性假道。

（7）泪小点狭窄者，应先用泪点扩张器扩大泪小点后再行冲洗。

（8）泪道冲洗完毕后嘱患者30分钟不能揉眼。

二、泪道术后取人工泪管技术

人工泪管即泪道引流管是一种用于泪道阻塞探通术后、泪囊炎鼻腔泪囊吻合术后、泪小管断裂吻合术后的泪道支撑与植入治疗的医疗器械。泪道术后取人工泪管是为上述泪道重建术后患者在指定时间内将其植入的人工泪管取出的一项眼科专科护理操作技术。

【操作目的及意义】

(1) 治疗完成与恢复（即结束治疗阶段）。

(2) 避免长期植入带来的并发症。

(3) 评估治疗效果。

(4) 提高患者的舒适度。

【操作步骤】

1. 评估并解释

(1) 患者病情：患者所行泪道手术的方式，置管时间，置管种类。

(2) 患者眼部情况：患眼有无急性炎症，有无脓性分泌物，内眦部有无组织粘连，人工泪管位置是否清晰可见。

(3) 患者意识状态、自理能力及合作程度。

(4) 向患者解释泪道术后取人工泪管的目的和配合方法，患者知情同意。

2. 操作准备

(1) 环境准备：整洁、安静，符合操作要求。

(2) 护士准备：按要求着装，"七步洗手法"洗手，戴口罩。

(3) 物品准备：眼科剪刀、眼科平镊、消毒棉签、无菌生理盐水、一次性泪道冲洗针、免洗手消毒液、表面麻醉剂，必要时备开睑器。

(4) 患者准备：根据患者病情选择舒适体位：坐位或仰卧位，

3. 操作方法

(1) 洗手，戴口罩，确认操作环境安全。

(2) 核对：双向查对医嘱，确认患者基本信息、眼别、置管时间及置管种类。

(3) 根据患者病情选择舒适体位，头位固定，必要时点表面麻醉剂。

(4) 清洁：用生理盐水棉签清理眼内眦部分泌物。

(5) 嘱患者向颞侧注视，充分暴露内眦部位，必要时利用开睑器撑开上下眼睑。内眦部睑裂区可见外露的透明硅胶管，RS 人工泪管上可见蓝色标记点。

（6）取管

①取 LY-Fr3 型或 FCI 型人工泪管：操作者左手用眼科平镊夹住人工泪管稍向上轻轻提拉（图5-24），右手用眼科剪刀剪断人工泪管（图5-25），然后用镊子将人工泪管从患侧鼻腔拔出。如果不能从鼻腔取出，指导患者用手压紧对侧鼻孔，做擤鼻动作，将人工泪管擤出。泪管仍不能顺利擤出时，可先冲洗泪道，然后再嘱患者擤鼻。

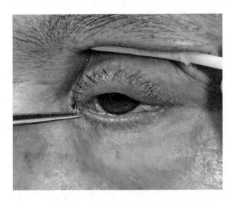
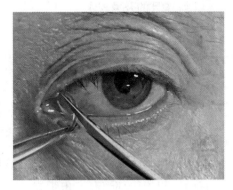

图5-24　用镊子夹住人工泪管　　　　　图5-25　剪断人工泪管

②取 RS 管：用眼科平镊夹住人工泪管向上轻轻提拉，直接从泪点拔出即可。

（7）合理安置患者，告知患者注意事项。

（8）操作过程中一旦出现异常情况须及时与医生沟通。

（9）整理用物，洗手。

4. 操作评价　见表5-17。

表5-17　泪道术后取人工泪管技术评价标准

项目	考核要点	总分	评分等级				得分
			A	B	C	D	
仪表	仪表端庄（2分），着护士服（1分），衣帽整洁（2分）	5	5	3	1	0	
评估	患者病情：患者所行泪道手术的方式（1分），置管时间（1分），置管种类（1分）	15	3	2	1	0	
	患者眼部情况：患眼有无急性炎症（1分），有无脓性分泌物（1分），内眦部有无组织粘连（1分），人工泪管位置是否清晰可见（1分）		4	2	1	0	
	患者意识状态（1分）、自理能力（1分）、合作程度（1分）		3	2	1	0	

续表

项目		考核要点	总分	评分等级				得分
				A	B	C	D	
评估		解释耐心（1分），指导并告知配合方法（3分），尊重患者知情同意权（1分）		5	3	1	0	
操作前准备		"七步洗手法"洗手（1分），无长指甲（1分），戴口罩及医用检查手套（1分）	5	3	2	1	0	
		备齐物品（1分），放置合理（1分）		2	1	0		
操作过程	安全	环境整洁（1分），安排合理（1分）	5	2	1	0		
		患者体位安全舒适（2分），头位固定（1分）		3	2	1	0	
	准备	物品摆放合理（3分），取用方便（2分）	10	5	3	1	0	
		清洁患者眼周及内眦部（3分）		3	2	1	0	
		根据患者反应，酌情为患者滴1~2滴表面麻醉剂（2分）		2	1	0		
	泪道术后取人工泪管	再次核对（1分），确认患者基本信息（1分）、手术方式（1分）、置管时间（1分）及拟取管时间（1分）	40	5	3	1	0	
		嘱患者向颞侧注视（2分），充分暴露内眦部位（2分），必要时启用开睑器撑开患眼（1分）		5	3	1	0	
		用眼科平镊夹取人工泪管方法正确（3分），动作轻、稳、准（3分），勿伤及结膜组织（2分）		8	5	3	0	
		拔取人工泪管方法正确（5分），动作轻柔（3分），患者无痛苦（2分）		10	8	6	0	
		密切观察患者反应（2分），并给予正确的处理措施（1分）		3	2	1	0	
		人工泪管取出后，观察是否完整，确保无残留（2分）		2	1	0		
		遵医嘱为患者行泪道冲洗（2分）		2	1	0		
		指导患者配合方法（3分），安抚患者取得合作（2分）		5	3	1	0	
操作后		合理安置患者（2分）		2	1	0		
		用物处理正确（1分），洗手（1分）		2	1	0		

续表

项目	考核要点	总分	评分等级				得分
			A	B	C	D	
操作后	健康宣教：操作目的及意义（1分），注意事项（重点是遵医嘱行泪道冲洗的频率及次数，以及坚持泪道冲洗的重要性）（5分）	10	6	4	2	0	
评价	操作规范，严格无菌操作（2分）	10	2	1	0		
	操作过程考虑患者安全（3分）		3	2	1	0	
	操作过程和患者有效沟通（3分）		3	2	1	0	
	操作熟练、有序（2分）		2	1	0		
总分		100					

【操作难点及重点】

（1）了解临床常用人工泪管的种类，根据其不同置管方式确定其取出方法。

①RS人工泪管：属于双泪小管植入式人工泪管的一种，植入方便且植入后人工泪管两端有少量暴露于鼻泪管下口，不需要打结固定在鼻腔内。管身有蓝色的标识点（在内眦处分开睑裂即可目测到），取管时直接从内眦处牵拉拔除即可。

②LY－Fr3型及FCI型人工泪管：具有良好弹性和韧性的硅胶管，其管身较长，且在鼻腔内有打结，应先从内眦部将人工泪管剪断，然后再从鼻腔拔除即可，鼻腔内管端触及不到或不易取出时，首先指导患者拿纸巾捂住对侧鼻孔擤鼻，反复几次可将人工泪管擤出；人工泪管擤出困难者，可以先行泪道冲洗，然后再指导患者做擤鼻动作；采用上述方法后人工泪管仍不能取出时，及时报告医生，必要时在鼻内窥镜下取管。

（2）人工泪管的取出时间取决于多种因素，包括患者的具体情况、手术类型、术后恢复情况等。人工泪管的取出时间通常在术后3~6个月。临床实践中，鼻腔泪囊吻合术后人工泪管留置时间相对较短，术后2周取管也较为常见。为避免差错发生，操作前必须双人核查医嘱，仔细评估患者手术方式及置管时间。一旦发现有误，必须操作立停，与医生进行沟通确认后方可继续操作。

（3）取管后指导患者进行泪道功能锻炼，嘱患者做"闭嘴—捏鼻—轻吸气"动作，每天3组，每组10次，以促进泪液流入鼻腔。

【注意事项】

（1）严格执行查对制度，认真核对患者基本信息及医嘱。

（2）评估一定要全面，尤其是置管时间和人工泪管的种类。

（3）为减轻患者不适感，在夹取和剪断人工泪管时尽量动作轻柔、手稳。

（4）剪断人工泪管时剪刀尖端应背离眼球，避免误伤。

（5）如果遇到人工泪管不能取出一定与医生及时沟通，切勿蛮力取管，必要时内窥镜下取管。

三、泪道术后取油纱技术

油纱条是眼科鼻腔泪囊吻合术中常用的一种吻合口填充物，目的是防止吻合口出血、粘连或阻塞，预防术后感染，对手术部位起到支撑、塑形作用，从而保证良好的手术效果，一般术后3~5天即可取出。泪道术后取油纱技术是指在指定时间内将泪道重建术后患者鼻腔内填塞的油纱条取出的一项眼科护理操作技术。

【操作目的及意义】

确保手术效果、促进伤口愈合以及减少患者的不适感，便于观察手术效果，并根据情况进行后续治疗。

【操作步骤】

1. 评估并解释

（1）患者病情及一般情况：患者的手术方式及手术时间，鼻腔有无出血及出血量，泪囊区皮肤伤口有无感染及渗血、渗液情况。

（2）患者全身情况：有无高血压、心脏病，是否服用抗凝血药物，是否处于空腹或精神高度紧张等应激状态。

（3）患者意识状态、自理能力及合作程度。

（4）向患者解释泪道术后取油纱的目的和配合方法，患者知情同意。

2. 操作准备

（1）环境准备：整洁、安静，符合操作要求。

（2）护士准备：按要求着装，"七步洗手法"洗手，戴口罩及医用检查手套。

（3）物品准备：止血钳（或眼科镊）、无菌棉签、生理盐水、清洁纱布、弯盘、免洗手消毒液。

（4）患者准备：体位要求取舒适坐位或仰卧位。

3. 操作方法

（1）核对：双人查对医嘱，确认患者基本信息、手术时间及拟取油纱时间，确认操作环境安全。

（2）取油纱前，嘱患者进食，避免空腹引起低血糖等意外的发生。根据患者全身状况，协助其取舒适体位，头位固定，若患者存在大出血风险，协助其取仰卧位，头偏向患侧。

（3）向患者及其陪同家属讲解并示范油纱取出后正确、有效的按压方法。

（4）嘱患者头位固定，操作者一手持止血钳将油纱从患者鼻腔缓慢、轻柔拉出，另一手持弯盘，将取出的油纱接住。注意夹取油纱时勿牵拉人工泪管。

（5）取油纱过程中注意与患者沟通，密切观察患者反应，如感不适时嘱其深呼吸放松。注意观察出血情况，如拔除过程中阻力较大或出血过多时，应立即停止操作，给予应急处理。

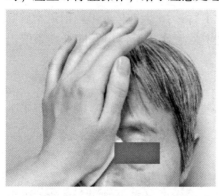

图5-26 油纱取出后按压方法

（6）待油纱完全取出后，指导患者或其陪同家属立即进行按压止血（图5-26）。

（7）密切观察患者生命体征，评估出血量；若出血较多，安抚患者缓解其紧张情绪，同时观察按压位置是否正确，力度是否适宜，并及时给予指导及调整。出现异常情况及时与医生沟通。

（8）10～15分钟后，观察患者鼻腔有无继续出血；若仍有少量出血，则嘱患者或陪同家属继续按压；若出血停止，将脱垂在外的人工泪管送回鼻腔内；清理患者鼻部及周边部位皮肤的血迹，消毒泪囊区皮肤伤口，选择合适的无菌眼垫遮盖伤口。

（9）整理用物：将取出的油纱放入医用垃圾桶，500mg/L消毒液浸泡止血钳和弯盘。

（10）合理安置患者：告知患者注意事项，重点告知人工泪管脱出及再次出血的预防和应对措施。

（11）洗手，记录。

4. 操作评价 见表5-18。

表5-18 泪道术后取油纱技术评价标准

项目	考核要点	总分	评分等级				得分
			A	B	C	D	
仪表	仪表端庄（2分），着护士服（1分），衣帽整洁（2分）	5	5	3	1	0	

项目		考核要点	总分	评分等级				得分
				A	B	C	D	
评估		患者病情及一般情况：患者的手术方式及手术时间（2分），鼻腔有无出血及出血量（2分），泪囊区伤口有无感染及渗血、渗液情况（1分）	15	5	3	1	0	
		患者全身情况：有无高血压、心脏病，是否服用抗凝血药物，是否处于空腹或精神高度紧张等应激状态（2分）		2	1	0		
		患者意识状态（1分）、自理能力（1分）及合作程度（1分）		3	2	1	0	
		解释耐心（1分），指导并告知配合方法（3分），尊重患者知情同意权（1分）		5	3	1	0	
操作前准备		"七步洗手法"洗手（1分），无长指甲（1分），戴口罩及医用检查手套（1分）	5	3	2	1	0	
		备齐物品（1分），放置合理（1分）		2	1	0		
操作过程	安全	环境整洁（1分），安排合理（1分）	5	2	1	0		
		患者体位安全、舒适，若仰卧位应头偏向患侧（3分）		3	2	1	0	
	准备	物品摆放合理（3分），取用方便（2分）	10	5	3	1	0	
		向患者及其陪同家属讲解并示范油纱取出后正确的按压方法（5分）		5	3	1		
	泪道术后取油纱	再次核对（1分），确认患者基本信息（1分）、手术时间及拟取油纱时间（3分）	40	5	3	1	0	
		取油纱方法正确（5分），动作轻柔（3分），患者无痛苦（2分）		10	8	6	0	
		密切观察患者反应及出血情况（5分），评估出血量（2分），并给予正确的处理措施（3分）		10	8	6	0	
		油纱取出后，观察是否完整（2分）、鼻腔内有无残留（1分），将脱出的人工泪管送回鼻腔（2分）		5	3	1	0	
		清理患者鼻部及周边部位皮肤的血迹（2分），消毒泪囊区皮肤伤口（2分），选择合适的无菌眼垫遮盖伤口（1分）		5	3	1	0	
		指导患者配合方法（3分），安抚患者取得合作（2分）		5	3	1	0	

续表

项目	考核要点	总分	评分等级				得分
			A	B	C	D	
操作后	合理安置患者（3分）	10	3	2	1	0	
	用物处理正确（1分），洗手（1分）		2	1	0		
	健康宣教：操作目的及意义（1分），按压的方法（2分），注意事项（重点是人工泪管脱出及再次出血的预防和应对措施）（2分）		5	3	1	0	
评价	操作规范，严格无菌操作（2分）	10	2	1	0		
	操作过程考虑患者安全及自身防护（3分）		3	2	1	0	
	操作过程和患者有效沟通（3分）		3	2	1	0	
	操作熟练、有序（2分）		2	1	0		
总分		100					

【操作难点及重点】

（1）操作前应做到评估全面，告知充分：操作前仔细评估患者是否存在出血风险，如服用抗凝血药物、凝血机制异常、情绪高度紧张等，若有上述情况，操作时患者体位应取仰卧位，头偏向一侧。术后抽取鼻腔内油纱条时，可能会造成吻合口机械性损伤，少量出血是常见现象，一般经正确按压后均可止血，告知患者不必惊慌。还应告知患者密切关注自身感受，如有疼痛、出血或其他不适症状，应及时告知操作护士。

（2）操作过程中应动作轻柔，密切观察症状：鼻腔泪囊吻合术后取油纱是手术恢复过程中的重要步骤之一。抽取油纱条时要求护士应动作轻巧，避免对手术部位造成不必要的刺激和损伤。抽取过程中遇有阻力时，不可强行蛮力拉拽，否则会损伤刚愈合的黏膜瓣而导致大量出血。抽取过程中还应密切观察患者反应及生命体征变化，一旦患者不适或大量出血，应立即停止操作并给予应急处理。

（3）油纱取出后，正确的按压方法是止血的关键。

①按压部位：泪囊区。

②按压手法：将清洁纱布对折垫压在按压部位皮肤上，用手掌根部进行持续按压，按压过程中尽量做到不间断、不移位，不揉搓。

③按压力度：以患者能够耐受且达到止血目的为宜。

④按压时间：一般按压10~15分钟，存在出血风险的患者按压时间应适当延长，直至不出血为止。

【注意事项】

（1）严格执行查对制度，确认患者基本信息、手术时间及拟取油纱时间。

（2）如果患者鼻腔出血不止，安抚患者的同时，应密切观察患者生命体征，观察按压位置是否正确，力度是否适宜，及时给予指导及调整，及时通知主诊医生，必要时耳鼻喉科就诊。

（3）操作完毕，应仔细判断患侧鼻腔是否通畅，避免油纱残留（指导患者压紧对侧鼻孔，用鼻腔进行吸气或呼气，若通畅说明无残留）。

（4）油纱取出后，告知患者需要保持鼻腔的清洁和干燥，避免用力擤鼻涕或挖鼻孔等行为，防止再次出血。一旦出血，应立即给予局部按压；若出血量大，应立即到医院就医。

（5）向患者解释术后保持人工泪管在位的重要性，告知患者人工泪管若有脱出自行纳回鼻腔即可，切勿自行剪短，导致后期取管困难。

（6）告知患者应遵循医生的建议进行定期复查和随访，及时发现和处理任何异常情况。

四、复杂冲洗泪道技术

复杂冲洗泪道技术是指为特殊患者（如婴幼儿及外伤性泪小管断裂、泪点疑似闭锁或狭窄、Jones 管植入术后、泪道瘘管等患者），进行的一种泪道冲洗操作。

【操作目的及意义】

（1）检查患者泪道是否通畅。

（2）判断外伤后患者泪小管是否断裂以及断裂部位。

（3）为泪道术后患者冲洗泪道，防止泪道黏膜粘连，巩固手术效果。

【操作步骤】

1. 评估并解释

（1）患者病情及眼部情况：有无眼部外伤，有无泪道瘘管，有无泪小点闭锁或畸形等。

（2）患者既往病史：有无泪道手术史，有无泪道冲洗史等。

（3）患者药物过敏史及冲洗药液性质。

（4）患者意识状态、自理能力及合作程度。

（5）向患者及陪同家属解释复杂冲洗泪道的目的和配合方法，患者知情同意。

2. 操作准备

（1）环境准备：整洁、安静，符合操作要求。

（2）护士准备：按要求着装，"七步洗手法"洗手，戴口罩，必要时戴医用检查手套。

（3）物品准备：无菌棉签、无菌眼垫或无菌纱布块、一次性使用无菌冲洗器（5ml）、表面麻醉剂、冲洗药液（常用生理盐水）、抗生素滴眼液、免洗手消毒液、泪小点扩张器，小儿患者需备体位约束单，必要时备裂隙灯显微镜或手术显微镜。

（4）患者准备：体位要求取坐位或仰卧位。对于小儿患者，需征得其陪同家属同意后给予必要的体位约束。

3. 操作方法

（1）核对：查对医嘱，双向核对患者姓名、眼别及药物过敏史。

（2）清洁：清理患者眼部及眼周分泌物。

（3）麻醉：操作者为患眼点1~2滴表面麻醉剂，嘱其闭眼休息片刻。

（4）抽药：按无菌原则抽取冲洗药液。

（5）冲洗泪道

1）泪点疑似闭锁或狭窄患者：待表面麻醉充分后，在裂隙灯显微镜下观察泪点痕迹，用泪点扩张器在泪点上尝试扩张，泪点扩张后按常规方法冲洗泪道。

2）泪小管断裂患者：首先用生理盐水棉签清洁伤口，操作者一手轻轻牵拉开患者眼睑，暴露伤侧的泪小点，一手持泪道冲洗针垂直插入泪小点1~2mm，然后转入水平方向向鼻侧轻柔推进，推进时注意查看泪小管是否有断口，在断端处能否看到针头。如果能看到针头，说明泪小管断裂，不用推注冲洗液；如果不能看到针头，则尝试一边缓慢推注冲洗液，一边观察冲洗液是否反流，以判断泪小管是否断裂。

3）婴幼儿患者：与患者家属核对患儿的基本信息，正确约束患儿，一位家属固定膝盖，一位工作人员固定患儿肩部及头部，另一位工作人员按正确的操作流程冲洗泪道。小儿冲洗泪道冲洗液一般不超过2ml，推注冲洗液时要缓慢，以防患儿吞咽与呼吸动作不协调导致误吸引起吸入性肺炎或窒息。

4）Jones管植入患者：分开患者睑裂，充分暴露Jones管管口，用生理盐水棉签清理管口分泌物；将L形冲洗针头折成竖直，将针头插入Jones管内，Jones管下端开口通常在中鼻道，冲洗针的方向应稍向下、内、后，缓慢冲洗泪道，同时观察有无反流。

5）泪道瘘管患者：按压瘘管周围有无液体自皮肤流出，按常规方法冲洗泪道，观察瘘管处是否有液体流出，判断是否与泪道相通。

（6）为患眼点抗生素眼药水。

（7）告知患者注意事项。

（8）整理用物，将使用过的冲洗泪道针放入污染区锐器盒内。

（9）操作后洗手，正确记录冲洗结果。

4. 操作评价　见表5-19。

表5-19　复杂冲洗泪道技术评价标准

项目		考核要点	总分	评分等级				得分
				A	B	C	D	
仪表		仪表端庄（2分），着护士服（1分），衣帽整洁（2分）	5	5	3	1	0	
评估		患者病情（2分）及眼部情况（3分）：有无眼部外伤，有无泪道瘘管，有无泪小点闭锁或畸形等	15	5	3	1	0	
		患者既往病史：有无泪道手术史，有无泪道冲洗史等（2分）		2	1	0		
		患者药物过敏史（1分）及冲洗药物性质（1分）		2	1	0		
		患者意识状态（1分）、自理能力（1分）、合作程度（1分）		3	2	1	0	
		解释耐心（1分），指导并告知配合方法（1分），尊重患者知情同意权（1分）		3	2	1	0	
操作前准备		"七步洗手法"洗手（1分），无长指甲（1分），戴口罩及医用检查手套（1分）	5	3	2	1	0	
		备齐物品，放置合理（1分），认真核对（1分）		2	1	0		
操作过程	安全	环境整洁、安全（1分），安排合理（1分）	5	2	1	0		
		患者体位舒适（1分），头位固定（2分）		3	2	1	0	
	准备	检查物品、药品及有效期（2分）	10	2	1	0		
		小儿患者需有家长及医护人员辅助，配合行体位约束（2分）		2	1	0		
		局部表面麻醉方法适宜（1分）		1	0			
		按无菌原则抽取冲洗药液（5分）		5	3	1	0	
	复杂冲洗泪道	再次核对，确认患者姓名（1分）、眼别（1分）及冲洗药液（1分）		3	2	1	0	
		患者取坐位，嘱其轻抬下颌；患者取仰卧位，嘱其头稍偏向患侧（2分）		2	1	0		

续表

项目		考核要点	总分	评分等级				得分
				A	B	C	D	
操作过程	复杂冲洗泪道	泪道闭锁或狭窄患者：正确使用泪小点扩张器，必要时借助裂隙灯显微镜进行操作（5分）	40	25	15	5	0	
		为疑似泪小管断裂患者冲洗方法正确，避免皮下假道形成（5分）						
		为婴幼儿患者冲洗泪道方法正确，避免患儿误吸或呛咳（5分）						
		为 Jones 管植入患者冲洗方法正确（5分）						
		为泪道瘘管患者冲洗方法正确，准确判断瘘管位置及大小（5分）						
		指导患者配合方法（3分），安抚患者取得合作（2分）		5	3	1	0	
		冲洗结果判断准确（5分）		5	3	1	0	
操作后		合理安置患者（2分）：协助患者拭干外流药液，清洁面部	10	2	1	0		
		用物处理正确（1分），洗手（1分），记录规范（3分）		5	3	1	0	
		健康宣教：操作目的及意义（1分），注意事项（2分）		3	2	1	0	
评价		操作规范，严格无菌操作（2分）	10	2	1	0		
		操作过程考虑患者安全及自我防护（3分）		3	2	1	0	
		操作过程和患者有效沟通（3分）		3	2	1	0	
		操作熟练、有序（2分）		2	1	0		
总分			100					

【操作难点及重点】

（1）泪点扩张方法：患者取坐位或卧位，操作者一手持棉签将患者下睑轻微外翻，用泪点扩张器扩大下泪点，扩张器先垂直进入泪点 1～2mm，然后转至水平方向，并向内捻转进入一段距离，直至泪点扩大到足以插入冲洗针头时退出。上泪点扩张方法相同。

（2）婴幼儿冲洗泪道操作要点

①需在患儿清醒状态下进行，尽量避免患儿出现误吸、呛咳等风险。

②必须有专人辅助配合体位约束，体位约束前必须向患儿家长讲解体位约束的必要性，先征得其家长的理解、同意与配合。

③患儿取仰卧位，头稍偏向患侧，避免冲洗液反流入对侧眼内。

④推注冲洗液时要缓慢，以防患儿吞咽与呼吸动作不协调导致误吸，引起吸入性肺炎或窒息。

（3）Jones 管主要用于治疗因泪道系统阻塞引起的溢泪问题，特别适用于因泪道虹吸功能不良、泪小管或泪总管完全阻塞的患者。在手术过程中，医生会将 Jones 管从内眦部植入，使其直达鼻腔，以实现泪液引流作用。Jones 管可能因各种原因（如外力作用、组织增生等）而移位，为 Jones 管植入患者冲洗泪道时，如第一次冲洗不通畅应适当调整进针位置、进针方向及进针深度。

（4）为泪道瘘管患者冲洗泪道，冲洗时密切观察瘘管处有无反流，判断瘘管的位置及大小。

（5）为泪小管断裂患者冲洗泪道时，动作应轻柔，避免加重泪小管损伤。冲洗时应缓慢，避免形成假道。

【注意事项】

（1）泪道冲洗过程中注意观察眼睑皮肤有无肿胀，防止冲洗液进入皮下，形成假道。

（2）泪道冲洗过程中有血性液体时，排除机械损伤后，应该考虑存在恶性病变，及时通知医生。

（3）进针过程中如遇阻力，不可强行推进，以免造成医源性假道。

（4）如需冲洗另一眼应更换冲洗针头，防止交叉感染。

第五节 倒睫治疗操作技术

一、拔倒睫技术

拔倒睫技术是用睫毛镊将转向后方的睫毛拔除，以解除倒睫对结膜及角膜的摩擦，消除眼部的不适症状。

【操作目的及意义】

拔除异常位置的睫毛，避免摩擦导致角膜损伤，缓解眼部不适症状。

【操作步骤】

1. 评估并解释

（1）观察患者眼部一般情况：上下睑倒睫位置、倒睫数量、睑缘是否清洁、有无分泌物、结膜是否充血、角膜有无混浊等。

（2）眼睑位置是否正常，有无睑内翻。

（3）患者既往行倒睫拔除情况。

（4）患者意识状态、自理能力及合作程度。

（5）向患者介绍本次操作的治疗目的、配合方法以及操作后并发症，患者知情同意。

2. 操作准备

（1）环境准备：整洁、安静，符合操作要求。

（2）护士准备：按要求着装，"七步洗手法"洗手，戴口罩。

（3）物品准备：无菌睫毛镊、无菌棉签、抗生素滴眼液、免洗手消毒液。

（4）患者准备：协助患者取坐位，头位固定。

3. 操作方法

（1）查对医嘱，确认患者姓名、年龄、眼别、倒睫位置及数量。

（2）告知患者拔倒睫的流程以及操作中配合方法。

（3）清洁：用浸润生理盐水的无菌棉签清洁患者眼部，拭除分泌物。

（4）协助患者坐于裂隙灯前，调整座椅、检查台、裂隙灯的高度，使患者下颌平稳放于颌托上，额头紧贴于额架上，外眦部与颌托架纵杆黑色刻度线相平。嘱患者双眼睁开向前注视，用棉签轻拉眼睑，确认倒睫位置及数量。

（5）拔除倒睫：用棉签轻拉下睑或轻提上睑以固定睑缘，嘱患者眼睛向反方向注视，找到倒向结膜或角膜方向的倒睫，用睫毛镊夹住倒睫根部瞬间用力拔出，谨防拔断。

（6）检查：待倒睫拔除完毕，仔细检查有无残留，同时询问患者感受。

（7）点药：为患者眼部点抗生素滴眼液。

（8）告知患者注意事项。

（9）整理用物。

（10）洗手。

4. 操作评价　见表 5 - 20。

表 5 - 20　拔倒睫技术评价标准

项目		考核要点	总分	评分等级				得分
				A	B	C	D	
仪表		仪表端庄（2分），着护士服（1分），衣帽整洁（2分）	5	5	3	1	0	
评估		患者意识状态（1分）、自理能力（1分）、合作程度（1分），听取患者自主信息和需要（2分）	15	5	3	1	0	
		患者眼部情况：睑缘部位有无分泌物（1分），有无睑内翻（1分），倒睫位置及数量（2分），结膜及角膜情况（1分）		5	3	1	0	
		患者既往行倒睫拔除情况（2分）		2	1	0		
		解释耐心（1分），指导并告知配合方法（1分），尊重患者知情同意权（1分）		3	2	1	0	
操作前准备		"七步洗手法"洗手，无长指甲（1分），戴口罩（1分）	5	2	1	0		
		备齐物品（1分），放置合理（1分），认真核对（1分）		3	2	1	0	
操作过程	安全	环境整洁（1分），安排合理（1分）	5	2	1	0		
		患者体位舒适（1分），眼位正确（2分）		3	2	1	0	
	准备	检查物品、药品及有效期（2分）	10	2	1	0		
		检查裂隙灯及睫毛镊功能状态（3分）		3	2	1	0	
		判断倒睫部位及数量正确（5分）		5	3	1	0	
	拔倒睫	核对医嘱（2分），患者姓名、眼别、倒睫位置及数量（3分）	40	5	3	1	0	
		检查无菌睫毛镊包装及有效期（3分）		3	2	1	0	
		使用睫毛镊手法正确（2分）		2	1	0		
		嘱患者向反方向注视，避免伤及角膜（5分）		5	3	1	0	
		用睫毛镊轻轻夹住倒睫根部（5分），瞬间用力拔除倒睫，尽量减轻患者痛感（3分）		8	5	3	0	
		逐一拔除所有倒睫（5分），并检查有无残留（5分）		10	5	0		
		点滴眼液方法正确（2分）		2	1	0		
		指导患者配合方法（2分），安抚患者取得合作（2分），观察患者拔倒睫后反应（1分）		5	3	1	0	

续表

项目	考核要点	总分	评分等级 A	评分等级 B	评分等级 C	评分等级 D	得分
操作后	合理安置患者（2分）	10	2	1	0		
	用物处理正确（1分），洗手（1分），记录（1分）		3	2	1	0	
	健康宣教：操作目的及意义（1分），注意事项（4分）		5	3	1	0	
评价	操作规范，严格无菌操作（2分）	10	2	1	0		
	操作过程考虑患者安全（3分）		3	2	1	0	
	操作过程和患者有效沟通（3分）		3	2	1	0	
	操作熟练、有序（2分）		2	1	0		
总分		100					

【操作难点及重点】

（1）在裂隙灯下仔细检查，准确判断上、下睑缘处倒睫的位置和数量。

（2）拔除倒睫后倾听患者主诉，评估是否将倒睫已全部拔除干净。

【注意事项】

（1）严格执行无菌操作，防止交叉感染。

（2）操作前必须将患者头位及睑缘固定好。

（3）拔倒睫时一定要将倒睫毛连根拔除，切勿遗留断茬。

（4）若患者倒睫过多，中途应该嘱患者闭眼休息片刻，并及时为患者拭除因刺激而溢出的泪液。

（5）避免将睫毛掉入眼内，若进入眼内及时用抗生素滴眼液冲出。

（6）健康宣教：拔倒睫只是将倒睫毛暂时拔除，并未破坏毛囊，后期倒睫还会再生，交待患者一旦发生眼部不适，建议再次就诊。倒睫较多时易发生角膜损伤，建议患者及时就医。

（7）倒睫伴睑内翻者须进行睑内翻矫正术。

二、电解倒睫技术

电解倒睫技术是用细小的金属针刺入到眼部毛囊周围，通过电流导致组织的电解反应，以达到永久性破坏毛囊，根除倒睫的目的。

【操作目的及意义】

利用电解作用，电解倒睫器中的直流电使毛囊产生微量的氢氧化钠而达到破坏倒睫毛囊、抑制毛囊再生的目的。用于去除不伴有睑内翻的少数倒睫或睑内翻矫正术后的少量倒睫。

【操作步骤】

1. 评估并解释

（1）患者眼部一般情况：上下睑倒睫的位置、数量，眼睑位置是否正常，有无睑内翻。睑缘是否清洁，有无分泌物。

（2）患者全身状况：有无高血压、心脏病等病史及是否有凝血功能异常情况。

（3）患者有无麻醉药物过敏史及眼睑手术史。

（4）患者意识状态、自理能力及合作程度。

（5）患者及陪同家属对该项治疗知识的了解情况。

（6）向患者及其陪同家属介绍该项操作技术的治疗目的、配合方法以及操作后并发症，患者知情同意。

2. 操作准备

（1）环境准备：整洁、安静，符合操作要求。

（2）护士准备：按要求着装，"七步洗手法"洗手，戴口罩。

（3）物品准备：电解毛囊器、手术显微镜、睫毛镊、1ml一次性注射器、安尔碘、75%酒精、无菌棉签、无菌眼垫、清洁纱布或棉片、胶布、2%利多卡因注射液、抗生素滴眼液或眼药膏、生理盐水、免洗手消毒液。

（4）患者准备：协助患者取仰卧位，头位固定。

3. 操作方法

（1）查对医嘱，确认患者姓名、年龄、眼别、倒睫位置及数量。

（2）患者取仰卧位，身体放松，告知患者电解毛囊的操作机制、流程以及配合方法。

（3）接通电源，打开电解器电源开关，按下面板上的输出键，仪器进入工作状态。用75%酒精消毒电解针，处于备用状态。

（4）调试好显微镜，使目镜瞳距、放大倍率及亮度适宜。

（5）清洁、消毒：生理盐水棉签清洁患者同侧睑缘周边皮肤，安尔碘消毒眼睑及睑缘皮肤，消毒时勿触及角膜、结膜，嘱患者轻闭双眼，避免消毒液进入眼内。

（6）睑缘局部浸润麻醉：双人核对，遵医嘱按无菌操作原则抽取2%利多卡因注射液0.1~0.2ml，嘱患者反向注视（下睑倒睫嘱患者向上方注视，上睑倒睫嘱患者向下方注视），注射器针尖斜面朝上，在倒睫附近的睑缘部皮下注入少量的2%利多卡因注射液，拔针后用无菌棉垫压迫止血。

（7）电解器电解毛囊：待麻醉充分后，操作者用浸过生理盐水的纱布或棉片包裹电解器阳极板置于患者同侧的面颊部，嘱患者用手按住，以免滑脱。将连接阴极的电解针，紧靠毛根，沿睫毛生长方向刺入 2~3mm 深，见白色泡沫（氢气泡）从毛囊根部溢出，通电约 10 秒后拔针，再用睫毛镊将电解后的倒睫毛轻轻夹除，若夹除有阻力，说明电解尚未到位，需再次电解毛囊，直至倒睫能被轻轻夹除为准；按照以上操作步骤，逐一将所有倒睫电解完毕。电解过程中密切关注患者反应。

（8）电解完毕，为患者眼部点抗生素滴眼液，睑缘涂抗生素眼药膏，必要时无菌眼垫遮盖电解部位。

（9）告知患者注意事项，局部 24 小时内勿沾水，后期注意观察倒睫是否再生。

（10）整理用物，将手术电极清洗晾干，电解针消毒并妥善保管。

（11）洗手，签字。

4. 操作评价 见表 5-21。

表 5-21 电解倒睫技术评价标准

项目	考核要点	总分	评分等级				得分
			A	B	C	D	
仪表	仪表端庄（2分），着护士服（1分），衣帽整洁（2分）	5	5	3	1	0	
评估	患者意识状态（1分）、自理能力（1分）、合作程度（1分）	15	3	2	1	0	
	患者眼部情况：上下睑倒睫的位置及数量（2分），眼睑位置是否正常，有无睑内翻（2分），睑缘是否清洁、有无分泌物（1分）		5	3	1	0	
	患者全身状况：有无高血压、心脏病等病史或凝血功能异常情况（2分）		2	1	0		
	患者药物过敏史（1分）、眼睑手术史（1分）		2	1	0		
	解释耐心（1分），指导并告知配合方法（1分），尊重患者知情同意权，指导患者签署操作知情同意书（1分）		3	2	1	0	
操作前准备	"七步洗手法"洗手（1分），无长指甲（1分），戴口罩（1分）	5	3	2	1	0	
	备齐物品，放置合理（1分），认真核对（1分）		2	1	0		

续表

项目		考核要点	总分	评分等级				得分
				A	B	C	D	
操作过程	安全	环境整洁（1 分），安排合理（1 分）	5	2	1	0		
		患者体位舒适（1 分），头位正确（2 分）		3	2	1	0	
	准备	检查物品、药品及有效期（2 分）	10	2	1	0		
		接通电源，检查电解器性能（3 分）		3	2	1	0	
		调试手术显微镜至备用状态（3 分）		3	2	1	0	
		按无菌原则抽取麻醉药品（2 分）		2	1	0		
	电解倒睫	核对医嘱（2 分），患者姓名、眼别，倒睫位置及数量（3 分）	40	5	3	1	0	
		遵守无菌原则（2 分），选择及消毒注射部位正确（1 分）		3	2	1	0	
		局部麻醉方法正确（2 分），麻醉充分（1 分）		3	2	1	0	
		熟悉显微镜使用方法（2 分），放大倍数及亮度适宜（1 分）		3	2	1	0	
		正确安放电极片：准备生理盐水棉片（1 分），放置位置正确（1 分）		2	1	0		
		操作时固定好患者睑缘（1 分），嘱患者反方向注视（1 分）		2	1	0		
		电解针刺入方向正确（5 分）、深度正确（4 分），睫毛根部可见白色泡沫溢出（3 分）（方法不正确不得分）		12	8	3	0	
		用睫毛镊轻轻夹除电解后的倒睫（2 分），若睫毛仍不易拔出，应再次电解（3 分）（未电解到位强行将睫毛拔除不得分）		5	3	1	0	
		指导患者配合方法（2 分），安抚患者取得合作（2 分），观察患者电解后反应（1 分）		5	3	1	0	
操作后		合理安置患者（2 分）	10	2	1	0		
		用物处理正确（1 分），洗手（1 分），签字（1 分）		3	2	1	0	
		健康宣教：操作目的及意义（1 分），注意事项（4 分）		5	3	1	0	

续表

项目	考核要点	总分	评分等级				得分
			A	B	C	D	
评价	操作规范，严格无菌操作（2分）	10	2	1	0		
	操作过程考虑患者安全（3分）		3	2	1	0	
	操作过程和患者有效沟通（3分）		3	2	1	0	
	操作熟练、有序（2分）		2	1	0		
总分		100					

【操作难点及重点】

（1）电解倒睫一般是针对少数、分散而无明显睑内翻的患者所实行的治疗，通常无术后并发症。若患者倒睫较多则不宜行电解毛囊技术，因为反复多次的电解操作可能会引起眼睑的瘢痕畸形，甚至造成更为严重的睑内翻和倒睫，所以对于倒睫太多且伴或不伴有睑内翻的患者，应建议其手术治疗。

（2）操作前应向患者解释电解毛囊的目的是破坏毛囊，阻止其生长。而倒睫的毛囊解剖位置发生改变，一次治疗有可能不能彻底破坏毛囊，有可能治疗完毕倒睫仍会生长。操作者应让患者充分了解操作目的及意义，操作风险及可能发生的并发症，并签署知情同意书。

（3）操作前检查用于电解的电源，通常用 3~6V 的电压。电流强度应为 1~3mA；检查电解毛囊器：连接电解毛囊器，电解针轻微地接触阳极板，可见到闪烁的火花，确定仪器性能正常。

（4）电解针刺入毛囊时，刺入方向必须沿睫毛根部与睫毛方向一致，刺入深度至毛囊 2~3mm 即可；否则不能破坏毛囊，反而会伤及附近毛囊，引发新的倒睫。

【注意事项】

（1）严格执行无菌操作，防止感染。

（2）操作前检查电解毛囊器连接是否准确，操作时勿接触正负电极。

（3）电解毛囊时患者会感觉到毛囊局部的刺痛和灼烧痛，为了使患者更好地配合治疗，电解前应给予充分的局部麻醉。

（4）操作时护士必须将睑缘固定好，嘱患者眼睛反方向注视（下睑倒睫嘱患者向上方注视，上睑倒睫嘱患者向下方注视），切勿随意转动眼球。这样做的目的主要是针尖避开角膜，以免刺伤角膜。

（5）注射麻醉药时如注射部位发生皮下血肿，可压迫数分钟，严重者可遵医嘱给予包扎。

（6）操作过程中护士要密切关注患者反应，询问患者有无疼痛不适，及时给予安抚。若患者不能耐受疼痛，不可强行电解。

（7）日常注意保持电解针锋锐，不要碰刺其他坚硬物品。

第六节　眼部检验标本采集操作技术

随着眼部疾病的复杂化和眼科专科实验室检查技术的发展，越来越多的眼科患者需要进行眼部组织、分泌物、泪液及眼内液标本的采集，进行实验室检验检测，以明确病因，辅助临床诊断及治疗。目前，眼部标本取材方法有角膜、结膜刮片，拔睫毛查螨虫，眼表印迹细胞学检查，眼部微生物检查及眼部病毒检测等。不同检查检验，取材方法也不尽相同。

标本采集的重要性：标本质量的好坏直接影响检验结果的判断，标本采集不当可导致假阴性、假阳性结果的出现，因此在标本采集、送检、保存等各个环节都要规范操作，严格进行质量控制，是确保检验结果准确可靠的前提。

标本采集的一般原则：

①早期采集：采集时间最好是病程早期、急性期或症状典型时，而且尽量在使用抗菌药物之前采集。

②无菌采集：无菌操作，采集的标本应无外源性污染。

③适量采集：采集量不应太少，而且要有代表性，同时有些标本还要注意在不同部位进行采集。

④安全采集：采集时注意患者安全及自身安全，防止造成医源性传播和自身感染。

一、拔睫毛查螨虫标本采集技术

蠕形螨是寄居于人体和哺乳动物毛囊和皮脂腺内的小型永久性寄生虫。在眼部毛囊蠕形螨通常成群聚集在睫毛根部和毛囊中，引起前睑缘炎；皮脂蠕形螨单个寄居在皮脂腺和睑板腺，可引起后睑缘炎。蠕形螨睑缘炎的临床表现以眼痒、眼异物感、眼干、睑缘充血、鳞屑及睫毛根部袖套状分泌物为主。

拔睫毛查螨虫标本采集技术是指在临床中常采用拔取少量睫毛显微镜下寻找螨虫的方法，进行蠕形螨计数，计算成虫、幼虫及虫卵的数量，以明确眼部是否存在螨虫感染。

【操作目的及意义】

拔取疑似螨虫感染的睫毛送检，以明确诊断。

【操作步骤】

1. 评估并解释

（1）患者病情及眼部一般情况：睑缘是否清洁，有无分泌物，睫毛根部是否有袖套状分泌物。

（2）患者意识状态、自理能力及合作程度。

（3）患者及陪同家属对此项检查的了解情况。

（4）向患者解释操作目的及意义和配合方法，患者知情同意。

2. 操作准备

（1）环境准备：整洁、安静，符合操作要求。

（2）护士准备：按要求着装，"七步洗手法"洗手，戴口罩及医用检查手套。

（3）物品准备：裂隙灯显微镜（或手术显微镜）、睫毛镊、铅笔、清洁载玻片、一次性专用滴管、75%乙醇、无菌生理盐水/灭菌注射用水/人造香柏油、无菌棉签、免洗手消毒液、弯盘及病理标本转运专用箱，必要时备抗生素滴眼液。

（4）患者准备：协助患者取坐位或仰卧位，头位固定。

3. 操作方法

（1）核对：双人查对医嘱，确认患者姓名、年龄、性别、眼别、检查项目及取材部位，查对病理申请单、医嘱及收费单是否一致，查对收费项目是否齐全，病理申请单必要栏目是否填写齐全（患者基本信息、主诉、临床诊断、取材部位等）。向患者及陪同家属解释标本采集的目的和配合方法，患者知情同意。

（2）用75%乙醇将睫毛镊消毒待干，告知患者拔取睫毛的流程以及配合方法。

（3）用铅笔将患者基本信息（姓名、性别、年龄、眼别）及取材日期标注于载玻片正面（默认载玻片磨砂面为正面）左侧。

（4）协助患者坐于裂隙灯前，调整座椅、检查台、裂隙灯的高度，使患者下颌平稳放于颌托上，额头紧贴于额架上，外眦部与颌托架纵刻度线相平齐。嘱患者双眼睁开向前注视，用棉签轻拉眼睑，确认待拔睫毛的位置及数量。

（5）拔取睫毛：用棉签轻拉下睑或轻提上睑以固定睑缘，嘱患者眼睛向反方向注视，用消毒好的睫毛镊从上、下睑分别拔除至少3根睫毛，尽量选择根部伴有脂样袖套状分泌物的睫毛。操作者用睫毛镊夹住目标睫毛后，建议顺时针或逆时针轻轻旋转10秒以上，边旋转边拔出睫毛，将取下的睫毛分别平行放置于载玻片中央。

（6）标本固定：将载玻片水平放置于弯盘内，用一次性专用滴管汲取少量无菌生理盐水/灭菌注射用水/人造香柏油，滴1~2滴至取下的睫毛上，予以固定。将弯盘水平放置于病理标本专用转运箱内，立即送检。

（7）告知患者注意事项、结果查询的时间及地点。

（8）整理用物。

（9）洗手。

4. 操作评价　见表5-22。

表5-22　拔睫毛查螨虫标本采集技术评价标准

<table>
<tr><td rowspan="2">项目</td><td rowspan="2">考核要点</td><td rowspan="2">总分</td><td colspan="4">评分等级</td><td rowspan="2">得分</td></tr>
<tr><td>A</td><td>B</td><td>C</td><td>D</td></tr>
<tr><td>仪表</td><td>仪表端庄（2分），着护士服（1分），衣帽整洁（2分）</td><td>5</td><td>5</td><td>3</td><td>1</td><td>0</td><td></td></tr>
<tr><td rowspan="3">评估</td><td>患者病情（2分）及眼部一般情况（3分）：睑缘是否清洁，有无分泌物，睫毛根部是否有袖套状分泌物</td><td rowspan="3">15</td><td>5</td><td>3</td><td>1</td><td>0</td><td></td></tr>
<tr><td>患者意识状态（1分）、自理能力（1分）及合作程度（1分），听取患者自主信息和需要（2分）</td><td>5</td><td>3</td><td>1</td><td>0</td><td></td></tr>
<tr><td>解释耐心（1分），指导并告知配合方法（3分），尊重患者知情同意权（1分）</td><td>5</td><td>3</td><td>1</td><td>0</td><td></td></tr>
<tr><td rowspan="2">操作前准备</td><td>"七步洗手法"洗手（1分），戴口罩及医用检查手套（1分）</td><td rowspan="2">5</td><td>2</td><td>1</td><td>0</td><td></td><td></td></tr>
<tr><td>备齐物品（1分），放置合理（1分），认真核对（1分）</td><td>3</td><td>2</td><td>1</td><td>0</td><td></td></tr>
<tr><td rowspan="6">操作过程</td><td rowspan="2">准备</td><td>环境整洁（1分），安排合理（1分）</td><td rowspan="2">5</td><td>2</td><td>1</td><td>0</td><td></td><td></td></tr>
<tr><td>患者体位舒适（1分），眼位正确（2分）</td><td>3</td><td>2</td><td>1</td><td>0</td><td></td></tr>
<tr><td rowspan="4">安全</td><td>检查物品、药品及有效期（1分）</td><td rowspan="4">10</td><td>1</td><td>0</td><td></td><td></td><td></td></tr>
<tr><td>裂隙灯或显微镜功能位（2分）</td><td>2</td><td>1</td><td>0</td><td></td><td></td></tr>
<tr><td>睫毛镊消毒备用（2分）</td><td>2</td><td>1</td><td>0</td><td></td><td></td></tr>
<tr><td>在载玻片正面左侧规范书写患者基本信息及取材日期（5分）</td><td>5</td><td>3</td><td>1</td><td>0</td><td></td></tr>
</table>

续表

项目		考核要点	总分	评分等级				得分
				A	B	C	D	
操作过程	拔睫毛查螨虫标本采集	再次核对医嘱确认患者姓名、眼别、检查项目、取材部位及数量（5分）	40	5	3	1	0	
		正确使用裂隙灯或手术显微镜（3分）		3	2	1	0	
		规范使用睫毛镊（2分）		2	1	0		
		嘱患者向反方向注视，避免伤及角膜（2分）		2	1	0		
		选择根部伴有脂样袖套状分泌物的睫毛（5分），用睫毛镊夹住目标睫毛根部（3分）（镊子夹住睫毛末梢拔扣分），松动睫毛根部后边旋转边拔取（2分）（拔取速度过快扣分）		10	8	3	0	
		拔取睫毛数量足够（3分）（每个眼睑至少3根，数量不足扣分）		3	2	1	0	
		将拔取的睫毛放置于载玻片正面中央（5分）（放置于载玻片边缘或反面均扣分）		5	3	1	0	
		标本固定方法正确（5分）（生理盐水/灭菌注射用水/人造香柏油过多或过少均扣分）		5	3	1	0	
		指导患者配合方法（2分），安抚患者取得合作（2分），观察患者拔睫毛后反应（1分）		5	3	1	0	
操作后		合理安置患者（1分），按要求送检标本（2分）	10	3	2	1	0	
		用物处理正确（1分），洗手（1分）		2	1	0		
		健康宣教：操作目的及意义（1分），注意事项（2分），取结果时间及地点（2分）		5	3	1	0	
评价		操作规范，标本无外源性污染（2分）	10	2	1	0		
		操作过程考虑患者安全及自身防护（3分）		3	2	1	0	
		操作过程和患者有效沟通（3分）		3	2	1	0	
		操作熟练、有序（2分）		2	1	0		
总分			100					

【操作难点及重点】

（1）明确目标睫毛：寻找或明确疑似螨虫感染的睫毛是操作的关键，需要借助裂隙灯或手术显微镜仔细检查，查找根部伴有脂样袖套状分泌物的睫毛。建议选择内层睫毛（湿润度和温度较高），睫毛根部黏附着一些袖套状半透明物的睫毛，睫毛根部近毛囊区饱满、隆起，可见少量鳞屑（注意并不是带有油性黄色分泌物的睫毛)，上睑3根，下睑3根，避免接触其他部位。

（2）拔睫毛手法：拔取目标睫毛的手法不同于拔倒睫手法，应动作轻柔，用睫毛镊夹住目标睫毛后，不急于拔出，而是顺时针或逆时针轻轻旋转10秒以上，边旋转边缓慢拔出，目的是松动睫毛根部，使拔出的睫毛尽可能携带更多的虫体，从而提高标本的阳性检出率。

（3）标本固定及送检：拔取的睫毛需用无菌生理盐水或灭菌注射用水妥善固定，并立即送检。

【注意事项】

（1）严格执行查对制度，双人查对，明确检查项目及取材部位，确保医嘱、病理申请单与交费单一致。

（2）操作前评估患者配合程度，必要时要求其家属陪同。告知患者拔睫毛查螨虫的目的是将疑似螨虫感染的睫毛暂时拔除送检，并未破坏毛囊，后期睫毛仍可再生，不会影响外观。取得患者充分信任，提高其配合程度。

（3）操作过程中患者保持头位稳定，操作者用棉签固定好睑缘。

（4）拔取睫毛避免动作过快，否则无法将毛囊内的虫卵带出，从而降低标本的阳性检出率。

（5）避免残留断茬，避免将睫毛掉入眼内，若进入眼内及时用抗生素滴眼液冲出。

二、眼部微生物（细菌、真菌）培养法标本采集技术

眼部微生物（细菌、真菌）培养法是将眼部病灶处组织、分泌物、体液等标本用无菌拭子采集后转运至微生物实验室，将标本接种在相应的人工培养基上对标本中致病微生物进行培养，使其生长菌落后进行染色，根据典型形态和生化反应进行鉴定和药物敏感试验，以辅助临床诊断和治疗的一种临床检验方法。

【操作目的及意义】

（1）确定眼部感染病因，选定治疗方法和药物。

（2）内眼手术前常规检查。

【操作步骤】

1. 评估并解释

（1）患者病情及眼部情况：眼部有无分泌物，角膜有无溃疡等。

（2）患者意识状态、自理能力及合作程度。

2. 操作准备

（1）环境准备：整洁、安静，符合操作要求。

（2）护士准备：按要求着装，"七步洗手法"洗手，戴口罩和医用检查手套。

（3）物品准备：无菌微生物标本采集转运拭子，无菌棉签、免洗手消毒液、病理标本转运专用箱（角膜取材时需备表面麻醉剂、抗生素滴眼液或眼药膏，必要时备开睑器及裂隙灯显微镜）。

（4）患者准备：取坐位或仰卧位。

3. 操作方法（以结膜囊取材为例）

（1）核对：双人查对医嘱，双向核对，确认患者姓名、眼别、取材项目及取材部位，向患者解释标本采集的目的和配合方法，患者知情同意。

（2）协助患者取坐位或仰卧位，头部固定。

（3）操作者将微生物标本采集转运拭子外包装打开，右手轻轻取出无菌棉拭子，注意勿碰触到其他部位，谨防污染。

（4）操作者左手持无菌棉签将患眼下睑向下牵拉，嘱患者眼睛向上注视，固定下睑，充分暴露下穹窿部结膜，右手持棉拭子在患者内 1/3 下穹窿内轻轻擦拭，并旋转 360°，然后松开下睑，拧开培养管，将棉拭子轻轻插入管中（注意勿触及培养管口边缘），拧紧管口，贴上打印好的标本标签或将患者基本信息（姓名、性别、年龄、眼别）及取材日期标注于培养管表面，将培养管放置于病理标本专用转运箱内，等待送检。

（5）操作完毕后，整理用物，洗手。

（6）再次核对患者姓名、眼别及检查项目、取材部位。

（7）告知患者注意事项及结果查询时间及地点。

4. 操作评价　见表 5 - 23。

表 5 - 23　眼部微生物（细菌、真菌）培养标本采集技术
评价标准（以结膜囊取材为例）

项目	考核要点	总分	评分等级				得分
			A	B	C	D	
仪表	仪表端庄（2分），着护士服（1分），衣帽整洁（2分）	5	5	3	1	0	

项目		考核要点	总分	评分等级				得分
				A	B	C	D	
评估		患者病情（2分）及眼部情况（3分）：眼部有无分泌物，角膜有无溃疡等	15	5	3	1	0	
		患者意识状态（1分）、自理能力（1分）及合作程度（1分），听取患者自主信息和需要（2分）		5	3	1	0	
		解释耐心（1分），指导并告知配合方法（3分），尊重患者知情同意权（1分）		5	3	1	0	
操作前准备		"七步洗手法"洗手（1分），戴口罩及医用检查手套（1分）	5	2	1	0		
		备齐物品（1分），放置合理（1分），认真核对（1分）		3	2	1	0	
操作过程	安全	环境整洁（1分），安排合理（1分）	5	2	1	0		
		患者取坐位或仰卧位（1分），体位舒适（2分）		3	2	1	0	
	准备	物品及药品均在有效期（2分）	10	2	1	0		
		正确打印及张贴检查条形码标签（5分）		5	3	1	0	
		配合欠佳者可患眼滴用表面麻醉剂（3分）		3	2	1	0	
	结膜囊微生物（细菌、真菌）培养标本采集	再次核对医嘱，确认患者姓名、眼别、检查项目及取材部位（5分）	40	5	3	1	0	
		遵守无菌原则（5分）		5	3	1	0	
		嘱患者头位、眼位固定，切勿随意转动（2分）		2	1	0		
		充分暴露取材部位，必要时使用开睑器（3分）		3	2	1	0	
		从培养管中取出棉拭子方法正确（3分），无污染（2分）		5	3	1	0	
		用棉拭子取材部位准确（3分）、方法正确（5分），无污染（2分）		10	8	5	0	
		标本采集动作轻柔（2分），患者无明显不适（1分）		3	2	1	0	
		标本采集后棉拭子放置培养管中方法正确（3分）、无污染（2分）		5	3	1	0	
		取材完毕，遵医嘱为患眼滴入抗生素滴眼液（2分）		2	1	0		

续表

项目	考核要点	总分	评分等级				得分
			A	B	C	D	
操作后	合理安置患者（1分），按要求送检标本（2分）	10	3	2	1	0	
	用物处理正确（1分），洗手（1分）		2	1	0		
	健康宣教：操作目的及意义（1分），注意事项（2分），结果查询时间及地点（2分）		5	3	1	0	
评价	操作规范，严格无菌操作（2分）	10	2	1	0		
	操作过程考虑患者安全及自身防护（3分）		3	2	1	0	
	操作过程和患者有效沟通（3分）		3	2	1	0	
	操作熟练、有序（2分）		2	1	0		
总分		100					

【操作难点及重点】

（1）严格执行无菌操作技术，防止造成医源性交叉感染。

（2）取材时棉拭子切勿接触睫毛和睑缘皮肤，棉拭子从培养管取出和送进时切勿触及培养管的管口，以免造成污染，影响检验结果准确性。

【注意事项】

（1）操作者严格执行查对制度。

（2）标本采集过程中，嘱患者固视，切勿随意转动眼球，以免损伤正常组织和触及非病变区。

（3）操作时动作要轻柔且迅速，棉拭子及培养管口不要触及其他地方，以免污染。

（4）采集的标本应及时送检，若不能立即送检，则常温保存，一般不超过24小时。

三、角膜溃疡部细菌、真菌培养法标本采集技术

角膜溃疡部细菌、真菌培养法是进行眼部微生物的检查方法之一，是从角膜溃疡部取分泌物进行细菌培养或真菌培养，以协助眼部细菌、真菌感染所致疾病的诊断与治疗。

角膜溃疡部细菌、真菌培养法标本采集技术则是指用无菌拭子从患者角膜溃疡部采集分泌物，以协助实验室进行细菌或真菌培养的一种标本采集技术。对于因精神因素或全身状况不适于检查者、角膜穿孔者则禁忌此项操作。

【操作目的及意义】

为确定眼部感染病因，选定治疗方法和药物。

【操作步骤】

1. 评估并解释

（1）患者病情及眼部情况：眼部有无分泌物，角膜溃疡大小及深浅，有无角膜穿孔迹象等。

（2）患者意识状态、自理能力及合作程度。

2. 操作准备

（1）环境准备：整洁、安静，符合操作要求。

（2）护士准备：按要求着装，"七步洗手法"洗手，戴口罩、医用检查手套。

（3）物品准备：无菌棉签、表面麻醉剂、无菌微生物标本采集转运拭子、抗生素滴眼液、免洗手消毒液、病理标本转运专用箱，必要时备裂隙灯显微镜或手术显微镜。

（4）患者准备：取坐位或仰卧位，头部固定。

3. 操作方法

（1）核对：双人查对医嘱，双向核对患者姓名、眼别、取材项目及取材部位。向患者解释标本采集的目的和配合方法，患者知情同意。

（2）协助患者取坐位或仰卧位，头部固定，操作者为患者患眼滴表面麻醉剂2次，每次间隔2~3分钟，使患眼角膜充分麻醉。

（3）操作者将微生物标本采集转运拭子外包装打开，右手轻轻取出无菌棉拭子，注意勿碰触到其他部位，谨防污染。

（4）操作者左手协助患者分开睑裂，嘱患者眼睛向取材部位的反方向注视，充分暴露溃疡部位，操作者右手持无菌棉拭子在角膜溃疡表面及边界处轻轻擦拭，并稍作停留，然后旋转360°多面吸取擦拭病灶边缘处（即病灶与正常组织交界处），然后松开患者眼睑，拧开培养管，将棉拭子轻轻插入管中（注意勿触及培养管口边缘），拧紧管口，贴上打印好的标本标签或将患者基本信息（姓名、性别、年龄、眼别）及取材日期标注于培养管表面，将培养管放置于病理标本专用转运箱内，等待送检。

（5）采集标本后，眼内滴用抗生素滴眼液或根据病情酌情选用药物。

（6）操作完毕后，整理用物，洗手。

（7）再次核对患者姓名、眼别及检查项目、取材部位。

（8）告知患者注意事项、结果查询时间及地点。

4. 操作评价 见表5-24。

表 5-24 角膜溃疡部细菌、真菌培养法标本采集技术评价标准

项目		考核要点	总分	评分等级 A	B	C	D	得分
仪表		仪表端庄（2分），着护士服（1分），衣帽整洁（2分）	5	5	3	1	0	
评估		患者病情及眼部情况（5分）：眼部有无分泌物，角膜溃疡大小及深浅、有无角膜穿孔迹象等	15	5	3	1	0	
		患者意识状态（1分）、自理能力（1分）及合作程度（1分），听取患者自主信息和需要（2分）		5	3	1	0	
		解释耐心（1分），指导并告之配合方法（3分），尊重患者知情同意权（1分）		5	3	1	0	
操作前准备		"七步洗手法"洗手（1分），戴口罩及医用检查手套（1分）	5	2	1	0		
		备齐物品（1分），放置合理（1分），认真核对（1分）		3	2	1	0	
操作过程	安全	环境整洁（1分），安排合理（1分）	5	2	1	0		
		患者取坐位或仰卧位（2分），体位舒适（1分）		3	2	1	0	
	准备	物品及药品均在有效期（2分）	10	2	1	0		
		打印检查条码标签（5分）		5	3	1	0	
		为患者患眼滴2次表面麻醉剂（3分）		3	2	1	0	
	角膜溃疡部细菌、真菌培养法标本采集	再次核对医嘱，确认患者姓名、眼别、检查项目及取材部位（5分）	40	5	3	1	0	
		遵守无菌原则（5分）		5	3	1	0	
		嘱患者头位、眼位固定，切勿随意转动（2分）		2	1	0		
		充分暴露取材部位，必要时借助开睑器（3分）		3	2	1	0	
		角膜溃疡不易肉眼观察时，应借助显微镜（2分）		2	1	0		
		从培养管中取出棉拭子方法正确（2分），无污染（1分）		3	2	1	0	
		用棉拭子取材部位准确（3分）、方法正确（5分），无污染（2分）		10	8	5	0	
		标本采集动作轻柔（2分），患者无明显不适（1分）		3	2	1	0	

续表

项目		考核要点	总分	评分等级				得分
				A	B	C	D	
操作过程	角膜溃疡部细菌、真菌培养法标本采集	标本采集后棉拭子放置培养管中方法正确（3分），无污染（2分）	5	5	3	1	0	
		取材完毕，遵医嘱为患眼滴入抗生素滴眼液（2分）	2	2	1	0		
操作后		合理安置患者（1分），按要求送检标本（2分）	10	3	2	1	0	
		用物处理正确（1分），洗手（1分）		2	1	0		
		健康宣教：操作目的及意义（1分），注意事项（2分），查询结果时间及地点（2分）		5	3	1	0	
评价		操作规范，严格无菌操作（2分）	10	2	1	0		
		操作过程考虑患者安全及自身防护（3分）		3	2	1	0	
		操作过程和患者有效沟通（3分）		3	2	1	0	
		操作熟练、有序（2分）		2	1	0		
总分			100					

【操作难点及重点】

（1）评估并解释患者眼部情况，如果患者角膜溃疡有穿孔倾向，禁忌行此项操作。

（2）严格无菌操作，防止造成医源性交叉感染。

（3）标本采集部位为患眼角膜溃疡表面及边界处。

（4）取材时棉拭子切勿接触睫毛和睑缘皮肤，棉拭子从培养管取出和送进时切勿触及培养管的管口，以免影响检验结果。

【注意事项】

（1）操作者严格执行查对制度。

（2）标本采集过程中，嘱患者固视，切勿随意转动眼球，以免损伤正常组织和触及非病变区。

（3）操作前可为患眼滴2次表面麻醉剂，使患眼角膜充分麻醉。必要时借助开睑器在裂隙灯显微镜下取材。

（4）操作时动作要轻柔，谨防角膜穿孔。

（5）标本常温保存即可，尽快送检，一般不超过 24 小时。

四、结膜、角膜刮片法标本采集技术

刮片（涂片）法是感染性眼部疾病最常用的实验室检查方法，此方法可以直接观察到病灶部位的细胞和微生物成分，因此标本取材及涂片的质量对于检验结果尤为重要。

刮片法是使用辅助工具刮取病灶部位的细胞组织，制成薄层涂片后，在实验室进行染色后观察，以判断病灶区细胞种类、形态、数量以及致病微生物。刮片法取材直接镜检以其简单、快速的特点，已被临床广泛采用，多用于对细菌性结膜炎、角膜炎、眼睑及睑缘等处微生物感染所致疾病的诊断。因精神因素或全身状况不适合检查者和角膜溃疡已经有穿孔倾向者禁忌用此法。

结膜、角膜刮片法标本采集技术是指通过使用特定的工具（如无菌刮铲或无菌刀片），在严格的无菌操作下，遵医嘱从患者眼部的结膜或角膜表面轻轻刮取样本，以获取可能存在的微生物（如细菌、真菌等）的一种标本采集技术。刮片法标本采集分为结膜刮片采集和角膜刮片采集。

临床上，结膜疾病常见的取材部位为结膜乳头、滤泡以及假膜等部位；角膜疾病常见的取材部位为角膜病变边缘、溃疡表面以及溃疡基底部。临床实际工作中，我们应遵从医嘱，结合患者病史及体征，进一步明确眼部标本的取材部位。

【操作目的及意义】

（1）刮取病灶部位的组织细胞供涂片染色，在显微镜下观察细胞和致病微生物。

（2）为眼部感染确定病因，选定治疗方法和药物。

【操作步骤】

1. 评估并解释

（1）患者的病情、眼部情况及用药情况：有无眼部外伤史，有无眼部刺激症状，有无配戴角膜接触镜，有无角膜溃疡以及溃疡的范围和深度，有无角膜穿孔迹象，取材前是否使用抗生素，是否滴用凝胶类眼药或混悬液类眼药等。

（2）患者的意识状态、自理能力及合作程度。

2. 操作准备

（1）环境准备：整洁、安静，符合操作要求。

（2）护士准备：按要求着装，"七步洗手法"洗，戴口罩、医用检查手套。

（3）物品准备：无菌生理盐水、无菌棉签、无菌刮铲及载玻片、无菌开睑器、表面麻醉剂、抗生素滴眼液或眼药膏、铅笔、免洗手消毒液、裂隙灯显微镜（角膜刮片时需要）、弯盘及病理标本转运专用箱。

（4）患者准备：取坐位或仰卧位，头部固定。

3. 操作方法

（1）核对：双人查对医嘱，双向核对患者姓名、眼别、取材项目及取材部位。查对病理申请单、医嘱及收费单是否一致，查对收费项目是否齐全，病理申请单必要栏目是否填写齐全（患者基本信息、主诉、临床诊断、取材部位等）。向患者解释标本采集的目的和配合方法，患者知情同意。

（2）操作者为患者患眼滴表面麻醉剂 2 次，每次间隔 2 ~ 3 分钟，使角膜、结膜充分麻醉。

（3）按无菌原则取出刮铲及载玻片，用铅笔将患者基本信息（姓名、性别、年龄、眼别）及取材日期标注于载玻片正面（默认载玻片磨砂面为正面）左侧。注意勿污染载玻片中央区域，此区域为标本放置区。

（4）调试裂隙灯显微镜至功能位，协助患者摆好体位，头位固定（若为结膜刮片，可不使用裂隙灯显微镜）。

（5）标本采集

①角膜刮片：嘱患者放松，操作者用左手拇指及示指分开患者眼睑（配合不佳者，可使用开睑器），调试裂隙灯显微镜，聚焦至取材部位，用灭菌刮铲取 45°角轻轻刮取角膜活动病变区的边缘（沿着角膜的弯曲度，在病变区轻轻刮取角膜溃疡表层组织），然后将刮出物均匀涂于载玻片的中央区域，待其自然干燥，放置于病理标本转运箱的弯盘内，等待送检。

②结膜刮片：嘱患者放松，操作者左手持棉签牵拉或翻转患者上眼睑或下眼睑，嘱患者反方向注视，充分暴露出上睑结膜或下睑结膜，右手持灭菌刮铲垂直于睑结膜面，轻轻刮取病变区的结膜上皮（图 5 - 27），可遵医嘱在不同部位进行刮取。将刮出物轻轻涂匀在载玻片的中央区域，待其自然干燥，放置于病理标本转运箱的弯盘内，等待送检。

（6）刮取标本后，为患者眼内滴抗生素滴眼液或遵医嘱用药，嘱

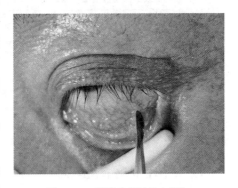

图 5 - 27　结膜病变区标本刮取

其 2 小时内切勿揉眼。

（7）再次核对患者基本信息、取材项目及取材部位，确认无误后，将采集的标本、患者的交费通知单及病理申请单一起交付专人送病理室待检。

（8）操作完毕后，整理用物，洗手。

（9）告知患者注意事项及结果查询时间及地点。

4. 操作评价　见表 5 - 25。

表 5 - 25　结膜、角膜刮片法标本采集技术评价标准

项目		考核要点	总分	评分等级				得分
				A	B	C	D	
仪表		仪表端庄（2 分），着护士服（1 分），衣帽整洁（2 分）	5	5	3	1	0	
评估		患者病情（1 分）、眼部情况（2 分）及用药情况（2 分）	15	5	3	1	0	
		患者意识状态（1 分）、自理能力（1 分）及合作程度（1 分），听取患者自主信息和需要（2 分）		5	3	1	0	
		解释耐心（1 分），指导并告知配合方法（3 分），尊重患者知情同意权（1 分）		5	3	1	0	
操作前准备		"七步洗手法"洗手（1 分），戴口罩及医用检查手套（1 分）	5	2	1	0		
		备齐物品（1 分），放置合理（1 分），认真核对（1 分）		3	2	1	0	
操作过程	安全	环境整洁（1 分），安排合理（1 分）	5	2	1	0		
		患者取坐位或仰卧位（2 分），体位舒适（1 分）		3	2	1	0	
	准备	物品及药品均在有效期（2 分）	10	2	1	0		
		在载玻片正面左侧规范书写患者基本信息及取材日期（3 分），勿污染标本待放置区域（2 分）		5	3	1	0	
		为患者患眼滴 2 次表面麻醉剂（3 分）		3	2	1	0	
	结膜、角膜刮片法标本采集	再次核对医嘱确认患者姓名、眼别、检查项目及取材部位（5 分）		5	3	1	0	
		遵守无菌原则（5 分）		5	3	1	0	
		取材部位为角膜或球结膜时，借助并正确使用裂隙灯显微镜（3 分）		3	2	1	0	

续表

项目		考核要点	总分	评分等级				得分
				A	B	C	D	
操作过程	结膜、角膜刮片法标本采集	翻转睑结膜或使用开睑器方法正确（3分），患者无明显不适（2分）	40	5	3	1	0	
		嘱患者固视，切勿随意转动眼球（2分）		2	1	0		
		取材部位正确、准确（3分）		3	2	1	0	
		刮取方法正确（5分），无污染（3分），未损伤正常组织（2分）		10	8	5	0	
		将刮取物涂于载玻片上方法正确（3分），无污染（2分）		5	3	1	0	
		取材完毕，遵医嘱为患眼滴入抗生素滴眼液（2分）		2	1	0		
操作后		合理安置患者（1分），按要求送检标本（2分）	10	3	2	1	0	
		用物处理正确（1分），洗手（1分）		2	1	0		
		健康宣教：操作目的及意义（1分），注意事项（2分），查询结果时间及地点（2分）		5	3	1	0	
评价		操作规范，严格无菌操作（2分）	10	2	1	0		
		操作过程考虑患者安全及自身防护（3分）		3	2	1	0	
		操作过程和患者有效沟通（3分）		3	2	1	0	
		操作熟练、有序（2分）		2	1	0		
总分			100					

【操作难点及重点】

（1）操作前评估应充分、全面，尤其是对于患者眼部及用药情况的评估。

①评估患者的眼部情况：有无眼部刺激症状，有无配戴角膜接触镜，有无角膜溃疡以及溃疡的范围和深度，有无角膜穿孔迹象；如果有穿孔倾向者，尽量不做角膜刮片，谨防发生角膜穿孔。

②评估患者的眼部用药情况：询问患者是否使用抗生素以及使用的种类和天数，询问患者取材前1小时内是否滴用混悬液类滴眼液，因为部分混悬液类滴眼液可黏附并残留于角膜溃疡内，会干扰病理室的阅片；同时还需询问患者取材前10分钟内是否使用过凝胶类滴眼液，因为未液化的凝

胶可干扰标本的染色。

（2）操作前需评估患者的配合程度，切忌暴力取材，以免误伤正常组织。对于自理能力欠佳或合作程度差的患者，尽量要求家属陪同，以减轻患者的紧张、焦虑情绪。对于儿童患者，须在征得家属同意的前提下，对患儿进行必要的肢体约束，以确保患儿的安全。

（3）明确取材部位，规范取材方法，有助于提高标本的阳性检出率。

①为提高刮片结果阳性检出率，取材部位最好选在病灶边缘，即病变组织与正常组织的交界处。对于角膜病灶，首选角膜病变边缘、溃疡表面或基底部；如果发现患者角膜溃疡较深或者已有角膜穿孔迹象，尽量不刮取溃疡基底部，以免造成角膜穿孔。对于结膜病灶，操作者应结合患者眼部体征，首选在结膜乳头、滤泡以及假膜部位取材。

②充分暴露取材部位，必要时借助开睑器。

③进行角膜刮片时建议借助显微镜，确保取样的准确性。在裂隙灯显微镜下，能准确辨别溃疡所累及的角膜的深度和程度，可避免在溃疡较深处刮取标本，防止在操作时误伤造成角膜穿孔，把对患眼的组织损伤降到最低限度。在使用裂隙灯及显微镜时，建议采用弥散光、宽裂隙，降低亮度，以减少对患眼的刺激。

④刮片取材时，角膜溃疡患者应先清除溃疡表面黏液及坏死组织，暴露角膜病变部位；结膜刮片患者应先清理泪液及病变处过多的分泌物。

⑤取材时应局限于病变处，动作要轻、快、稳、准；刮取结膜上皮组织时动作应轻柔，在病变组织的同一部位不能反复刮取，以免损伤结膜。

（5）正确、规范地涂片，可提高标本采集的质量。

①刮取后要立即进行涂片，并待其自然干燥。

②涂片时要保持同一方向，在载玻片的中央部分从左至右，薄层、均匀涂布，切忌来回涂抹，避免细胞重叠，影响染色观察。

③涂片时应动作轻柔，切忌加压，避免细胞形态遭到改变或破坏。

④特殊情况的处理：若刮取的组织干燥不易均匀涂布时，可在载玻片上加滴无菌生理盐水，待组织复水后再重新涂片。当标本中含有大量泪液存积于刮铲表面时，应稍等片刻，待泪液挥发后再行涂片，以免因泪液过多，导致细胞密度降低，影响结果观察。

（5）操作前后与医生及实验室人员保持直接有效的沟通是不可或缺的一部分，沟通应清晰明确、及时准确、双向互动。

①操作前与看诊医生沟通，进一步了解其检验目的及特定需求，有助于操作者进一步明确取材部位，做到有的放矢，事半功倍。

②遇到疑难病例时，建议与实验室工作人员进行沟通，以寻求取材技术层面的指导，确保患者安全。

③取材后注意听取医生及病理室的有效反馈，有助于操作者提高刮片操作技能，从而进一步提高标本采集的阳性检出率。

（6）操作者应掌握眼部刮片标本采集最佳时机，通常在发病初期且在使用抗生素药物之前。原则上来讲一般是使用抗生素前或首次抗感染治疗的同时就应该进行病原学检查。临床中，如果是一般性眼外伤，伤后 3 ~ 5 天细菌感染的可能性大；如果是眼部植物性异物伤，伤后 10 天左右真菌或者阿米巴感染的可能性大。

【注意事项】

（1）严格执行查对制度，做到双人双向核对，明确取材部位，确保"对的人、对的眼、对的部位、对的标本"。

（2）严格无菌操作，做好自身防护，防止造成医源性交叉感染。

（3）标本采集过程中，注意患者安全。嘱患者头位及眼位固定，切勿随意转动眼球，周边避免人员走动，以免损伤正常组织和触及非病变区。

（4）角膜刮铲进行取材时，有时不易刮取组织，此时可改用 1ml 注射器及显微平镊进行取材。

（5）标本采集后，及时送检，尽量不超过 2 小时；送检途中应注意避免污染，防止造成检验结果偏差。

（6）刮片取材操作相对安全，偶有患者会出现眼部刺激症状（如疼痛、畏光、流泪等），角膜或结膜的损伤，感染等并发症。操作者应严格遵守操作规程，动作轻柔，以减轻患者不适、降低并发症风险。操作完毕，及时给予患者相关的健康宣教，例如：嘱患者注意眼部卫生，切勿揉眼（尤其是在取材后 1 小时内），遵医嘱按时用药，密切关注眼部状况，如有任何不适或症状加重，应及时就医。

五、眼部印迹细胞学检查标本采集技术

印迹细胞学检查是一种简单易行、无创伤、可重复进行的眼表面细胞学检查方法，是采用醋酸纤维膜或生物孔膜获取结膜表层细胞标本，经固定染色或免疫组织化学染色等方法，观察细胞形态或诊断一些病毒感染性角膜疾病。临床主要用于干眼症、眼表肿瘤、眼表感染等眼表疾病的病理学检查。

眼部印迹细胞学检查标本采集技术是指使用无菌器具将具有微孔的滤膜（如醋酸纤维素膜或生物孔膜）贴覆于患眼表面，经过短暂接触以获取

眼表细胞印迹的一种标本采集技术。

【操作目的及意义】

为临床明确病因，协助疾病诊断与治疗。

【操作步骤】

1. 评估并解释

（1）患者病情及眼部情况：结膜有无干燥及粘连。

（2）患者意识状态、自理能力及合作程度。

2. 操作准备

（1）环境准备：整洁、安静，符合操作要求。

（2）护士准备：按要求着装，"七步洗手法"洗手，戴口罩、医用检查手套。

（3）物品准备：无菌棉签、无菌显微平镊、印迹细胞离心管（内有1个圆形醋酸纤维膜）、表面麻醉剂、抗生素滴眼液、免洗手消毒液、一次性塑料滴管、95%乙醇、记号笔、离心管架、病理标本转运专用箱，必要时备开睑器。

（4）患者准备：取坐位或仰卧位，头部固定。

3. 操作方法

（1）核对：双人查对医嘱，双向核对患者姓名、眼别、取材项目及取材部位。查对病理申请单、医嘱及收费单是否一致，查对收费项目是否齐全，病理申请单必要栏目是否填写齐全（患者基本信息、主诉、临床诊断、取材部位等）。向患者解释标本采集的目的和配合方法，患者知情同意。

（2）操作者为患者患眼滴表面麻醉剂2次，每次间隔2~3分钟，充分麻醉。

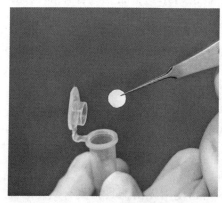

图5-28 醋酸纤维膜夹取

（3）用记号笔将患者基本信息（姓名、性别、年龄、眼别）及取材日期标注于离心管外表面。

（4）操作者准备好无菌显微平镊及离心管，将离心管放至离心管架上，携至患者身体一侧，打开离心管，右手持显微平镊轻轻夹取离心管内的醋酸纤维膜（图5-28）。

（5）为患者拭去眼部泪液，操作者左手轻轻撑开患者眼睑（必要时可使用开睑器），嘱患者眼睛向取材部位反方向固视，充分暴露取材部位，右手持显微平镊轻轻夹住醋酸纤维膜的边缘，将其取出贴附于待取材的结膜或角膜表面，停留10秒以上（可用镊子轻轻按压，以增强贴附），然后再用显微平镊轻轻夹住纤维膜边缘，取下回放入离心管内。

（6）用专用滴管摄取95%酒精加入离心管内，加满即可。盖好离心管盖子，然后连同离心管架一起放入病理标本转运箱内。

（7）采集标本后，眼内滴用抗生素滴眼液或根据病情酌情选用药物。

（8）操作完毕后，整理用物，洗手。

（9）再次核对患者姓名、眼别、取材项目及取材部位。

（10）告知患者注意事项、查询结果时间及地点。

4. 操作评价　见表5-26。

表5-26　眼部印迹细胞学检查标本采集技术操作考评标准

项目		考核要点	总分	评分等级				得分
				A	B	C	D	
仪表		仪表端庄（2分），着护士服（1分），衣帽整洁（2分）	5	5	3	1	0	
评估		患者病情及眼部情况：结膜有无干燥及粘连（5分）	15	5	3	1	0	
		患者意识状态（1分）、自理能力（1分）及合作程度（1分），听取患者自主信息和需要（2分）		5	3	1	0	
		解释耐心（1分），指导并告知配合方法（3分），尊重患者知情同意权（1分）		5	3	1	0	
操作前准备		"七步洗手法"洗手（1分），无长指甲（1分），戴口罩及医用检查手套（1分）	5	3	2	1	0	
		备齐物品，放置合理（1分），认真核对（1分）		2	1	0		
操作过程	安全	环境整洁（1分），安排合理（1分）	5	2	1	0		
		患者取坐位或仰卧位（2分），体位舒适（1分）		3	2	1	0	
	准备	物品及药品均在有效期（2分）	10	2	1	0		
		检查离心管内纤维膜数目及完整性（3分）		3	2	1	0	
		用记号笔将患者基本信息及取材日期标注于离心管外表面（3分）		3	2	1	0	
		为患者患眼滴2次表面麻醉剂（2分）		2	1	0		

续表

项目		考核要点	总分	评分等级				得分
				A	B	C	D	
操作过程	眼部印迹细胞学检查标本采集	再次核对医嘱，确认患者姓名、眼别、检查项目及取材部位（5分）	40	5	3	1	0	
		遵守无菌原则（5分）		5	3	1	0	
		嘱患者保持头位、眼位固定，切勿随意转动眼球（3分）		3	2	1	0	
		分开眼睑动作轻柔（2分），充分暴露取材部位（2分），患者无明显不适（1分）		5	3	1	0	
		夹取醋酸纤维膜方法正确（2分），无破碎（2分）、无污染（1分）		5	3	1	0	
		醋酸纤维膜贴附位置准确（5分），方法正确（3分），患者无明显不适（2分）		10	8	5	0	
		将采集后的醋酸纤维膜放置离心管中，无破碎、无污染（3分），及时加95%酒精固定，酒精无外溢（2分）		5	3	1	0	
		取材完毕，遵医嘱为患者眼内滴入抗生素滴眼液（2分）		2	1	0		
操作后		合理安置患者（1分），按要求送检标本（2分）	10	3	2	1	0	
		用物处理正确（1分），洗手（1分）		2	1	0		
		健康宣教：操作目的及意义（1分），注意事项（2分），结果查询时间及地点（2分）		5	3	1	0	
评价		操作规范，严格无菌操作（2分）	10	2	1	0		
		操作过程考虑患者安全和自身防护（3分）		3	2	1	0	
		操作过程和患者有效沟通（3分）		3	2	1	0	
		操作熟练、有序（2分）		2	1	0		
总分			100					

【操作难点及重点】

（1）严格无菌操作，防止造成医源性交叉感染。

（2）标本采集过程中嘱患者向一固定方向注视不动，勿转动眼球，以免误伤正常组织和触及非病变区。

（3）醋酸纤维膜脆性较大，用显微平镊夹取时，一定要夹取边缘且动作轻柔，过度用力易致其破碎。

（4）将醋酸纤维膜贴附于取材部位后，注意观察患者反应。若患者结膜干燥严重，主诉刺痛感明显，可用显微平镊轻轻按压，以缩短贴附时间。

（5）取材后需立即向离心管内注入95%乙醇加以固定，加满即可，注意勿外溢。

【注意事项】

（1）操作者严格执行查对制度。

（2）从离心管中取出和送入纤维膜时，勿触及非取材部位，避免污染，从而影响检查结果。

（3）采集标本后，要为患者滴用抗生素滴眼液，必要时冲洗结膜囊，防止纤维膜碎屑残留成为眼内异物。

（4）采集到的标本需要尽快送往实验室进行处理和分析，以确保结果的准确性。

（5）取材完毕，告知患者注意事项，如患者2小时之内避免揉眼，以免引起角膜上皮擦伤，同时告知患者及陪同家属结果查询的时间及地点。

六、眼部（眼表）病毒DNA检测标本采集技术

病毒是眼部常见的眼内感染病原体之一。对疑似诊为眼部病毒感染的患者进行眼部标本病毒核酸检测已成为明确病因的重要手段，同时也对调整后续治疗方案、预测治疗效果等具有重要意义。

眼部（眼表）病毒DNA检测标本采集技术是指通过用痕量滤纸片的方法或眼表灌洗的方法从患者眼表（包括结膜和角膜等区域）进行样本采集，以便于实验室进行病毒DNA检测的一种标本采集技术。

眼部（眼表）病毒DNA检测标本采集方法有两种，一种是用痕量滤纸片法，可用于聚合酶链式反应（polymerase chain reaction，PCR）检测；一种是用眼表灌洗法，可用于PCR及宏基因测序（metagenomic next-generation sequencing，mNGS）检测。PCR是一项体外基因扩增技术，主要用于诊断眼部感染疾病，特别是由病毒引起的疾病。通过采集患者的眼部样本（如眼结膜或眼泪液）可迅速检测和确认病毒的存在，提供更准确的诊断依据，有助于更早地确定病毒感染。mNGS检测通过分析样本中全部微生物核酸序列达到检测病原体的目的，具有覆盖广、灵敏度高、特异性好、检测能力强等特点。

【操作目的及意义】

为临床明确病因，协助疾病诊断与治疗。

【操作步骤】

1. 评估并解释

（1）患者病情及眼部情况。

（2）患者意识状态、自理能力及合作程度。

2. 操作准备

（1）环境准备：整洁、安静，符合操作要求。

（2）护士准备：按要求着装，"七步洗手法"洗手，戴口罩、医用检查手套。

（3）物品准备：无菌棉签、抗生素滴眼液、免洗手消毒液、记号笔、离心管架、病理标本转运专用箱，根据取材方法另备其他相应所需物品。

①痕量滤纸片法：无菌显微平镊、无DNA酶离心管（内有3~5个采集滤纸片，不需要无菌）、表面麻醉剂，必要时备开睑器。

②眼表灌洗法：1ml无菌注射器或一次性使用采样器，无菌生理盐水（或灭菌注射用水），无DNA酶离心管。

（4）患者准备：取坐位或仰卧位，头部固定。

3. 操作方法

（1）核对：双人查对医嘱，双向核对患者姓名、眼别、取材项目及取材部位。查对病理申请单、医嘱及收费单是否一致，查对收费项目是否齐全，病理申请单栏目是否填写齐全（患者基本信息、主诉、临床诊断、取材部位等）。向患者解释标本采集的目的和配合方法，患者知情同意。

（2）标本采集

①痕量滤纸片法：操作者为患者患眼滴表面麻醉剂2次，每次间隔2~3分钟，充分麻醉。操作者准备好无菌显微平镊及离心管，将离心管放至离心管架上，携至患者身体一侧，打开离心管，右手持显微平镊轻轻夹取离心管内的滤纸片。操作者左手轻轻撑开患者眼睑，嘱患者眼睛向取材部位反方向固视，充分暴露取材部位，右手持显微平镊将已夹取出的滤纸片贴附于取材部位，嘱患者轻轻闭眼，待滤纸片浸润泪液后，用显微平镊轻轻夹取滤纸片边缘，取回放入离心管内，盖好离心管盖子。

②眼表灌洗法：操作者持1ml无菌注射器或一次性使用采样器抽取0.1ml无菌生理盐水或灭菌注射用水，嘱患者向上注视，操作者一只手固定患者眼睑，另一只手将抽取的液体注入患者结膜囊内，嘱患者瞬目，稍待片刻，用1ml无菌注射器或一次性使用采样器轻轻抽取患者该眼表液体，注入无DNA酶离心管内。

（3）贴上打印好的条形码标签或将患者基本信息（姓名、性别、年龄、眼别）及取材日期标注于培养管表面，然后连同离心管架一起放入病理标本转运箱内。

（4）采集标本后，眼内滴用抗生素滴眼液或根据病情酌情选用药物。

（5）操作完毕后，整理用物，洗手。

（6）再次核对患者姓名、眼别、取材项目及取材部位。

（7）告知患者注意事项、查询结果时间及地点。

4. 操作评价　见表5－27、表5－28。

表5－27　眼部（眼表）病毒DNA检测标本采集技术操作考评标准（痕量滤纸片法）

项目		考核要点	总分	评分等级				得分
				A	B	C	D	
仪表		仪表端庄（2分），着护士服（1分），衣帽整洁（2分）	5	5	3	1	0	
评估		患者病情及眼部情况（5分）	15	5	3	1	0	
		患者意识状态（1分）、自理能力（1分）及合作程度（1分），听取患者自主信息和需要（2分）		5	3	1	0	
		解释耐心（1分），指导并告之配合方法（3分），尊重患者知情同意权（1分）		5	3	1	0	
操作前准备		"七步洗手法"洗手（1分），无长指甲（1分），戴口罩及医用检查手套（1分）	5	3	2	1	0	
		备齐物品，放置合理（1分），认真核对（1分）		2	1	0		
操作过程	安全	环境整洁（1分），安排合理（1分）	5	2	1	0		
		患者取坐位或仰卧位（2分），体位舒适（1分）		3	2	1	0	
	准备	物品及药品均在有效期（2分）	10	2	1	0		
		检查离心管内采集纸片数目及完整性（3分）		3	2	1	0	
		用记号笔将患者基本信息及取材日期标注于离心管外表面或打印好条形码标签待用（3分）		3	2	1	0	
		为患者患眼滴2次表面麻醉剂（2分）		2	1	0		
		再次核对医嘱，确认患者姓名、眼别、检查项目及取材部位（5分）		5	3	1	0	
		遵守无菌原则（5分）		5	3	1	0	
		嘱患者保持头位、眼位固定，切勿随意转动眼球（3分）		3	2	1	0	
		分开眼睑动作轻柔（2分），充分暴露取材部位（2分），患者无明显不适（1分）		5	3	1	0	

项目		考核要点	总分	评分等级				得分
				A	B	C	D	
操作过程	眼部（眼表）病毒DNA检测标本采集（痕量滤纸片法）	夹取滤纸片方法正确（2分），无破碎（2分）、无污染（1分）	40	5	3	1	0	
		滤纸片贴附位置准确（5分），方法正确（3分），患者无明显不适（2分）		10	8	5	0	
		将采集后的滤纸片放置入离心管中，无破碎，无污染，无碎屑残留于眼内（3分）		3	2	1	0	
		将打印好的条形码标签贴附于离心管表面或将患者基本信息（姓名、性别、年龄、眼别）及取材日期标注于培养管表面（2分）		2	1	0		
		取材完毕，遵医嘱眼内滴入抗生素滴眼液或涂眼药膏方法正确（2分）		2	1	0		
操作后		合理安置患者（1分），按要求送检标本（2分）	10	3	2	1	0	
		用物处理正确（1分），洗手（1分）		2	1	0		
		健康宣教：操作目的及意义（1分），注意事项（2分），结果查询时间及地点（2分）		5	3	1	0	
评价		操作规范，严格无菌操作（2分）	10	2	1	0		
		操作过程考虑患者安全和自身防护（3分）		3	2	1	0	
		操作过程和患者有效沟通（3分）		3	2	1	0	
		操作熟练、有序（2分）		2	1	0		
总分			100					

表5-28　眼部（眼表）病毒DNA检测标本采集技术操作考评标准（眼表灌洗法）

项目	考核要点	总分	评分等级				得分
			A	B	C	D	
仪表	仪表端庄（2分），着护士服（1分），衣帽整洁（2分）	5	5	3	1	0	
评估	患者病情及眼部情况（5分）	15	5	3	1	0	
	患者意识状态（1分）、自理能力（1分）及合作程度（1分），听取患者自主信息和需要（2分）		5	3	1	0	

续表

项目		考核要点	总分	评分等级				得分
				A	B	C	D	
评估		解释耐心（1分），指导并告之配合方法（3分），尊重患者知情同意权（1分）	15	5	3	1	0	
操作前准备		"七步洗手法"洗手（1分），无长指甲（1分），戴口罩及医用检查手套（1分）	5	3	2	1	0	
		备齐物品，放置合理（1分），认真核对（1分）		2	1	0		
操作过程	安全	环境整洁（1分），安排合理（1分）	5	2	1	0		
		患者取坐位或仰卧位（2分），体位舒适（1分）		3	2	1	0	
	准备	物品及药品均在有效期（2分）	10	2	1	0		
		检查离心管完整性（3分）		3	2	1	0	
		用记号笔将患者基本信息及取材日期标注于离心管外表面或打印好条形码标签待用（3分）		3	2	1	0	
		用1ml无菌注射器或一次性采样器抽取0.1ml无菌生理盐水或灭菌注射用水备用（2分）		2	1	0		
	眼部（眼表）病毒DNA检测标本采集（眼表灌洗法）	再次核对医嘱，确认患者姓名、眼别、检查项目及取材部位（5分）	40	5	3	1	0	
		遵守无菌原则（5分）		5	3	1	0	
		嘱患者保持头位固定、眼睛向上固视（3分）		3	2	1	0	
		固定患者眼睑动作轻柔（2分），暴露下结膜囊，勿过度下拉眼睑（2分），患者无明显不适（1分）		5	3	1	0	
		用1ml无菌注射器或一次性采样器将抽取的液体轻轻注入患者结膜囊内（3分），勿触碰眼球及睑缘、睫毛（2分）		5	3	1	0	
		用1ml无菌注射器或一次性采样器回抽眼表液体（3分），动作轻柔（3分），尽量多加采集（2分），勿抽吸结膜（2分）		10	8	5	0	
		将抽取的眼表液体注入空离心管内（1分），无污染（1分），无泄漏（1分）		3	2	1	0	
		将打印好的条形码标签贴附于离心管表面或将患者基本信息（姓名、性别、年龄、眼别）及取材日期标注于培养管表面（2分）		2	1	0		
		取材完毕，遵医嘱眼内滴入抗生素滴眼液或涂眼药膏方法正确（2分）		2	1	0		

续表

项目	考核要点	总分	评分等级				得分
			A	B	C	D	
操作后	合理安置患者（1分），按要求送检标本（2分）	10	3	2	1	0	
	用物处理正确（1分），洗手（1分）		2	1	0		
	健康宣教：操作目的及意义（1分），注意事项（2分），结果查询时间及地点（2分）		5	3	1	0	
评价	操作规范，严格无菌操作（2分）	10	2	1	0		
	操作过程考虑患者安全和自身防护（3分）		3	2	1	0	
	操作过程和患者有效沟通（3分）		3	2	1	0	
	操作熟练、有序（2分）		2	1	0		
总分		100					

【操作难点及重点】

（1）严格无菌操作，防止造成医源性交叉感染。

（2）标本采集过程中嘱患者向一固定方向注视不动，勿转动眼球，以免误伤正常组织和触及非病变区。

（3）由于眼部标本量小，所以在标本采集时应尽可能多采集标本，而且建议在发病早期或急性期采集标本，采集标本后应立即送检。

【注意事项】

（1）操作者严格执行查对制度。

（2）用痕量滤纸片法进行眼部标本采集时，应尽可能地同时蘸取泪液，以增加 PCR 前病毒核酸的采集量。

（3）从离心管中取出和送入采集纸片时，勿触及非取材部位，避免污染，从而影响检查结果。

（4）采集标本后，为患者滴用抗生素滴眼液，必要时冲洗结膜囊，防止采集滤纸片碎屑残留成为结膜异物。

（5）取材完毕，告知患者注意事项，如患者 2 小时内避免揉眼，以免引起角膜上皮擦伤，同时告知患者及陪同家属结果查询的时间及地点。

（6）病毒标本的运送建议冰盒或冷链进行转运，其储存应在 2～8℃ 的环境中，可临时储存，但最长不应超过 48 小时。

第七节　眼部物理治疗的操作

一、眼睑缘深层清洁技术

眼睑缘深层清洁是治疗睑缘炎及睑板腺功能障碍的重要措施之一，不仅可以去除睑缘碎屑及睑板腺开口固化的分泌物，有效改善睑板腺开口的堵塞情况，有利于药物渗透，可有效减少睑脂堆积和细菌滋生。眼睑缘深层清洁主要适用于各类原因所致的睑缘炎（如脂溢性睑缘炎、细菌性睑缘炎、螨虫感染睑板腺功能障碍等）、干眼及睑板腺功能障碍，对于睑缘有明显破溃、炎症急性期患者、清洁液成分过敏者禁忌行此操作。

【操作目的及意义】

（1）清除睑缘的异常分泌物和碎屑，改善睑板腺开口堵塞的情况。

（2）清除局部微生物。

【操作步骤】

1. 评估并解释

（1）患者病情、年龄、意识状态、心理状态、合作程度。

（2）观察患者眼周皮肤及睑缘情况。

（3）药物过敏史。

（4）患者对疾病及治疗的认知情况。

（5）向患者解释治疗目的和配合方法，告知患者注意事项。

2. 操作准备

（1）环境准备：整洁、安静，光线充足，室温应保持在 25 ± 2℃。

（2）护士准备：按要求着装，"七步洗手法"洗手，戴口罩。

（3）物品准备：治疗车、治疗单、睑缘清洁仪、一次性无菌刷头、清洁液、生理盐水、无菌棉签、眼表面麻醉剂、抗生素滴眼液、消毒换药盘、生活及医疗垃圾桶、快速手消毒液。仪器处于备用状态。

（4）患者准备：取仰卧位，指导患者眼部卸妆，配戴隐形眼镜者取下镜片。

3. 操作方法

（1）严格执行查对制度，使用两种以上方式核对患者姓名、性别、年龄、眼别、治疗项目。检查物品规格、质量标签、有效期。

（2）协助患者取仰卧位。

（3）用清洁液清洁眼周皮肤，滴表面麻醉剂 1~2 滴。

（4）消毒换药盘中倒入少量清洁液，将一次性刷头浸入清洁液 15 秒，直至海绵刷头完全浸湿。

（5）将睑缘清洁仪接通电源，安装一次性无菌刷头并卡紧。

（6）开启清洁仪，通过刷头的旋转去除多余的液体后将清洁仪立于专用底座上（图 5 - 29）。

（7）再次核对医嘱、患者姓名、性别、年龄、眼别、治疗项目。

（8）再次开启清洁仪，嘱患者向上看，操作者轻压患者下睑，充分暴露下睑缘，"执笔式"握住清洁仪手柄，海绵刷头顶端轻触患者睑缘，从内眦至外眦缓慢匀速移动，持续 15 ~ 20 秒，重复 2 ~ 4 次（图 5 - 30）。

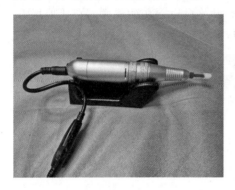

图 5 - 29　清洁仪

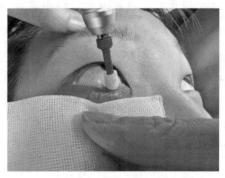

图 5 - 30　清洁下睑缘

（9）再次蘸取清洁液浸湿刷头，以同样的方式清洁上睑缘（图 5 - 31）。

（10）嘱患者闭眼，以同样的方法清洁患者睫毛根部（图 5 - 32）。

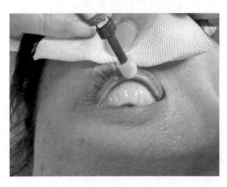

图 5 - 31　清洁上睑缘

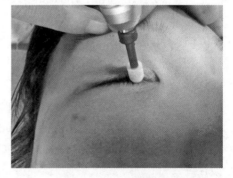

图 5 - 32　清洁睫毛根部

（11）双眼治疗时，应更换刷头，以同样方式清洁对侧上下眼睑及睫毛根部。

（12）完成清洁后，用生理盐水棉签擦净眼周皮肤，滴用抗生素眼药。

（13）观察眼部症状及睑缘清洁情况。

（14）操作完毕，整理用物，洗手、签字。

（15）再次核对医嘱及患者信息。

（16）告知患者注意事项。

4. 操作评价 见表 5 - 29。

表 5 - 29 眼睑缘深层清洁技术操作评价标准

项目		考核要点	总分	评分等级				得分
				A	B	C	D	
仪表		仪表端庄（2分），着护士服（1分），衣帽整洁（2分）	5	5	3	1	0	
评估		患者病情（1分）、意识状态（1分）、心理状态（1分）、自理程度（1分）、合作程度（1分）、疾病和治疗认知情况（1分）、过敏史（1分）	15	7	5	3	0	
		患者睑缘情况（2分），眼周皮肤情况（1分）		3	2	1	0	
		耐心解释操作目的及方法（2分），指导患者配合（2分），听取患者自主信息和需要（1分）		5	3	1	0	
操作前准备		"七步洗手法"洗手（1分），无长指甲（1分），戴口罩（1分）	5	3	2	1	0	
		备齐物品，放置合理（1分），仪器处于备用状态（1分）		2	1	0		
操作过程	安全	环境整洁（1分），温湿度适宜（1分）	5	2	1	0		
		患者取仰卧位（2分），体位舒适（1分）		3	2	1	0	
	准备	检查物品质量、标签、有效期（2分）	10	2	1	0		
		清洁眼周皮肤（1分），滴表面麻醉剂（1分）		2	1	0		
		一次性刷头浸入清洁液方法正确（1分），时间合理（1分）		2	1	0		
		安装无菌刷头方法正确（2分）		2	1	0		
		开启清洁仪正确（1分），去除刷头多余液体（1分）		2	1	0		
	眼睑缘深层清洁	再次核对患者姓名、年龄、性别、眼别、治疗项目（5分）	40	5	3	1	0	
		暴露睑缘方法正确（3分）、充分（2分）		5	3	1	0	
		清洁仪使用正确（5分）		5	3	1	0	
		睑缘清洁方法正确（5分），时间合理（2分）		7	5	3	0	

续表

项目		考核要点	总分	评分等级				得分
				A	B	C	D	
操作过程		睫毛根部清洁方法正确（5分），时间合理（2分）	7	7	5	3	0	
		清洁眼周皮肤（3分），滴抗生素眼药（2分）		5	3	1	0	
		观察眼部情况（3分）、睑缘清洁情况（3分）		6	4	2	0	
操作后		合理安置患者（2分）	10	2	1	0		
		用物处理正确（1分），洗手（1分），记录（1分）		3	2	1	0	
		健康宣教：注意事项（5分）		5	3	1	0	
评价		操作规范（2分）	10	2	1	0		
		操作过程考虑患者安全（3分）		3	2	1	0	
		操作过程和患者有效沟通（3分）		3	2	1	0	
		操作熟练、有序（2分）		2	1	0		
总分			100					

【操作难点及重点】

1. 全面评估

（1）患者病情：评估患者如有癫痫病、心脏病、甲状腺功能亢进或呼吸系统疾病等，应特别慎重使用表面麻醉剂。

（2）眼周皮肤及睑缘情况：对于睑缘有明显破溃、急性炎症者禁忌行此操作；分泌物较多者，操作前用生理盐水擦拭，操作过程中随时评估睑缘清洁程度，清洁程度较差者，适当增加清洁次数。

（3）合作程度：操作前滴用表面麻醉剂，便于患者很好地配合，对于过度紧张患者，操作前应耐心解释操作目的及意义和配合事项，增强患者对疾病和治疗的认知，提高合作程度。

2. 清洁力度

由浅入深，循序渐进，开始时可先采用低速模式让患者适应此项治疗，若患者无不适感，可调高刷头转速。

3. 避免角结膜损伤

由清洁过程中刷头触及患者角膜及结膜所致，主要表现为患者主诉睁眼困难、异物感、刺激感、流泪等，应及时通知医生，必要时行荧光素染色检查，确定有无角膜上皮损伤，遵医嘱用药或随诊复查。睑缘清洁过程中，嘱患者向相反方向注视，随时观察角膜位置，关注患者反应，避免损伤。

4. 预防感染　睑缘清洁操作过程中，严格控制感染。

（1）安装清洁刷头时避免污染刷头的海绵部位。

（2）若双眼治疗时，进行另一侧睑缘清洁前应更换清洁刷头。

（3）完成清洁后，擦净眼周皮肤，滴用抗生素眼药预防感染。

5. 眼睑缘清洁常用方法　包括用稀释的无泪配方婴儿浴液或使用含有次氯酸、茶树油等有效成分的专用睑缘清洁湿巾擦拭睑缘，对于考虑为睑缘细菌感染、局部炎性反应严重及蠕形螨感染较重者，可应用专用设备深度清洁睑缘，一般每天清洁 1~2 次，维持 1~3 个月，具体疗程根据患者病情决定。

【注意事项】

（1）如患者睑缘有明显的脂栓可先用眼科刮匙刮出。

（2）使用表面麻醉剂后，嘱患者勿揉擦眼部，直至麻醉作用失效（具体失效时间依据不同表面麻醉剂而定），以免造成角膜损伤。

（3）刷头的旋转方向应由鼻侧向颞侧旋转，尽可能避免清洁液溅入眼内。

（4）使用过程中，刷头在同一位置清洁停留时间不宜超过 3s。

（5）清洁过程中应避免刷头触及患者角膜及结膜，以免造成角结膜损伤。

（6）清洁刷头为一次性耗材，每侧眼使用一只刷头，勿重复使用。

（7）清洁过程中患者会有轻微瘙痒感，如患者有疼痛感或其他不适感，应停止操作。

（8）清洁后 10 分钟内不建议热敷。

二、眼部雾化熏蒸操作技术

眼部雾化熏蒸是临床常见的治疗干眼症的方法，通过熏蒸将液体直接作用于眼部，通过熏蒸的蒸汽作用提升眼睑表面温度，加速血液循环，促进药物吸收，发挥活血、促进泪液分泌的作用，同时软化、溶解腺体中脂肪颗粒，改善睑板腺堵塞情况。眼部雾化熏蒸主要适用于黏蛋白功能障碍、睑板腺堵塞或者部分缺损退化导致的干眼，以及视疲劳、视频终端综合征等疾病者；对于眼部有严重炎症、皮肤破损及精神障碍患者等禁忌此操作。

【操作目的及意义】

（1）促进睑脂熔化，改善睑板腺分泌功能。

（2）促进眼周血液循环，减轻炎症，缓解干眼症状。

【操作步骤】

1. 评估并解释

（1）患者病情、年龄、意识状态、心理状态、合作程度。

（2）观察患者眼部及周围皮肤情况。

（3）药物过敏史。

（4）患者对疾病及治疗的认知情况。

（5）向患者解释治疗目的和配合方法，告知患者注意事项。

2. 操作准备

（1）环境准备：整洁、安静，光线充足，室温应保持在 25 ± 2℃。

（2）护士准备：按要求着装，"七步洗手法"洗手，戴口罩。

（3）物品准备：雾化熏蒸机、雾化眼罩、"Y"形波纹管路、灭菌注射用水、药液、无菌棉签、快速手消毒液。仪器处于备用状态。

（4）患者准备：取坐位。

3. 操作方法

（1）严格执行查对制度，使用至少两种以上方式核对患者姓名、性别、年龄、治疗项目、药物名称及剂量。检查物品规格、质量标签、有效期。

（2）协助患者取舒适坐位。

（3）用无菌棉签为患者清除眼周分泌物。

（4）在雾化熏蒸机水槽内加入适量灭菌注射用水至刻度线以上。药杯中注入雾化用药液，保持雾化罐直立，避免药液漏出。

（5）打开雾化熏蒸机，将"Y"形波纹管路（图 5 - 33）两端分别连接至熏蒸机及蒸汽眼罩上。

（6）再次核对医嘱及患者信息。

（7）协助患者戴好雾化眼罩，将眼罩出雾口朝镜面方向（图 5 - 34）。

（8）调节熏蒸模式、熏蒸温度、时间，开始治疗。治疗时间为 15 ~ 20 分钟，治疗过程中雾化温度经加热后逐渐上升，直至眼周温度保持在 40 ~ 43℃。

（9）按启动键开始治疗，治疗过程中嘱患者睁眼并自然眨眼。

（10）治疗结束后，协助患者摘除眼罩，用消毒棉签清洁患者眼周分泌物及水迹。

（11）关闭雾化熏蒸机，将管路及眼罩浸泡于浓度为 0.05% 的 84 消毒液内消毒。

（12）观察患者熏蒸后反应，眼部及周围皮肤情况。

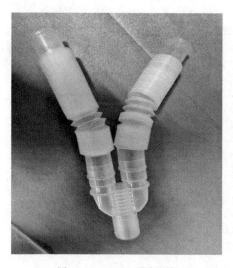

图 5 - 33　"Y"形波纹管

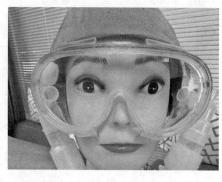

图 5 - 34　面罩的正确佩戴方法

（13）操作完毕，整理用物，洗手，签字。

（14）再次核对医嘱及患者信息。

（15）告知患者注意事项。

4. 操作评价　见表 5 - 30。

表 5 - 30　眼部雾化熏蒸护理操作评价标准

项目	考核要点	总分	评分等级				得分
			A	B	C	D	
仪表	仪表端庄（2分），着护士服（1分），衣帽整洁（2分）	5	5	3	1	0	
评估	患者病情（1分）、意识状态（1分）、心理状态（1分）、自理程度（1分）、合作程度（1分）、疾病和治疗认知情况（1分）、药物过敏史（1分）	15	7	5	3	0	
	患者眼部情况（2分）、眼周皮肤情况（1分）		3	2	1	0	
	耐心解释操作目的及方法（2分），指导患者配合（2分），听取患者自主信息和需要（1分）		5	3	1	0	
操作前准备	"七步洗手法"洗手（1分），无长指甲（1分），戴口罩（1分）	5	3	2	1	0	
	备齐物品，放置合理（1分），仪器处于备用状态（1分）		2	1	0		

项目		考核要点	总分	评分等级				得分
				A	B	C	D	
操作过程	安全	环境整洁（1分），温湿度适宜（1分）	5	2	1	0		
		患者取坐位（2分），体位舒适（1分）		3	2	1	0	
	准备	检查物品质量、标签、有效期（2分）	5	2	1	0		
		清洁眼周皮肤（1分），灭菌注射用水加至刻度线以上（2分）		3	2	1	0	
		药液倒入专用药碗（2分），药碗放于正确位置（3分）	5	5	3	1	0	
	眼部雾化熏蒸	再次核对患者姓名、年龄、性别及药物名称、剂量、用法（5分）	40	5	3	1	0	
		协助患者戴好眼罩（5分）		5	3	1	0	
		眼罩出入口朝向镜面方向（5分）		5	3	1	0	
		正确调节熏蒸模式（4分）、时间（3分）、温度（3分）		10	6	4	0	
		指导患者配合，自然眨眼，不闭眼（5分）		5	3	1	0	
		协助患者摘除眼罩（3分），清洁眼周（2分）		5	3	1	0	
		观察患者熏蒸后反应（3分），检查眼部情况（2分）		5	3	1	0	
操作后		合理安置患者（2分）	10	2	1	0		
		用物处理正确（1分），洗手（1分），记录（1分）		3	2	1	0	
		健康宣教：注意事项（5分）		5	3	1	0	
评价		操作规范（2分）	10	2	1	0		
		操作过程考虑患者安全（3分）		3	2	1	0	
		操作过程和患者有效沟通（3分）		3	2	1	0	
		操作熟练有序（2分）		2	1	0		
总分			100					

【操作操作难点及重点】

1. 全面评估

（1）患者病情：严重心脏病、严重高血压、急性炎症期、皮肤温度感觉缺失者等禁忌此操作。

（2）眼周皮肤情况：眼部有严重炎症、皮肤破损及精神障碍患者等禁忌此操作。

（3）合作程度：对于过度紧张患者，操作前应耐心解释操作目的及意义和配合事项，增强患者对疾病和治疗的认知，提高合作程度。

2. 重点观察

（1）操作过程中，雾化眼罩需贴紧患者面部，以免漏气影响治疗效果。

（2）眼罩出雾口朝向镜面方向，以免直吹患者眼部引起患者不适。

（3）治疗过程中，波纹管无压折或延伸过长，以免造成眼罩内雾气不足或温度降低，从而影响治疗效果。

（4）嘱患者保持双眼睁开，可间断闭眼休息调节。询问患者有无眼部不适、恶心、呛咳等症状，如出现胸闷气促、呛咳严重，应立即停止。

3. 雾化　是在熏蒸的基础上发展而来的，并可与超声连用。超声雾化可以将药物的有效成分通过超声振动雾化成微细的分子，形成雾滴充于眼罩，使其均匀、持续、全面作用于患眼的角膜、结膜；同时，雾化产生的蒸汽可透过皮肤角质层和真皮层进入毛细血管，作用于眼部后能加快患者眼周的血液循环，提升细胞活力和组织再生能力。因此，雾化熏蒸过程中，确保治疗的有效性和连续性，观察和评估雾气的量和温度，保证雾化时间，从而达到治疗效果。

【注意事项】

（1）所用物品需清洁消毒，用具一人一份，避免交叉感染。准备用物时仔细检查机器各部分连接是否完好，应轻取轻放。将雾化杯与配件逐一连接，检查连接处是否紧固，防止雾化过程中脱落。

（2）水槽内的灭菌注射用水不能低于水槽刻度线，以免仪器报警，中断治疗。

（3）注入雾化液时不得超过杯身标明最大刻度范围，雾化罐内雾化液过少，影响正常雾化时，不需关机，从盖上的小孔注入雾化液即可。

（4）雾化过程中，嘱患者保持双眼睁开，可间断闭眼休息调节。注意观察患者有无呛咳，及时调整雾化量；雾化时间不宜过长，雾化时间一般为15~20分钟。

（5）设备的工作环境温度应保持在25±2℃，确保温度传感器连接到波纹管路，设备温度设置为25~37℃，加热管温度叠加后，相应眼部温度可恒温到31~43℃。

（6）波纹管雾化进口插入眼罩，朝向眼罩镜片方向喷发，波纹管在患者脸部以先向前延伸再向下弯折为宜。

（7）使用后的雾化眼罩和波纹管路用浓度为 0.05% 的 84 消毒液浸泡 30 分钟，清水彻底冲洗，晾干。在确保清洁的情况下最长使用周期不得超过一个疗程。中药雾化后各种管道均有色素沉着，需及时浸泡、清洗、消毒，实行一人一管，待 1 个疗程结束后废弃处理。

三、睑板腺按摩技术

睑板腺按摩是通过物理的方法挤压清除睑板腺内异常堆积的分泌物，使睑板腺管通畅的一种护理操作技术。

【操作目的及意义】

疏通睑板腺开口，清除睑板腺异常分泌物，减轻睑板腺阻塞患者的临床症状。

【操作步骤】

1. 评估并解释

（1）患者眼部一般情况：有无分泌物，结膜是否充血，睑缘有无红肿，眼周皮肤有无破溃，睑板腺开口有无脂栓阻塞，是否配戴隐形眼镜等。

（2）患者全身状况：有无高血压及心脏病史。

（3）患者意识状态、自理能力及合作程度。

（4）患者药物过敏史。

（5）患者既往行睑板腺按摩情况。

（6）告知：向患者解释治疗目的、配合方法及注意事项，患者知情同意。

2. 操作准备

（1）环境准备：整洁、安静，符合操作要求。

（2）护士准备：按要求着装，"七步洗手法"洗手，戴口罩。

（3）物品准备：无菌睑板或无菌按摩镊、抗生素滴眼液、抗生素眼药膏、表面麻醉剂、无菌棉签、免洗手消毒液。

（4）患者准备：取舒适平卧位，头部固定。

3. 操作方法

（1）核对：查对医嘱，确认患者姓名、眼别。

（2）点表面麻醉剂：为患者点表面麻醉剂 2 次，每 3 ~ 5 分钟一次，每次 1 ~ 2 滴。嘱患者轻闭双眼。

（3）调试显微镜处于功能位，使目镜瞳距、放大倍率及亮度适宜（亮度不宜过大，否则患者会因畏光而无法睁眼配合操作)。

（4）睑板腺按摩

①眼睑板按摩法：从无菌器械盒中取出无菌眼睑板，并在其凹面上均匀涂抹适量抗生素眼药膏。嘱患者向下方注视，用棉签轻轻牵拉开患者上睑，睑板凹面朝下置于上眼睑内，用棉签沿睑板腺走向从上到下、由内眦到外眦挤压按摩上眼睑，将潴留于导管内的分泌物压出，使睑板腺管通畅，用棉签将挤出的分泌物清理干净。同时观察患者的反应，同理按摩下眼睑及对侧眼睑（图5-35、图5-36）。

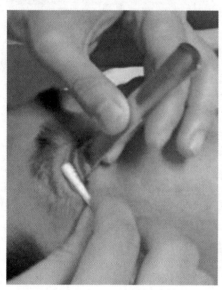
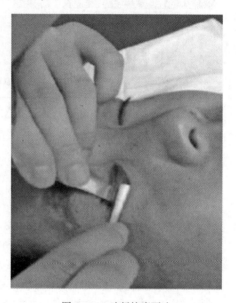

图5-35　睑板按摩上睑　　　　　　　　图5-36　睑板按摩下睑

②按摩镊法：从无菌器械盒中取出无菌眼用按摩镊，嘱患者向下方注视，用棉签轻轻牵拉开患者上睑，将按摩镊头端的一侧置于上眼睑内，沿睑板腺管走向从上至下、由内眦到外眦轻柔挤压按摩上眼睑，将潴留于管内的分泌物压出，使睑板腺管通畅，用棉签将挤出的分泌物清理干净。同时观察患者的反应。同理按摩下眼睑及对侧眼睑，注意始终保持按摩镊头端一侧在眼睑内，另一侧在眼睑外（图5-37、图5-38）。

（5）按摩完成后取出眼睑板或按摩镊，清洁眼周（睑缘）并滴抗生素滴眼液以预防感染。

（6）操作完毕后，整理用物（眼睑板或按摩镊用清水冲洗后待高温灭菌），洗手。

（7）再次核对患者姓名、眼别。

（8）告知患者注意事项。

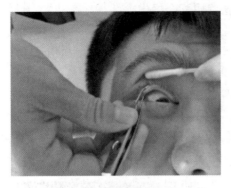

图 5-37　按摩镊按摩上睑

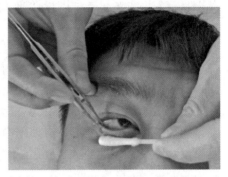

图 5-38　按摩镊按摩下睑

4. 操作评价　见表 5-31。

表 5-31　睑板腺按摩技术评价标准

项目		考核要点	总分	评分等级				得分
				A	B	C	D	
仪表		仪表端庄（2分），着护士服（1分），衣帽整洁（2分）	5	5	3	1	0	
评估		患者意识状态（1分）、自理能力（1分）及合作程度（1分）	15	3	2	1	0	
		患者眼部一般情况：有无分泌物，结膜是否充血，睑缘有无红肿，眼周皮肤有无破溃，睑板腺开口有无脂栓阻塞，是否配戴隐形眼镜等（5分）		5	3	1	0	
		患者全身状况（1分）及既往行睑板腺按摩情况（1分）		2	1	0		
		患者药物过敏史（2分）		2	1	0		
		解释耐心（1分），指导并告之配合方法（1分），尊重患者知情同意权（1分）		3	2	1	0	
操作前准备		"七步洗手法"洗手（1分），无长指甲（1分），戴口罩（1分）	5	3	2	1	0	
		备齐物品，放置合理（1分），认真核对（1分）		2	1	0		
操作过程	安全	环境整洁（2分），安排合理（1分）	5	3	2	1	0
		患者体位正确、舒适（2分）		2	1	0		
	准备	严格执行查对制度，检查药品、物品有效期（2分）		2	1	0		

续表

项目		考核要点	总分	评分等级				得分
				A	B	C	D	
操作过程	准备	调试显微镜处于备用状态（3分）	10	3	2	1	0	
		物品备齐（1分），放置合理（1分），操作环境安全（1分）		3	2	1	0	
		点表面麻醉剂方法正确（2分）		2	1	0		
	睑板腺按摩	使用眼睑板时，在其凹面涂适量抗生素眼药膏（1分），涂抹均匀（1分）	40	2	1	0		
		使用按摩镊按摩上下眼睑时，注意始终保持按摩镊头端一侧在眼睑内，另一侧在眼睑外（5分）		5	3	1	0	
		熟悉显微镜使用方法（2分），放大倍数及亮度适宜（1分）		3	2	1	0	
		嘱患者向反方向注视，避开角膜（5分）		5	3	1	0	
		眼睑板或按摩镊握持手法正确，缓慢插入（2分），插入角度、深度适宜（3分）		5	3	1	0	
		按摩手法正确，左手用棉签牵拉眼睑，右手持眼睑板或按摩镊沿睑板腺管走向由内至外"驱赶式"挤压按摩（5分）；同时观察患者反应，及时调整按摩力度（2分），力度适中，以患者能耐受为宜（3分）		10	8	6	0	
		按摩时注意观察挤出的睑脂量、颜色及性状（3分），及时清理干净（2分）		5	3	1	0	
		按摩后为患者滴抗生素滴眼液（2分），拭去溢出的药液（1分）		3	2	1	0	
		操作过程中及时与患者沟通，安抚指导患者配合方法（2分）		2	1	0		
操作后		合理安置患者（2分）	10	2	1	0		
		用物处理正确（2分），洗手（1分）		3	2	1	0	
		健康宣教：操作目的及意义（1分），注意事项（4分）		5	3	1	0	

续表

项目	考核要点	总分	评分等级				得分
			A	B	C	D	
评价	操作规范，严格无菌操作（2分）	10	2	1	0		
	操作过程考虑患者安全（3分）		3	2	1	0	
	操作过程和患者有效沟通（3分）		3	2	1	0	
	操作熟练、有序（2分）		2	1	0		
总分		100					

【操作难点及重点】

（1）操作中应严格无菌技术、操作者须熟悉眼睑解剖及睑板腺走向等基本知识（图5–39）。

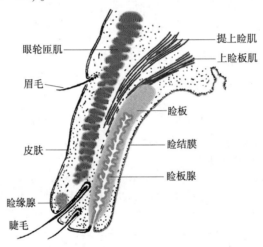

图5–39 睑板腺解剖示意图

（2）进行按摩时，嘱患者向所按摩眼睑相反方向注视，以免擦伤角膜上皮。

（3）注意按摩手法及力度，按摩的力度要适中，不可过重。操作过程中随时沟通，询问和关注患者感受，观察患者的耐受程度，发生明显不适者应立即停止操作。

（4）正确使用眼睑板或按摩镊。睑板（镊）一人一用，不可一板（镊）多用。根据患者睑裂大小选择适宜的睑板头端。睑板置于眼内时动作轻柔，放置不宜过平，以免损伤角膜。放入眼睑不可过深，以免损伤结膜，操作过程中不可压迫眼球。使用按摩镊时，注意始终保持按摩镊头端一侧在眼睑内，另一侧在眼睑外。

（5）睑板腺按摩由于操作者技术及患者个体等多方面的因素，操作后仍会出现患者睑缘发红、刺痛，眼部不适甚至结膜充血等眼部情况，操作前应向患者做好解释工作，消除其紧张、恐惧心理。

（6）继续治疗需间隔至少 1～2 天，方可使治疗时受损的结膜表面及各腺体得以修复。

【注意事项】

（1）操作前耐心做好解释工作，告知患者操作时眼睑会有一定的疼痛感，以取得患者配合。

（2）操作中操作者动作应轻柔，勿用力压迫眼球且眼睑板不要紧贴眼球，以免损伤角膜。

（3）操作完毕后嘱患者 2 小时内勿揉眼，以免引起角膜上皮损伤，如发生眼酸痛、流泪、烧灼感、异物感、视物模糊等现象及时就医。

（4）嘱患者保持眼部清洁，遵医嘱正确使用眼药，并按时复查。

（5）健康教育：睑板腺也是人体最大的皮脂腺，其分泌受多种因素影响。强调患者日常生活卫生及饮食习惯具有重要意义，告知患者平时应勤洗手，及时清洗眼部分泌物。饮食要以低脂肪、易消化、富含维生素食物为主，嘱患者禁烟、酒，避免吃辛辣刺激食物。指导患者热敷及正确的自我按摩方法。

四、眼部 OPT 治疗技术

OPT 技术即优化脉冲光技术（optimal pulse technology，OPT），是运用三维设计概念：能量叠加＋脉宽/间隔＋脉冲波形，提供优化、安全的光脉冲治疗。OPT 通过强光照射，封闭眼睑周围异常扩张的毛细血管，消除引发睑板腺功能障碍的炎症因子及蠕形螨，降低眼睑细菌载量。同时可恢复睑板腺低氧状态，促进睑板腺上皮细胞分化。光热作用还可疏通睑板腺，软化并促进睑脂的分泌和排出。

【操作目的及意义】

适用于干眼、睑板腺功能障碍、睑缘炎、睑板腺囊肿患者。

（1）消除睑板腺炎症的来源：通过减少睑缘扩张血管，改善睑缘充血并减少炎症介质。

（2）减少细菌及螨虫生长，减少炎症，治疗睑板腺功能障碍和干眼症。

（3）通过强脉冲光加热使睑脂溶化，从而疏通堵塞的睑板腺。

【操作步骤】

1. 评估并解释

（1）患者病情，眼部无充血、水肿、异常分泌物、睑球粘连等眼表异常情况，OPT 治疗部位皮肤情况及有无配戴角膜接触镜，以及既往有无眼部/眼周手术史。评估眼周有无瘢痕、红肿、破溃，治疗前 1 月内眼周皮肤是否有晒黑、过敏、皮炎等异常情况，是否有过带状疱疹、系统性红斑狼疮、紫外线过敏等病史，是否在治疗前 1 年内接受头颈部放、化疗或治疗后 8 周内拟行放疗。

（2）药物过敏史。

（3）患者意识状态、心理状态、合作程度。

（4）患者及家属对治疗知识的了解情况。

（5）向患者解释治疗目的、配合方法和操作后并发症，患者知情同意，指导患者正确签署知情同意书。

（6）机器使用情况，如外观，线路连接情况，激光手柄有无损坏，蒸馏水是否充足。

2. 操作准备

（1）环境准备：整洁、安静，符合操作要求。

（2）护士准备：按要求着装，"七步洗手法"洗手，戴口罩。

（3）物品准备：优化脉冲光机器、超声耦合剂、清洁纱布、无菌棉签、免洗手消毒液、型号适宜的无菌眼盾（上眼睑治疗时用）、表面麻醉剂、抗生素滴眼液及眼药膏、面巾纸、洁面乳或卸妆液、保湿乳、防晒霜、防护镜等。

（4）患者准备：取仰卧位或坐位，头部固定。

3. 操作方法

（1）查对医嘱：核对患者姓名、眼别及知情同意书签署情况。

（2）嘱患者清洁面部：嘱患者用流动水清洗面部，化妆者需进行卸妆，彻底清洁皮肤。

（3）按照标准流程进行开机，遵医嘱调试治疗参数（OPT 或 AOPT），使机器处于备用状态。

①将设备接上电源，插上 Interlock。

②打开设备主机后方电源总开关。

③按下设备前方绿色开关键，指示灯亮，设备启动。

④在 Login 界面输入密码后，按"OK"键。

⑤点击相应治疗头，设备自检"Self Test"，然后进入治疗界面。

⑥点击界面左上方"听诊器"按钮，进入界面，点击"By Name"按钮。

⑦OPT 参数选择：选择"OPT"后点击"OK"按钮，进入 OPT 治疗参数，能量选择 10~14J，一般选择 12。

⑧AOPT 参数选择：点击界面"A"按钮，进入"By Name"界面，选择"AOPT"后，点击"OK"按钮，进入 AOPT 治疗参数选择。

⑨治疗参数选择完毕，点击"Ready"按钮。

（4）眼部保护：为患者点表面麻醉剂 1 次，为患者配戴适宜的无菌眼盾，在其凹面涂适量抗生素眼药膏，嘱患者向上方注视，将眼盾下缘放入患者下穹窿；嘱患者向下方注视，将眼盾上缘放入患者上穹窿，注意动作轻柔，切勿擦伤患者角膜。

（5）在治疗部位涂抹适量超声耦合凝胶，厚度 2～3mm，以帮助皮肤局部降温，并充分覆盖睫毛。

①下睑：治疗部位从一侧耳屏至另一侧耳屏。涂抹范围：上至下睑缘，下至颧骨水平，两侧至发际前缘。

②上睑：治疗部位为双上睑皮肤涂抹范围：内眦部至外眼角之间皮肤，不包含鼻部区域。

（6）按照标准流程进行 OPT 治疗。操作者佩戴防护镜，手持治疗把手，按下机器界面上"Standby"，将探头竖放轻轻触及治疗部位，同时按下把手上按钮释放光斑。依据预设置参数在颧骨边侧区域做 1～2 个测试光斑，通过观察皮肤的变化和询问患者的主观感受调整至合适参数。沿无菌眼盾下缘从耳前区向鼻翼移动激光头，通常主要照射眼睑部，根据睑裂大小，每侧上、下睑各照射 2～3 次，每两次间覆盖范围不超过激光头面积的 1/3。重复操作 2 遍，全部完成 16～24 次。

（7）治疗过程中注意观察患者反应，嘱其一定闭眼，注意安抚与沟通，以缓解患者紧张情绪。

（8）治疗结束，将患者面部耦合凝胶擦拭干净，轻柔取下无菌眼盾，进行热敷后行睑板腺按摩，效果更佳。

（9）使用棉签清洁睑缘，为患者滴抗生素滴眼液，告知患者操作后注意事项。

（10）再次核对患者姓名、眼别。

（11）对治疗区皮肤进行冷敷 20 分钟，观察治疗区皮肤情况，激光治疗区皮肤涂防晒霜。

（12）整理用物：正确关闭机器，按消毒隔离原则分类处理物品，无菌眼盾清洗干净后送供应室高温灭菌，激光头用 75% 乙醇擦拭消毒。

（13）操作者洗手，记录，将患者基本信息记录在治疗登记本上。

4. 操作评价　见表 5 - 32。

表 5 - 32 眼部 OPT™ 治疗技术评价标准

项目		考核要点	总分	评分等级				得分
				A	B	C	D	
仪表		仪表端庄,服装鞋帽整洁、干净(3分)	5	3	2	1	0	
		洗手(1分),无长指甲(1分)		2	1	0		
评估		了解患者年龄、病情、眼部情况、合作程度(3分)	10	3	2	1	0	
		讲解治疗目的及方法(4分)		4	3	2	0	
		与患者交流时态度和蔼、语言规范(3分)		3	2	1	0	
操作前准备		检查机器外观、线路连接情况、激光手柄无损坏(3分)	10	3	2	1	0	
		评估蒸馏水量是否充足(2分)		2	1	0		
		操作人员佩戴激光防护镜(5分)		5	4	3	2	
操作过程	安全	环境整洁、安静、舒适避光(3分)	3	3	2	1	0	
	准备	协助患者摆好体位(3分)	7	3	2	1	0	
		清洁治疗区域皮肤(4分)		4	3	2	1	
	眼部OPT治疗	核对患者姓名、检查项目、眼别(5分)	40	5	4	3	2	
		开机操作流程正确(3分),治疗参数调整正确(2分)		5	4	3	2	
		为患者配戴无菌眼盾方法正确(5分)		5	4	3	2	
		选择治疗部位准确(5分)		5	4	3	2	
		OPT操作手法正确(5分)		5	4	3	2	
		术后患者皮肤冷敷方法正确(5分)		5	4	3	2	
		激光手柄及探头清洁、放置方法正确(5分)		5	4	3	2	
		操作完毕后告知患者注意事项(5分)		5	4	3	2	
操作后		观察治疗区皮肤情况(5分)	10	5	4	3	2	
		用物处理方法正确(3分),洗手(2分)		5	3	1	0	
评价		对待患者态度和蔼、有耐心(2分),操作过程与患者有效沟通(3分)	15	5	4	3	2	
		操作方法准确(5分),报告书写正确(5分)		10	8	6	4	
总分			100					

【操作难点及重点】

(1)无菌眼盾的嵌入与取出需要极高的精确度,以免擦伤角膜或造成其他眼部损伤。在嵌入无菌眼盾前，确保无菌眼盾凹面涂抹适量抗生素眼药膏，并在操作过程中保持动作轻柔。

（2）OPT 治疗的效果很大程度上取决于治疗参数的精准调控，包括能量、脉宽、间隔及脉冲波形等。不同的患者和眼部状况可能需要个性化的治疗参数。治疗前需仔细评估患者的眼部状况，并遵医嘱调试治疗参数至最佳状态。在治疗过程中，需密切观察患者的反应，并根据需要适时调整治疗参数，如出现皮肤发红、瘢痕处可降低能量照射，避免局部疼痛。

（3）OPT 治疗需要确保治疗区域准确且均匀覆盖，以达到最佳的治疗效果。由于眼部结构的复杂性，治疗区域的准确覆盖存在一定的难度。在治疗前，需仔细规划治疗区域，并在治疗过程中保持治疗探头的稳定与准确移动，确保治疗区域得到全面且均匀覆盖。

（4）在 OPT 治疗过程中，患者需要长时间保持闭眼状态，这可能导致其感到不适或焦虑，影响治疗效果，患者随意转动眼球也可能增加治疗风险。治疗前充分沟通，告知患者治疗过程及可能的不适感，并在治疗过程中不断安抚与沟通，确保患者放松并紧密配合。

（5）治疗结束后，需为患者提供必要的眼部护理指导，并告知其注意事项和下次治疗时间的预约。同时，需建立患者的治疗档案，定期进行随访和复查，以评估治疗效果和是否需要进一步治疗。

（6）注意观察患者的反应和治疗效果，及时发现并处理可能出现的并发症风险，确保治疗的安全性和有效性。

①眼部不适：患者在治疗后可能感到眼部灼热、刺痛、畏光、异物感等不适症状。通常是由于 OPT 治疗过程中的光热作用刺激眼部神经和周围组织所致。如果症状轻微，可通过使用人工泪液或冷敷等方法缓解不适。如果症状持续或加重，应及时告知医生以调整治疗方案。

②结膜炎：如果能量设置过大或患者眼部敏感度较高，可能会引发结膜的炎症反应，表现为眼部充血、分泌物增多，严重时还可能引起水肿。若发生结膜炎，应在医生的指导下使用抗生素滴眼液或眼药膏进行治疗。同时，注意眼部卫生，避免用手揉眼，以免加重感染。

③角膜损伤：OPT 治疗过程中，无菌眼盾的摩擦可能会损伤角膜上皮细胞，导致角膜受损。这会引起疼痛、流泪等症状，严重时可导致视力下降甚至失明。若发生角膜损伤，应立即停止 OPT 治疗并就医。医生会根据损伤程度给予相应的治疗，如使用角膜修复剂、抗生素滴眼液等。同时，患者应注意休息，避免过度用眼。

④眶周及眼睑皮肤损伤：OPT 治疗的强光热作用可能对眶周及眼睑皮

肤造成热损伤，导致局部皮肤灼烧感或红肿。可采用冷敷等方法缓解疼痛和红肿。

⑤红斑/水肿：这是正常治疗反应之一，可持续数小时至数天。术后积极冷敷有助于缓解这些症状。

⑥色素沉着或减退：少数患者可能在治疗后出现色素沉着或减退的情况。这通常与个体肤质和治疗参数设置有关。色素沉着一般需数月至数年自然消退；色素减退则可能需要特殊治疗。

【注意事项】

（1）严格按照操作章程执行操作，防止交叉感染及意外伤害。

（2）操作前仔细评估，认真核对患者基本信息，核查知情同意书签署情况。

（3）操作前充分评估患者是否配戴角膜接触镜，需摘除隐形眼镜或美瞳镜片，治疗用接触镜需与医生和患者确认，治疗后摘除或更换。

（4）使用设备时限制人员进入治疗室，遮挡治疗室所有的门窗以防光泄漏。

（5）操作前后向患者交待注意事项及可能发生的不良反应，每次操作完毕，告知患者务必返回就诊医生处进行治疗后的检查及下次治疗时间的预约。

（6）OPT治疗完毕，遵医嘱立即为患者进行睑板腺按摩治疗。

（7）OPT治疗3~4次为1个疗程，每次间隔2~4周，单次疗程通常为2~4个月，也可根据治疗情况延长疗程以巩固治疗效果。

（8）每次治疗完毕，将患者基本信息登记在OPT治疗登记本上，并将知情同意书进行留存，以备查阅。

（9）为患者眼睛嵌入无菌眼盾时，需在无菌眼盾凹面涂适量消炎眼药膏，注意动作轻柔，勿擦伤角膜。

（10）治疗时必须保护好患者的眼睛，患者配戴无菌眼盾，操作人员佩戴专用激光防护镜，任何人员不得直视激光手柄光发射末端，以防眼伤害。治疗时，发射探头一定紧贴患者面部皮肤，以免漏光及减弱效果。

（11）仪器维护：取用激光把手时，轻拿轻放；光波导用75%乙醇定期擦拭；在将治疗头插入之前，先将光导凝胶擦拭干净；从处理头上拆卸光波导组件时，不可用蛮力，将治疗头放置在储存盒。

（12）皮肤管理

①患者清洁面部，卸妆。

②操作前激光区域涂医用耦合剂，涂抹要均匀，厚度在2~3mm。

③操作中根据患者面部颜色，选择合适的能量。照射前，可使用棉签按压、固定睫毛，保证照射效果并避免睫毛灼伤。

④术后治疗区皮肤冷敷 20 分钟，观察皮肤情况，涂抹 30SPF 以上防晒霜保护皮肤。

⑤治疗后注意防晒（尤其治疗后 1 周内），可采取减少户外活动时间、打伞、戴帽、戴墨镜、外用防晒霜等措施。

⑥治疗后 1 周内，凉水轻柔洗脸并外用无刺激保湿护肤品。

⑦避免面部按摩、外用祛角质护肤品，避免使用美白、祛斑等功能性护肤品，避免蒸桑拿等出汗多的活动。

⑧治疗后 1 周内，建议每 2 天外用一次温和、无刺激的面膜。

五、眼部脓肿切开引流技术

（一）睑板腺炎切开引流技术

切开引流技术是针对眼睑腺体及睫毛毛囊的急性化脓性炎症，脓肿形成后如未破溃或破溃后排脓不畅时所采取的一种治疗手段。

【操作目的及意义】

睑板腺炎症已局限，化脓部位有波动感，出现黄白色脓点时，及时进行切开排脓，减轻炎症反应，促进早日愈合。其中包括化脓后的外睑板腺炎脓肿切开引流和化脓后的内睑板腺炎脓肿切开引流。

【操作步骤】

1. 评估并解释

（1）患者眼部情况，有无分泌物，脓肿位置及大小，脓肿部位有无波动感或出现黄色脓点，脓肿是否已经破溃。

（2）患者药物过敏史。

（3）患者意识状态、自理能力及合作程度。

（4）向患者解释操作目的、配合方法，以及操作后并发症，患者知情同意，指导患者正确签署知情同意书。

2. 操作准备

（1）环境准备：整洁、安静，符合操作要求。

（2）护士准备：按要求着装，"七步洗手法"洗手，戴口罩。

（3）物品准备：表面麻醉剂、手术刀柄、11#无菌手术尖刀片、小号血管钳、眼科平镊或齿镊（必要时备眼科刮匙）、无菌橡胶引流条、75%乙醇、无菌棉签、无菌眼垫、胶布、抗生素滴眼液或眼药膏、生理盐水、免洗手消毒液，必要时备洗眼壶及弯盘、眼睑拉钩。

（4）患者准备：取平卧位。

3. 操作方法

（1）核对：双向查对医嘱，确认患者姓名、年龄、性别、眼别及待切脓肿部位。

（2）患者取平卧位，头部固定。

（3）选择切开部位：外睑腺炎选择眼睑皮肤脓肿波动感最明显处的最低点，内睑腺炎选择睑结膜面脓点明显处。

（4）安装刀片：遵循无菌原则，用血管钳夹持手术刀片外侧，安装于刀柄，固定。

（5）脓肿切开

①外睑腺炎：嘱患者轻闭双眼，操作者用生理盐水清洁眼周后，用75%乙醇消毒眼睑脓肿部位及周围皮肤两遍（消毒范围至少超过脓肿范围3cm），用左手持无菌棉签固定病灶一侧的眼睑皮肤，右手持刀柄，用刀片尖端在脓肿波动感最明显处的下缘皮肤做平行于睑缘的切口，用棉签驱赶式排出脓液。当脓液黏稠不易排出时，用眼科平镊或齿镊夹取脓栓，或用眼科刮匙刮除脓栓。如脓腔较大，不能一次排出脓液或排脓不畅，需要放置橡胶引流条以利于脓液流出。

②内睑腺炎：滴表面麻醉剂，借助于眼睑拉钩翻转眼睑，充分暴露病变部位，左手持无菌棉签协助固定，右手持刀柄用刀片尖端在睑结膜面脓点最明显处做垂直于睑缘的切口，排出脓液，生理盐水湿棉签拭去脓血。按压止血，待出血停止后，酌情给予结膜囊冲洗。

（6）遮盖

①外睑腺炎：排脓完毕清理伤口周边血迹及脓液，安尔碘消毒脓肿及周边皮肤后无菌眼垫遮盖。

②内睑腺炎：结膜囊内涂抗生素眼药膏后用无菌眼垫遮盖患眼。

（7）告知：交待患者注意事项，嘱其次日复查、换药，并给予相关健康指导。若患者全身症状严重或伴有其他部位感染，应指导其遵医嘱全身应用抗生素。

（8）再次核对患者姓名、眼别及切开部位。

（9）整理用物，按消毒隔离原则分类处理物品，刀片入利器盒。

（10）洗手，签字。

4. 操作评价 见表5-33、表5-34。

表 5 - 33　外睑腺炎切开引流技术评价标准

项目		考核要点	总分	评分等级				得分
				A	B	C	D	
仪表		仪表端庄，服装、鞋、帽整齐、干净（3分）	5	3	2	1	0	
		洗手，无长指甲，戴口罩（2分）		2	1	0	0	
评估		了解患者病情（1分）、配合程度（1分）及眼部情况（1分）	10	3	2	1	0	
		讲解睑腺炎切开的目的及方法（4分）		4	3	2	1	
		与患者交流时态度和蔼、语言规范（3分）		3	2	1	0	
操作前准备		物品齐全、放置合理（5分）	10	5	4	3	2	
		检查物品质量（2分）、标签（1分）、规格（1分）、有效期（1分）		5	4	3	2	
操作过程	安全	环境整洁、安静，光线适宜（5分）	10	5	4	3	2	
		患者取仰卧位（5分）		5	4	3	2	
	外睑腺炎切开引流	核对医嘱（1分）、患者姓名（2分）、眼别（2分）	35	5	4	3	2	
		消毒切开部位方法正确（3分）		3	2	1	0	
		动作轻柔，患者无明显不适（5分）		5	4	3	2	
		切开方法正确（切口与睑缘平行）（5分）		5	4	3	2	
		放置引流条方法正确（5分）		5	4	3	2	
		涂眼药膏及遮盖患眼方法正确（2分）		2	1	0	0	
		用物处理方法正确（5分）		5	4	3	2	
		告知患者注意事项（5分）		5	4	3	2	
操作后		用物处理方法正确（5分）	10	5	4	3	2	
		洗手，签字（2分）		2	1	0	0	
		安置患者（3分）		3	2	1	0	
评价		对待患者态度和蔼、有耐心（2分），操作过程与患者有效沟通（3分）	20	5	4	3	2	
		操作过程无污染（2分），熟练、准确、有序（3分）		5	4	3	2	
		用物处理方法正确（5分）		5	4	3	2	
		告知患者注意事项（5分）		5	4	3	2	
总分			100					

表 5 - 34　内睑腺炎切开引流技术评价标准

项目		考核要点	总分	评分等级				得分
				A	B	C	D	
仪表		仪表端庄，服装、鞋、帽整齐、干净（3分）	5	3	2	1	0	
		洗手，无长指甲，戴口罩（2分）		2	1	0		
评估		了解患者病情（1分）、配合程度（1分）及眼部情况（1分）	10	3	2	1	0	
		讲解睑腺炎切开的目的及方法（4分）		4	3	2	1	
		与患者交流时态度和蔼、语言规范（3分）		3	2	1	0	
操作前准备		物品齐全、放置合理（5分）	10	5	4	3	2	
		检查物品质量（2分）、标签（1分）、规格（1分）、有效期（1分）		5	4	3	2	
操作过程	安全	环境整洁、安静，光线适宜（5分）	10	5	4	3	2	
		患者取仰卧位（5分）		5	4	3	2	
	内睑腺炎切开引流	核对医嘱（1分），患者姓名（2分）、眼别（2分）	35	5	4	3	2	
		滴表面麻醉药物方法正确（3分）		3	2	1	0	
		动作轻柔，患者无明显不适（5分）		5	4	3	2	
		切开方法正确（切口与睑缘垂直）（5分）		5	4	3	2	
		放置引流条方法正确（5分）		5	4	3	2	
		涂眼药膏及遮盖患眼方法正确（2分）		2	1	0		
		用物处理方法正确（5分）		5	4	3	2	
		告知患者注意事项（5分）		5	4	3	2	
操作后		用物处理方法正确（5分）	10	5	4	3	2	
		洗手，签字（2分）		2	1	0		
		安置患者（3分）		3	2	1	0	
评价		对待患者态度和蔼、有耐心（2分），操作过程与患者有效沟通（3分）	20	5	4	3	2	
		操作过程无污染（2分），熟练、准确、有序（3分）		5	4	3	2	
		用物处理方法正确（5分）		5	4	3	2	
		告知患者注意事项（5分）		5	4	3	2	
总分			100					

【操作难点及重点】

1. 掌握脓肿切开指征　患者自诉痛感较前减轻，脓肿红肿范围较前局限，皮肤触之较软并有波动感，局部有黄白色脓头产生，或脓肿已经破溃，已有部分脓液流出（图 5 - 40）。评估时若发现脓肿尚未成熟，不能过早切开，以防炎症扩散。

（1）外睑腺炎：脓肿范围弥散，触诊有硬结，无波动感，疼痛及压痛明显，有时伴有同侧耳前淋巴结肿大及压痛或反应性球结膜水肿。

（2）内睑腺炎：有硬结，疼痛及压痛明显，尚无脓头产生，应与医生进一步沟通。

2. 正确选择脓肿切开位置

（1）外睑腺炎应在皮肤面切开，切口应选择波动感最明显的最低点，与睑缘平行，避免切断眼轮匝肌，与外眼睑皮肤走行一致，以防产生瘢痕畸形；同时还应注意避免在睫毛根部做切口，以防术后发生倒睫（图 5 - 41）。

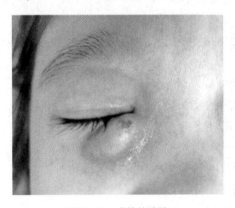
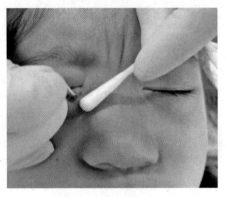

图 5 - 40　成熟的脓肿　　　　　　图 5 - 41　外睑腺炎切口

（2）内睑腺炎则在结膜面切开，切口与睑缘垂直，以免损伤过多的睑板腺管。

3. 注意排脓手法　脓肿切开后可用棉签驱赶式排脓，切忌用力挤压，以免造成血行播散，引起眼眶蜂窝织炎、海绵窦栓塞或败血症等严重并发症（图 5 - 42）。如果脓液黏稠，可用眼科无菌刮匙轻轻探入脓腔，取出脓栓，利于排脓。

4. 正确放置引流条　判断当脓腔较大且脓液较多或排脓不畅时，排脓后需放置引流条。放置引流条前，先用刮匙轻轻放入脓腔，了解脓腔大小以及腔底的位置，然后根据脓腔大小选取不同长度的引流条。操作者右手用眼科平镊或齿镊夹持引流条，左手可用消毒棉签托扶引流条，以协助引流条顺利送入脓腔底部，并填塞脓腔。引流条的一端留取一定长度在创口外，保持创口的开放（图5－43）。

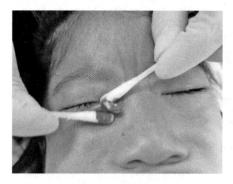

图5－42　正确排脓方法

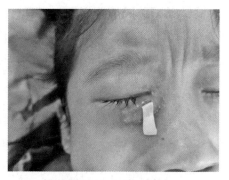

图5－43　放置引流条

【注意事项】

（1）脓肿尚未成熟时，不能过早切开，以防炎症扩散。

（2）严格执行无菌操作原则，防止交叉感染。

（3）外睑腺炎切口在皮肤面，应与睑缘平行。内睑腺炎的切口在睑结膜面，与睑缘垂直。根据脓肿大小做出适宜的切口，尽量减少对组织的损伤。

（4）操作时嘱患者头位固定，轻闭双眼（外睑腺炎切开时）或眼睛反向固视（内睑腺炎切开时），操作者手持刀柄使刀刃背向眼球，以免误伤角膜。

（5）操作过程中应动作轻柔，密切观察患者对疼痛的反应，耐心听取患者主诉，及时给予解释和安抚，指导患者放松技巧。

（6）外睑腺炎切口不宜过小，否则不利充分排脓。切口排脓时，应动作轻柔，严禁用力挤压，以免炎症扩散。

（7）对于放置引流条的患者，嘱其切勿自行揭除眼垫，以免带出引流条，影响引流效果。次日换药时，注意观察脓液引流情况，如局部炎症明显消退，脓液已引流干净，可以拔除引流条，点用抗生素滴眼液。如脓液未排除干净，应更换引流条继续引流，每日换药至脓液排出干净方可拔除。

（8）健康指导：指导患者注意保持敷料清洁、干燥，如有污染应及时就医更换。遵医嘱应用抗生素类药物。注意用眼卫生，养成良好卫生习惯，不用脏手或不洁手帕揉眼。饮食均衡，避免长期大量食用脂肪含量高或辛辣刺激性食物。日常生活要规律，注意休息，避免熬夜。加强体育锻炼，增强机体抵抗力。若睑腺炎反复发作，应及时尽早就医治疗，以控制炎症进一步发展。

（二）泪囊部脓肿切开引流技术

泪囊部脓肿切开引流技术：对于各种原因引起的急性泪囊炎，中至重度患者泪囊部脓肿化脓，行切开引流，以使泪囊减压，脓液引流，减轻炎症反应，促进早日愈合。

【操作目的及意义】

化脓后的泪囊部脓肿，及时进行切开排脓，减轻炎症反应，促进早日愈合。

【操作步骤】

1. 评估并解释

（1）患者眼部及泪囊部情况：眼部有无充血、流泪及脓性分泌物，脓肿大小，脓肿是否有波动感或者是否已有脓头产生，脓肿是否已经破溃。

（2）患者药物过敏史。

（3）患者自理能力、意识状态及合作程度。

（4）向患者解释脓肿切开引流的目的、配合方法及操作后并发症，患者知情同意，指导患者及其陪同家属正确签署知情同意书。

2. 操作准备

（1）环境准备：整洁、安静，符合操作要求。

（2）护士准备：按要求着装，"七步洗手法"洗手，戴口罩。

（3）物品准备：手术刀柄、11#无菌手术尖刀片、小号血管钳、眼科平镊或齿镊（必要时备眼科刮匙）、无菌橡胶引流条、75%乙醇、无菌棉签、无菌眼垫、胶布、抗生素滴眼液或眼药膏、生理盐水、免洗手消毒液。

（4）患者准备：体位要求取仰卧位。

3. 操作方法

（1）核对：双向查对医嘱，确认患者姓名、年龄、性别、眼别及脓肿部位。

（2）患者取仰卧位，头部固定。

（3）选择切开部位：选择泪囊部脓肿波动感最明显处下缘皮肤。

（4）安装刀片：遵循无菌原则，用血管钳夹持手术刀片外侧，安装于刀柄，固定。

（5）消毒：当局部分泌物较多时，应先用生理盐水棉签进行清理，然后再嘱患者轻闭双眼，用75%乙醇消毒泪囊区皮肤两遍。

（6）切开引流：用左手持无菌棉签固定病灶一侧的眼睑皮肤，右手持刀柄，用刀片尖端在脓肿波动感最明显处的下缘皮肤做一与皮肤纹理平行的切口，排出脓液，用消毒棉签擦拭脓液，脓液排出后先行按压止血，待出血停止后，可根据脓腔大小放置适宜的引流条。

（7）遮盖：排脓完毕清理伤口周边血迹及脓液，涂抗生素眼药膏，用无菌眼垫遮盖伤口。

（8）告知：观察患者反应，如有异常，应及时报告医生。交待患者注意事项，嘱其次日复查、换药，并给予相关健康指导。若患者全身症状严重或伴有其他部位感染，应遵医嘱全身应用抗生素。

（9）再次核对患者姓名、眼别。

（10）整理用物，按消毒隔离原则分类处理物品，刀片入利器盒。

（11）洗手，签字。

4. 操作评价 见表 5－35。

表 5－35 泪囊部脓肿切开引流技术评价标准

项目		考核要点	总分	评分等级				得分
				A	B	C	D	
仪表		仪表端庄，服装、鞋、帽整齐、干净（3分）	5	3	2	1	0	
		洗手，无长指甲，戴口罩（2分）		2	1	0		
评估		了解患者病情、配合程度及眼部情况（3分）	10	3	2	1	0	
		讲解泪囊部脓肿切开的目的及方法（4分）		4	3	2	1	
		与患者交流时态度和蔼、语言规范（3分）		3	2	1	0	
操作前准备		物品齐全（3分）、放置合理（2分）	10	5	4	3	2	
		检查物品质量（2分）、标签（1分）、规格（1分）、有效期（1分）		5	4	3	2	
操作过程	安全	环境整洁、安静，光线适宜（5分）	10	5	4	3	2	
		患者取仰卧位（5分）		5	4	3	2	
	泪囊部脓肿切开引流	核对医嘱（1分），患者姓名（2分）、眼别（2分）	35	5	4	3	2	
		消毒脓肿部位方法正确（3分）		3	2	1	0	
		动作轻柔，患者无明显不适（5分）		5	4	3	2	
		切开方法正确（切口与皮肤纹理平行）（5分）		5	4	3	2	
		放置引流条方法正确（5分）		5	4	3	2	
		涂眼药膏及局部包扎方法正确（2分）		2	1	0		
		用物处理方法正确（5分）		5	4	3	2	
		告知患者注意事项（5分）		5	4	3	2	
操作后		用物处理方法正确（5分）	10	5	4	3	2	
		洗手，签字（2分）		2	1	0		
		安置患者（3分）		3	2	1	0	

项目	考核要点	总分	评分等级				得分
			A	B	C	D	
评价	对待患者态度和蔼、有耐心（2分），操作过程与患者有效沟通（3分）	20	5	4	3	2	
	操作过程无污染（2分），熟练、准确、有序（3分）		5	4	3	2	
	用物处理方法正确（5分）		5	4	3	2	
	告知患者注意事项（5分）		5	4	3	2	
总分		100					

【操作难点及重点】

（1）泪囊部脓肿切开排脓时，切口应选择在波动感最明显处的下缘，利于脓液的引流。

（2）泪囊部脓肿切开排脓后，需放置胶片引流条，放置引流条前，先用眼科平镊轻轻探入脓腔，了解脓腔大小以及腔底的位置，然后根据脓腔大小选取不同长度的引流条，操作者右手用眼科平镊或齿镊夹持引流条，左手可用消毒棉签托扶引流条，以协助引流条顺利送入腔底，引流条的一端留取一定长度在创口外，保持创口的开放。

（3）泪囊区脓肿切开时切口要足够大、足够深，以便排脓彻底。

【注意事项】

（1）脓肿尚未形成（未成熟）时，不能过早切开，以防炎症扩散。

（2）严格执行无菌操作原则，防止交叉感染。

（3）因泪囊部脓肿脓腔较深（直抵泪囊后壁），为引流充分，一般切口较大且切口在面部，会影响面部美观，操作前应向患者详细解释与告知，患者知情同意方可进行操作。

（4）操作时刀刃应按照皮肤纹理切开，动作轻柔，以减轻患者痛感。

（5）操作过程中应动作轻柔，密切观察患者对疼痛的反应，耐心听取患者主诉，及时给予解释和安抚，指导患者放松技巧。

（6）次日换药时，注意观察脓液引流情况，更换引流条继续引流，每日换药至脓液排出干净方可拔除。

（7）健康指导：指导患者注意保持敷料清洁、干燥，如有污染应及时就医更换，切勿自行揭除敷料，以免带出引流条，影响引流效果；遵医嘱全身应用抗生素类药物；饮食均衡，避免辛辣刺激性食物；注意休息，避免劳累。

第六章

眼科中医护理操作技术

一、眼部刮痧护理技术

眼部刮痧护理技术是以中医理论为基础，用边缘光滑的玉石、牛角刮痧板等在眼周反复刮拭，使局部皮肤出现轻微发热或潮红，从而达到疏通经络、活血化瘀、改善微循环的一种中医技术操作。

【操作目的及意义】

眼部刮痧通过刮拭手法刺激眼部周围的穴位和经络，促进眼部血液循环，加速新陈代谢，消除眼部疲劳，调节神经系统，缓解眼部疼痛、干涩等不适症状，调整脏腑功能，平衡阴阳，从而达到治疗的目的。

【操作步骤】

1. 评估并解释

（1）观察患者眼部及周围皮肤情况，及有无眶壁骨折史。

（2）患者意识状态、心理状态、合作程度。

（3）患者过敏史及对疼痛耐受程度。

（4）向患者解释治疗目的、配合方法及操作后并发症，患者知情同意。

2. 操作准备

（1）环境准备：安静整洁，温湿度、光线适宜，空气流通。

（2）护士准备：按要求着装，"七步洗手法"洗手，戴口罩。

（3）物品准备：治疗盘、刮具、刮痧精油、75%乙醇、棉签、纱布、快速手消毒液、纸巾。

（4）患者准备：协助患者取合理舒适体位，充分暴露局部皮肤。

3. 操作方法

（1）核对医嘱，床边评估患者，检查刮痧部位皮肤情况，有无红肿破溃等，并做好解释工作，取得患者合作。

（2）洗手，备齐用物至床旁，检查刮痧板边缘是否光滑，有无破损。再次核对医嘱。

（3）取合理舒适体位，暴露刮痧部位。

（4）遵医嘱选择刮痧的穴位（图6-1）或部位，均匀涂抹适量刮痧油，注意保暖。

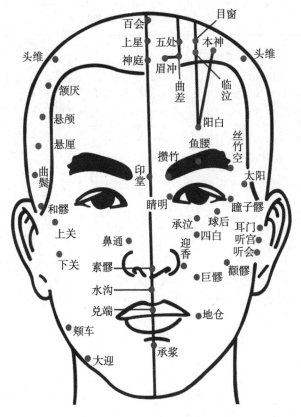

图6-1 头面部穴位示意图

（5）用力要均匀，动作轻柔，以不出痧为度，刮至眼周皮肤红润即可。每次5分钟。具体方法如下所述。

①患者闭眼，眼周涂抹刮痧精油，避开眼角，从睛明沿上眼眶经攒竹、鱼腰至瞳子髎并点按瞳子髎，反复刮按穴位3次。

②从睛明沿下眼眶经承泣至太阳穴，并点按太阳穴，反复刮按穴位3次。

③从鼻通至四白、耳门反复刮按穴位3次。沿印堂刮至神庭，并将额头反复刮按3次。

（6）操作过程中观察患者病情及局部皮肤颜色变化，询问患者有无不适，出现异常及时处理。

（7）操作结束后告知患者注意休息，避免外出，以防外感风寒。

（8）刮痧完毕，清洁局部皮肤，协助患者穿衣，安排舒适体位，整理床单位。再次核对。整理用物，洗手。

4. 操作评价 见表6-1。

表6-1 眼部刮痧技术评价标准

项目		考核要点	总分	评分等级				得分
				A	B	C	D	
仪表		仪表端庄（2分），着护士服（1分），衣帽整洁（2分）	5	5	3	1	0	
评估		患者病情（1分）、全身状况（1分）、既往病史（1分），凝血机制是否正常（1分）	15	4	3	1	0	
		患者刮痧部位皮肤情况（2分），有无过敏史（1分），疼痛耐受度（1分）		4	3	2	1	
		患者自理程度（1分）、意识状态（1分）、合作程度（1分）		3	2	1	0	
		耐心解释（1分），指导并告知配合方法（1分），尊重患者知情同意权（1分），指导其签署知情同意书（1分）		4	3	1	0	
操作前准备		"七步洗手法"洗手（1分），无长指甲（1分），戴口罩（1分）	5	3	2	1	0	
		备齐物品，放置合理（1分），认真核对（1分）		2	1	0		
操作过程	安全	环境整洁（1分），安排合理（1分）	5	2	1	0		
		患者取坐位或仰卧位，体位舒适（2分），充分暴露刮痧部位（1分）		3	2	1	0	
	准备	检查物品有效期（5分）	10	5	3	1	0	
		检查刮痧板是否完好（5分）		5	3	1	0	
	眼部刮痧	再次核对患者姓名、年龄、性别、眼别及操作名称（5分）		5	3	1	0	
		遵守操作原则（5分）		5	3	1	0	
		穴位定位准确（2分），比对同身寸（1分）		3	2	1	0	

续表

项目		考核要点	总分	评分等级				得分
				A	B	C	D	
操作过程	眼部刮痧	刮痧操作手法正确（5分）	40	5	3	1	0	
		嘱患者闭眼，颜面部涂抹刮痧精油，避开眼角（2分），从睛明沿上眼眶经攒竹、鱼腰至瞳子髎并点按瞳子髎，反复刮按穴位3次（2分），从睛明沿下眼眶经承泣至太阳穴，并点按太阳穴，反复刮按穴位3次（2分），从鼻通至四白、耳门反复刮按穴位3次（2分），沿印堂刮至神庭，并将额头反复刮按3次（2分）		10	6	4	0	
		用力要均匀，动作轻柔，以不出痧为度，刮至眼周皮肤红润即可。每周3次（3分）		3	2	1	0	
		观察、询问有无不适，观察患者局部皮肤颜色变化（2分）		2	1	0		
		告知患者注意事项（2分）		2	1	0		
		清洁局部皮肤，协助患者穿衣；取舒适体位；整理床单位（3分），再次核对医嘱及患者信息（2分）		5	3	1	0	
操作后		合理安置患者（2分）	10	2	1	0		
		用物处理正确（1分），洗手（1分），记录（1分）		3	2	1	0	
		健康宣教：操作目的及意义（5分）		5	3	2		
评价		操作规范，严格操作（2分）	10	2	1	0		
		操作过程考虑患者安全（3分）		3	2	1	0	
		操作过程和患者有效沟通（3分）		3	2	1	0	
		操作熟练、有序（2分）		2	1	0		
总分			100					

【操作难点及重点】

1. 穴位定位　眼部穴位众多且细小。

2. 力度的控制　眼部皮肤较为脆弱，刮痧时力度需适中，既要保证刺激到位，又不能过于用力以免损伤皮肤。

3. 个体差异　每个人眼部情况不同，如眼袋、黑眼圈等问题的程度和位置有所差异，需要根据个人情况灵活调整手法。

4. 严密观察并正确处理并发症

（1）皮肤粗糙、红肿：眼部皮肤较为娇嫩，刮痧过程中不应过度用力，避免操作不当刺激眼部皮肤，导致皮肤粗糙甚至红肿。

（2）眼周角质化：反复对眼周进行摩擦可能导致眼周局部的皮肤出现角化症，操作前充分评估患者眼部皮肤情况，控制操作频次，如有异常及时告知医生。

（3）毛细血管破裂：如果操作者的技术不熟练，手法、力度、时间掌握不当，可能会使眼睛周围的毛细血管破裂，出现淤血或出血点，指导患者避免热敷和皮肤刺激。

（4）眼球或结膜损伤：眼部刮痧时，注意操作手法，操作时避免压迫眼球，充分指导患者完成配合，避免误伤眼球及结膜组织。如发生眼部不适或视力受损，及时就医。

（5）感染风险：严格消毒刮痧使用的器具。如刮痧后皮肤受损，应指导患者局部妥善清洁及处理，避免引起感染。

【注意事项】

（1）严格执行"三查七对"，确保患者安全。

（2）做好健康宣教，适当分散患者的注意力，以减轻其紧张情绪，增进配合度。

（3）涂抹刮痧油时，嘱患者轻闭眼睛，以免刮痧油入眼。

（4）刮痧前，检查刮痧板边缘是否圆润平滑、没有裂痕。

（5）刮痧时用力要均匀，动作轻柔，手法正确，遵循由轻到重、由快到慢的原则，让皮肤逐渐适应。

（6）刮痧后避风寒，注意保暖，勿用凉水洗脸，喝温开水。

（7）随时观察病情变化，如出现疼痛异常、冷汗不止、胸闷烦躁等异常情况，立即停止操作，报告医生，配合处理。

（8）眼底出血、久病体虚等人群不适合进行眼部刮痧。

二、眼部灸疗护理技术

眼部灸疗护理技术是以艾绒为主要原料制成艾条或艾柱，点燃后悬置或放置在眼部及相应治疗穴位或病变部位，进行烧灼、温熨，借灸火的热力以及药物的作用，达到治病、防病和保健目的的一种外治方法。现在对于眼部疾病施予灸疗的研究多有表明，眼部灸疗对于治疗干眼、近视眼、视疲劳、视神经萎缩等疾病有改善效果。其利用温热及药物的作用，以温通经络、调和气血、消肿散结、祛湿散寒、回阳救逆，从而达到防病保健、治病强身为目的的一种操作方法。

【操作目的及意义】

眼部灸疗以经络学说为原理、西医学为依据，采用纯中药配方，具有药力峻、火力猛、渗透力强的特点，全方共奏温通经脉、行气活血化瘀之效。其利用药物燃烧时的热量，使局部皮肤腠理开放，药物透达相应穴位内，达到疏经活络、活血利窍、消肿止痛、追风除湿、温经散寒、散瘿散瘤、扶正祛邪等目的。

【操作步骤】

1. 评估并解释

（1）观察患者施灸部位皮肤是否完整。

（2）患者主要症状、既往史、过敏史，对痛感、热感的耐受性及气味的耐受度。

（3）患者意识状态、心理状态、合作程度。

（4）向患者解释治疗目的和配合方法。

2. 操作准备

（1）环境准备：整洁、安静，光线适宜，注意保暖保护隐私。

（2）护士准备：按要求着装，"七步洗手法"洗手，戴口罩。

（3）物品准备：治疗盘、灸条、点火枪、污物碗、吹灰球、快速手消毒液、钟表，必要时备浴巾、屏风、治疗巾。

（4）患者准备：取合适体位，暴露施灸部位。

3. 操作方法

（1）评估：核对医嘱，床边评估患者，并做好解释工作，取得患者合作。

（2）准备：洗手，备齐用物至床旁，核对医嘱。

（3）体位：取合适体位，暴露施灸部位，注意遮挡和保暖。

（4）定位：根据病情或遵医嘱明确实施施灸部位或穴位。

（5）施灸：手持灸条，将点燃的一端对准施灸穴位，悬离皮肤 2 ~ 5cm 处熏灸，一般选穴 4 ~ 5 个（图 6 - 1），可以横向灸、纵向灸、回旋灸、雀啄灸等，时间为 10 分钟，以局部有温热感但无灼痛度为宜。随时去除艾灰，应保持红火，防止艾灰脱落，以免造成灼伤或毁坏衣物。具体方法如下所述。

①用横向、纵向法，灸前额发际与眉边缘处，至皮肤发红、发热为度，时间为 1 分钟。

②用回旋法灸双眼：嘱患者闭目（先右后左），顺时针旋转灸，速度适中，时间为 1 分钟。

③用温和灸并按摩相应穴位：睛明、攒竹、鱼腰、丝竹空、太阳、承泣穴，以拇指或示指指腹轻揉穴位，每只眼 3 分钟，共计 6 分钟。

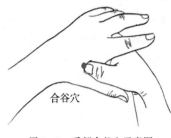

④回旋灸灸耳廓 15 秒，然后撑开外耳道雀啄灸 15 秒，双耳共计 1 分钟。

⑤温和灸并按摩合谷穴（图 6 - 2），每只手 30 秒，共计 1 分钟。

合谷穴

图 6 - 2 手部合谷穴示意图

（6）观察：施灸过程中，密切观察病情变化，询问患者有无灼痛感，及时调整距离，避免灼伤。及时了解患者生理、心理感受。

（7）整理：彻底熄灭艾火，用纱布清洁局部皮肤，协助患者安排舒适体位，整理床单位，酌情开窗通风，整理用物，洗手。

（8）再次核对：患者姓名、年龄，施灸穴位等。

（9）记录：部位、方法、时间、患者反应及疗效并签名。

（10）告知患者注意事项。

4. 操作评价 见表 6 - 2。

表 6 - 2 眼部灸疗护理评价标准

项目	考核要点	总分	评分等级				得分
			A	B	C	D	
仪表	仪表端庄（2 分），着护士服（1 分）衣帽整洁（2 分）	5	5	3	1	0	
评估	患者主要症状（1 分）、既往病史（1 分）、过敏史（1 分）、凝血机制（1 分）	15	4	3	1	0	
	灸疗部位皮肤情况（2 分）、心理状态（1 分）、对热及气味的耐受程度（1 分）		4	3	1	0	
	患者自理程度（1 分）、意识状态（1 分）、合作程度（1 分）		3	2	1	0	
	解释耐心（2 分），指导并告知配合方法（1 分），尊重患者知情同意权（1 分）		4	3	1	0	

续表

项目		考核要点	总分	评分等级				得分
				A	B	C	D	
操作前准备		"七步洗手法"洗手（1分），无长指甲（1分），戴口罩（1分）	5	3	2	1	0	
		备齐物品，放置合理（1分），认真核对（1分）		2	1	0		
操作过程	安全	环境整洁（1分），安排合理（1分）	5	2	1	0		
		协助患者取坐位（2分），体位舒适（1分）		3	2	1	0	
	准备	检查无菌物品有效期（5分）	10	5	3	1	0	
		注意保暖，避免对流风（3分），保护患者隐私（2分）		5	3	1	0	
	眼部灸疗	再次核对医嘱及患者信息（5分）	10	5	3	1	0	
		协助患者取合理、舒适体位，充分暴露灸疗部位（5分）		5	3	1	0	
		与患者比对同身寸（1分），正确选取施灸部位及方法	30	1	0			
		①用横向、纵向法，灸前额发际与眉边缘处，至皮肤发红、发热为度，时间1分钟（3分）		3	2	1	0	
		②用回旋法灸双眼：嘱患者闭目（先右后左），顺时针旋转灸，速度适中，时间1分钟（3分）		3	2	1	0	
		③用温和灸并按摩相应穴位：睛明、攒竹、鱼腰、丝竹空、太阳、承泣穴，以拇指或示指指腹轻揉穴位，每只眼3分钟，共计6分钟（6分）		6	4	2	0	
		④回旋灸耳廓15秒，然后撑开外耳道雀啄灸15秒，双耳共计1分钟（3分）		3	2	1	0	
		⑤温和灸并按摩合谷穴，每只手30秒，共计1分钟（3分）		3	2	1	0	
		观察并询问患者感受及施灸部位皮肤情况，随时询问患者有无灼痛热感；及时调整距离（5分）		5	3	1	0	

项目		考核要点	总分	评分等级				得分
				A	B	C	D	
操作过程	眼部灸疗	施灸中应及时将艾灰弹入弯盘，防止烧伤皮肤（2分），施灸完毕，合理处理艾条，熄灭艾火，清洁局部皮肤（1分）	3	2	1	0		
		酌情开窗通风（2分），患者无不适主诉（1分）	3	2	1	0		
操作后		合理安置患者（2分）		2	1	0		
		用物处理正确（1分），洗手（1分），记录（1分）	10	3	2	1	0	
		健康宣教：操作目的及意义（1分），注意事项（4分）		5	3	1	0	
评价		操作规范，技术熟练（2分）		2	1	0		
		操作手法正确，体位合理，无烫伤（3分）	10	3	2	1	0	
		操作过程和患者有效沟通（3分）		3	2	1	0	
		知晓眼部灸疗的禁忌证及操作注意事项（2分）		2	1	0		
总分			100					

【操作难点及重点】

（1）工作间保持空气流通，能及时排走烟雾，室温适宜。操作前需告知患者，施灸过程中如有局部皮肤烧痛、热烫感觉，立即告知施灸者采取措施，避免造成烫伤。灸条点燃后可闻到较淡的中药艾叶燃烧气味；如患者对此气味无法忍受，应停止治疗。

（2）治疗时，应保持红火，随时注意患者表情，以患者能忍受为度，以避免灼伤。配合手法应当注意对于灸条与眼睛距离的掌握，同时应当谨慎避免发生灸灰掉落于眼内或眼部附近进而引起烫伤等情况；如有皮肤灼伤，应对症处理。

（3）施灸后局部皮肤出现微红、灼热，属于正常现象。如灸后出现小水疱，无须处理，可自行吸收。如水疱较大可用无菌注射器抽取疱内液体，覆盖消毒纱布，保持干燥，防止感染。

（4）为了减少和预防不良事件的发生，操作前应详细了解患者病情，做好心理护理；在治疗过程中叮嘱患者闭眼，若有灼痛感及时告知，操作者要耐心解释，取得患者的配合。

（5）施灸手法

①横行灸法：超越病灶部位，灸时移动方向，左右摆动，距离皮肤 1~2cm，多用于泻法；距离皮肤 3~5cm，多用于补法。

②纵行灸法：超越病灶部位，灸时上下移动火头，距离皮肤 1~2cm，多用于泻法；距离皮肤 3~5cm，多用于补法。

③雀啄法：雷火灸火头对准应灸处，采用像鸡啄米、雀啄食似的上下移动的方法。多用于泄邪气时，在患部和腧穴上使用。

④回旋法：火头对准应灸的部位或穴位，作固定的小回旋转，此种方法可采用顺时针方向旋转，多用于泻法；若采用反时针方法，多用于补法。

（6）补泻手法

①补法：距离皮肤 3~5cm，热度温和，速度缓慢，施灸次数为偶数。

②泻法：距离皮肤 1~2cm，火力通红，速度偏慢，施灸次数为奇数。

③平补平泻法：距离皮肤 2~3cm，火力通红，速度中等。

【注意事项】

（1）准确取穴。多部位施灸，宜先上后下，先内后外。

（2）对体质虚弱、神经衰弱患者，治疗时火力宜小，精神紧张患者应先消除其思想顾虑，饥饿患者先适量进食。

（3）对于昏厥、皮肤感觉迟钝等，施灸者可将中、示二指，置于施灸部位的两侧，通过手指的感觉来测知患者局部的受热程度，随时调节施灸的距离和防止烫伤。

（4）作用于眼部治疗时，治疗时间应当掌握在一定时间范围内，避免时间过长引起眼部受损。配合手法治疗时，注意灸条与眼睛之间距离的掌握，同时应当谨慎，避免发生灸灰掉落于眼内或眼周皮肤而引起烫伤等情况。

（5）实热证、阴虚发热、邪热内炽者禁灸或慎灸。

（6）青光眼、眼底出血、呼吸衰竭、哮喘、心脏病、中暑、高血压并发症期间、肺结核晚期大量咯血者等病症禁用。

（7）一般空腹、过饱、过饥、醉酒、大渴、大惊、大恐、大怒、极度疲劳、体质虚弱者不宜施灸，对灸法恐惧者应慎用。

（8）不可自己随意使用，以免耗伤阴液，变生他证。

（9）注意晕灸的发生。如发生晕灸现象，应立即停止艾灸，保持空气流通，患者静卧休息。轻者一般休息片刻或饮温开水后即可恢复；重者掐按水沟、内关、足三里穴即可恢复；严重时按晕厥处理。如果症状没有缓解，遵医嘱进行处理。

三、眼部用中医定向透药治疗

眼部用中医定向透药治疗是利用直流电同性电荷相排斥、异性电荷相吸引的原理，使药物离子、带电胶体微粒等穿过组织屏障进入体内，利用外加电场的驱动作用，控制导入电流的强度，将带电荷或中性药物离子经由电极定位导入皮肤，进入局部组织相应病变部位，达到治病的目的。眼部结构组织具有特殊性，传统给药方式作用时间短、药物在局部的有效浓度低。中医定向透药治疗通过皮肤表面给药，具有创伤小、作用时间长、有效药物浓度高等特点，较传统的给药方式更加适合眼部疾病的治疗。对于干眼症、屈光不正、慢性角膜炎、视神经萎缩等症状可采用此项中医技术。高热、出血性疾病、活动性结核、妊娠、严重心功能不全或戴有心脏起搏器的患者禁忌此项操作。

【操作目的及意义】

利用直流电将中药通过眼部皮肤或黏膜导入眼内，使其在眼内保持较高的浓度和较久的时间，改善眼部血液循环和组织营养，达到治疗眼病的目的；同时直流电还有刺激、按摩眼周穴位的作用，并且低频电导可以改善眼局部的血液循环，促进局部组织营养代谢，加速有害病理代谢产物的吸收和排出。可用于治疗近视、弱视、视神经病变、眼底病变、眼保健等眼科疾病。

【操作步骤】

1. 评估并解释

（1）观察患者眼部及手部合谷穴周围皮肤情况。

（2）患者意识状态、心理状态、合作程度。

（3）患者过敏史及对热的耐受程度。

（4）治疗部位有无金属异物或安装心脏起搏器。

（5）向患者解释治疗目的、配合方法及操作后并发症，患者知情同意。

2. 操作准备

（1）环境准备：安静整洁，温湿度、光线适宜，空气流通。

（2）护士准备：按要求着装，"七步洗手法"洗手，戴口罩。

（3）物品准备：治疗盘、中药药液、治疗碗、清洁温水、止血钳、眼部离子导入仪、小纱布块、敷料垫、注射器、小治疗杯、棉签、镊子、弯盘、快速手消毒液。

（4）患者准备：取合理体位（坐位或平卧位）。

3. 操作方法

（1）核对医嘱，双向核对患者信息、眼别、药名及剂量。

（2）协助患者取合理舒适体位，检查理疗仪各部位连接是否正常，接通电源。导入仪电流处于"0" mA 位。

（3）按医嘱配制导入用药液，浸湿小纱布；敷料垫置于盛有温水的治疗碗中浸湿。

（4）用止血钳将浸有药液的小纱布拧干，并贴敷于患者眼部，盖上一块湿敷料垫，戴导入眼罩，在患者腕部合谷穴位置盖一块湿敷料垫，戴上导入手夹。

（5）打开电源，调节导入电流，强度不超过 0.4mA，操作中注意观察患者眼部情况，出现灼痛应降低电流强度至患者接受为宜。

（6）治疗中如有异常情况应立即停止。中医定向透药治疗 15 分钟。

（7）中医定向透药治疗结束，调节脉冲强度，以患者可耐受为宜，脉冲治疗 5 分钟。

（8）治疗结束，先取下眼罩及导入手夹，关闭电源，清洁擦干眼部皮肤，询问患者感受。

（9）整理床单位，合理安排体位。

（10）操作完毕后，整理用物，洗手，签字。

（11）再次核对患者姓名、眼别、药名、剂量。

（12）告知患者注意事项。

4. 操作评价　见表 6 - 3。

表 6 - 3　中医定向透药治疗操作评价标准

项目	考核要点	总分	评分等级				得分
			A	B	C	D	
仪表	仪表端庄（2 分），着护士服（2 分），衣帽整洁（2 分）	6	6	4	2	0	
核对	核对医嘱及患者信息（4 分）	4	4	3	1	0	
评估	患者病情（2 分）、既往病史（2 分），治疗部位有无金属异物（2 分），有无安装心脏搏器（2 分）	20	8	5	3	0	
	患者导入部位皮肤情况（2 分），有无药物过敏史（2 分）		4	3	2	1	

续表

项目		考核要点	总分	评分等级				得分
				A	B	C	D	
评估		患者自理程度（1分）、意识状态（1分）、合作程度（1分）、对热的耐受程度（1分）		4	3	2	1	
		解释耐心（1分），指导并告之配合方法（2分），尊重患者知情同意权（1分）		4	3	2	1	
操作前准备		"七步洗手法"洗手（2分），无长指甲（2分），戴口罩（2分）	8	6	4	2	0	
		备齐物品，放置合理（1分），认真核对（1分）		2	1	0		
操作过程	安全	环境整洁（1分），温湿度适宜（1），安排合理（1分）	5	3	2	1	0	
		患者取坐位或仰卧位（1分），体位舒适（1分）		2	1	0		
	准备	检查导入仪各部连接是否正常，接通电源。导入仪电流处于"0"mA位（5分）	12	5	3	1	0	
		按医嘱配制导入用药液，浸湿小纱布；敷料垫置于盛有温水的治疗碗中浸湿（5分）		5	3	1	0	
		嘱患者取合适、舒适体位（2分）		2	1	0		
	中医定向透药治疗	再次核对医嘱、患者姓名、年龄、性别、眼别、药物、用法（5分）	25	5	3	1	0	
		用止血钳将浸有药液的小纱布拧干，并贴敷于患者眼部，盖上一块湿敷料垫，戴导入眼罩，在患者腕部合谷穴处盖一块湿敷料垫，戴上导入手夹（5分）		5	3	1	0	
		打开电源，调节导入电流，强度不超过0.4mA，操作中注意观察患者眼部情况，出现灼痛应降低电流强度至患者可接受为宜（5分）		5	3	1	0	
		中医定向透药治疗过程中观察患者反应，如有异常情况应立即停止。中医定向透药治疗时间以不超过15分钟为宜（3分）		3	2	1	0	
		调节脉冲强度，以患者可耐受为宜，脉冲治疗5分钟（2分）		2	1	0		
		导入结束，关闭电源，治疗结束后清洁、擦干眼部皮肤，询问患者感受（5分）		5	3	1	0	

续表

项目	考核要点	总分	评分等级				得分
			A	B	C	D	
操作后	整理床单位，合理安置患者（2分）	10	2	1	0		
	用物处理正确（1分），洗手（1分），记录（1分）		3	2	1	0	
	健康宣教：操作目的及意义（1分），注意事项（4分）		5	3	1	0	
评价	操作规范，动作轻巧（2分）	10	2	1	0		
	操作过程考虑患者安全（3分）		3	2	1	0	
	操作过程和患者有效沟通，无烫伤、电灼伤（3分）		3	2	1	0	
	操作熟练、有序（2分）		2	1	0		
总分		100					

【操作难点及重点】

（1）中医定向透药治疗用于眼科临床已有百余年历史，结合了现代直流电，使药物更加有效、快捷地到达病灶，疗效更加显著。中医定向透药治疗简单、方便、创伤小、治疗效果佳，尤其是眼科疾病的应用中，因为眼部解剖结构较特殊，全身用药起效慢、有效浓度低，治疗效果往往达不到预期结果，滴眼液、注射药物或者口服药物不能达到有效的药物浓度，维持的药物作用时间也较短。

（2）临床上，中医定向透药治疗的应用范围非常广泛，对近视、弱视、视神经病变、眼底病变等都有非常好的效果。但是，使用直流电中医定向透药对眼部疾病患者进行治疗，如果没有辅以有效的护理手段，非常容易导致患者出现并发症。故在操作前应向患者详细解释注意事项，指导患者做好治疗后的护理。

（3）为了减少和预防并发症的发生，操作前应详细了解患者病情，做好心理护理；在治疗过程中嘱患者闭眼，患者易有紧张心理，操作者要耐心解释，用通俗易懂的语言说明操作过程及目的、方法和中医定向透药治疗过程中如何配合。

（4）根据不同的病症使用对症的中药，在中医定向透药治疗过程中，必须明确导入药物的正负极性质。

（5）中医定向透药治疗完毕后，严密观察患者局部皮肤和意识状况，如有不适，要正确处理。

①治疗后观察患者眼部皮肤，如有灼烧红肿，及时涂抹凡士林。如局部皮肤出现水疱，小水疱无须处理，可自行吸收；大水疱可用注射器抽出水疱内液体，消毒覆盖无菌敷料，保持干燥，防止感染。

②在中医定向透药治疗过程中，患者因为紧张心理，可能会出现眩晕、心悸的情况，此时操作者要暂停此项治疗，及时呼叫医生，配合治疗，要注意稳定其情绪，多加安慰。

【注意事项】

（1）严格执行"三查七对"，确保患者安全。

（2）操作前确认患者治疗部位无金属异物且未安装心脏起搏器。

（3）角膜溃疡穿孔或严重上皮缺损、角膜急性感染未控制期、真菌性角膜炎、高热、出血性疾患、活动性结核、妊娠、严重心功能不全等患者禁忌做此项治疗。

（4）电极板及药垫必须与皮肤均匀接触，否则有灼伤危险。操作前告知患者治疗过程中不可随意挪动肢体或变换体位，以防电极片脱出接触皮肤导致灼伤。

（5）通电量大小以患者能耐受的麻电感为宜，不可有刺痛感。老年人及糖尿病患者皮肤敏感度较差，根据不同部位宜选用合适电流量，不宜过强。

（6）治疗中局部皮肤有蚁走或麻木感属正常现象，若出现针扎样痛立即停止治疗。

（7）治疗中，不得随意改变电极板上的极性。如必须变换，先将输出强度旋钮退回至"0"mA位，然后变换极性，再重新调节治疗量。

（8）治疗结束后应先从患者身上取下电极再关闭仪器电源。

四、眼部用耳穴压丸技术

耳穴压丸技术采用王不留行籽或其他籽实类刺激耳廓上的穴位或反应点，使局部产生热、麻、胀、痛等刺激的反应，通过经络传导，调整脏腑气血功能，促进机体阴阳平衡，达到治疗眼病的目的。常用穴位有目1、目2、肝、肾、眼等。眼科临床中主要应用于儿童近视、弱视以及眼疲劳、干眼症等治疗，能起到缓解眼部疲劳、防止近视度数加深、消除假性近视的作用。严重器质性疾病者慎用。耳廓如有明显炎症或病变，包括冻疮破溃、感染、溃疡及湿疹等，年老体弱者、有习惯性流产史的孕妇不宜采用。妇女妊娠期应慎用，尤其不宜用于子宫、卵巢、内分泌、肾等穴。

【操作目的及意义】

通过按压、针刺等方式刺激耳廓上的腧穴，使得神经冲动上、下行传导，可以直接或间接地起到调节作用，能够促进局部的血液循环，放松痉挛、疲劳的睫状肌和眼外肌，缓解近视、视疲劳、干眼等眼部症状。眼部疾病通过中医辨证可选择相应的耳穴进行治疗，下面列举部分常见眼病及其相应耳穴（图6-3），可供临床参考。

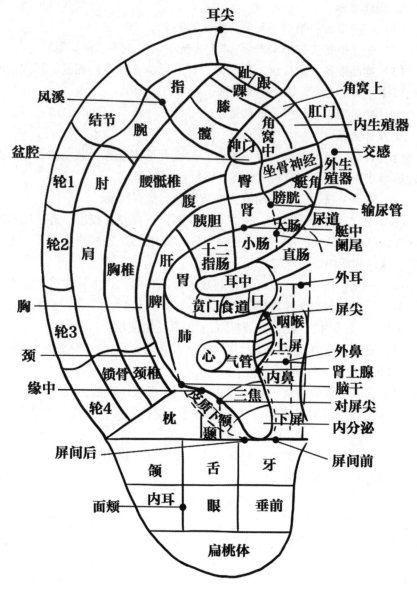

图6-3 标准耳穴定位正面示意图

【操作步骤】

1. 评估并解释

（1）观察耳部皮肤。

（2）患者意识状态、心理状态、合作程度。

（3）患者过敏史、对疼痛的耐受度、是否在孕期。

（4）告知操作的目的及注意事项，以取得其配合。

2. 操作准备

（1）环境准备：整洁、安静，光线适宜。

（2）护士准备：按要求着装，"七步洗手法"洗手，戴口罩。

（3）物品准备：治疗盘、王不留行籽耳贴、止血钳、棉签、耳穴探测器或探棒、75%乙醇、快速手消毒液、弯盘、污物碗。

（4）患者准备：取坐位或仰卧位。

3. 操作方法

（1）评估：核对医嘱，评估患者，检查耳部皮肤有无破溃和污垢，必要时擦净双耳，并告知定穴时感觉。做好解释工作。

（2）准备：洗手，备齐用物，携至床旁，核对医嘱。

（3）定穴：取合适体位，探测耳穴探测仪标准点并校准。遵医嘱选择耳穴部位并探测耳穴的敏感点，正确取穴。使用75%乙醇自上而下、由内到外、从前到后消毒耳廓部皮肤，待干。

（4）贴压：用止血钳取耳贴，贴敷于耳部相应穴位上，并给予适当按压（拇、示二指指腹面相对按压）。指导患者每日自行按压3~5次，每次每穴按压1~2分钟，每次用一侧耳穴，两耳交替使用。

（5）观察：患者皮肤情况，并询问患者有无痛感、发热感，密切观察有无不适情况。

（6）告知：向患者演示按压方法，告知患者按压次数、时间。

（7）结束：协助患者穿衣，安排舒适体位，整理床单位。再次核对，告知患者注意事项。整理用物，洗手。

（8）记录：部位、方法、时间、患者反应及疗效并签名。

4. 操作评价　见表6-4。

表6-4　耳穴压丸评价标准

项目	技术操作要求	总分	A	B	C	D	得分
仪表	仪表端庄（2分），着护士服（1分），鞋帽整齐（2分）	5	5	3	1	0	

项目		技术操作要求	总分	评分等级				得分
				A	B	C	D	
评估		患者病情（1分）、既往史（1分）、过敏史（1分），女性患者是否处于妊娠期（1分）	15	4	2	1	0	
		患者自理程度（1分）、意识状态（1分）、合作程度（1分）		3	2	1	0	
		耳部皮肤情况（2分），对疼痛的耐受情况（2分）		4	2	1	0	
		解释作用（1分），简单的操作方法（1分），局部感受（1分），注意事项（1分）		4	3	1	0	
操作前准备		"七步洗手法"洗手（1分），戴口罩（1分）	5	2	1	0		
		备齐物品（1分），检查用物（1分），认真核对有效期（1分）		3	2	1	0	
操作步骤	安全	环境安全，保护隐私（1分），注意保暖，避免对流风（1分）	5	2	1	0		
	准备	协助患者取舒适体位（1分），充分暴露耳部皮肤（2分）	5	3	2	1	0	
	耳穴压丸	核对医嘱（1分），患者信息（1分）	50	2	1	0		
		探测调校耳穴探测标准点（4分）		4	2	1	0	
		遵医嘱选择耳穴部位（每个穴位不准确扣2分，最高扣4分），探测耳穴的敏感点（4分）		4	2	1	0	
		消毒耳廓皮肤及操作者示指及拇指（2分），耳部消毒用75%乙醇自上而下、由内到外、从前到后消毒（2分），消毒后皮肤待干（2分）		6	4	2	0	
		用止血钳取药贴，贴敷于耳部相应穴位上适当按压（拇指、示指指腹面相对按压）（10分）（贴敷穴位不准确扣2分/个，最高扣6分；贴固不牢扣2分/个，最高扣4分）		10	8	6	4	
		按压力度适度（2分），并询问患者感受（4分）		6	4	2	0	
		观察局部皮肤有无红肿、过敏（3分），贴敷是否牢固（3分）		6	4	2	0	

续表

项目		技术操作要求	总分	评分等级				得分
				A	B	C	D	
操作步骤	耳穴压丸	告知患者每日按压3~5次，每次每穴1~2分钟（2分），疼痛难忍或脱落及时告知护理人员（2分）		4	2	1	0	
		协助患者穿衣（2分），安排舒适体位，整理床单位（2分）		4	2	1	0	
		洗手（2分），再次核对医嘱，患者信息（2分）		4	2	1	0	
操作后		用物按相关规定处理（3分）	10	3	2	1	0	
		洗手（2分），记录（1分）		3	2	1	0	
		健康宣教：操作目的及意义（2分），注意事项（2分）		4	2	1	0	
评价		取穴准确（3分），用力适度（3分）	10	6	4	2	0	
		操作过程与患者有效沟通（2分）		2	1	0		
		操作熟练、有序（2分）		2	1	0		
总分			100					

【操作难点及重点】

（1）耳穴压丸治疗疾病的关键是选穴准确，探测耳穴的方法如下所述。

1）观察法：充分暴露耳廓，在自然光线下，用肉眼借助放大镜，从上至下，全面观察耳廓有无脱屑、充血、丘疹、水疱、硬结、色素沉着等变形、变色点，这些均是阳性反应点，一般出现以上情况的相应脏腑器官往往患有不同程度的疾病，通常会有较明显的压痛。

2）按压法：一手持住患者耳轮后上方，暴露疾病在耳廓的相应部位，另一手用探棒进行探压。探压时压力要均匀，从穴区周围向中间按压。当压迫到敏感点时，患者会出现皱眉、眨眼、呼痛或躲闪等反应，即为治疗点。

3）电阻测定法：应用耳穴探测仪测定耳穴皮肤电阻的变化。与疾病有关的耳穴电阻较低，与疾病无关的耳穴电阻较高。基准点校准后，探测者的右手保持手握探测器，右手大拇指紧贴金属电极，左手拇、示两指捏住被测试者的耳垂或耳轮，将探测笔在被测试者耳廓的耳穴区划动，压力要均匀，与探测基准点时的压力大小保持基本一致。探测角度尽量与皮肤表面垂直。探测灯为绿色时表示该穴位所对应脏器情况良好，亮黄灯时表示处于临界状态，亮红灯时（同时会报警）表示有问题，此点称为阳性反应点。

（2）耳穴压丸治疗疾病的关键点除准确选穴外，正确按压刺激耳穴也很重要，常见的按压方法有以下三种。

1）对压法：用示指和拇指的指腹置于患者耳廓的正面和背面，相对按压，至出现热、麻、胀、痛等感觉，示指和拇指可边压边左右移动，或做圆形移动，一旦找到敏感点，则持续对压 20～30 秒。对内脏痉挛性疼痛、躯体疼痛有较好的镇痛作用，对压法刺激性较强，适合实热证和耐受力较强的人。

2）直压法：用指尖垂直按压耳穴，至患者产生胀痛感，持续按压 20～30 秒，间隔少许，重复按压，每次按压 3～5 分钟。直压法刺激性较强，适合实热证和耐受力较强的人。

3）点压法：手法与直压法相同，但力度相对较轻，一按一压间隔为 0.5 秒，持续按压 1 分钟，力度以局部略感胀、痛为度。具体可视病情而定。点压法刺激性较小，适合慢性病及体质较差的人。

（3）耳穴压丸治疗完毕后，严密观察患者局部皮肤和意识状况，如有不适，要正确处理。

1）如在耳穴压丸过程中胶带或使用材料过敏，应立刻停止操作，去除过敏因素并给予抗过敏等对应治疗。

2）耳豆贴脱落，落入耳道。

①贴压耳穴应注意防水，以免脱落，观察患者反应，确认粘贴数量，发现粘贴数量减少要及时查找原因并及时处理。

②夏天出汗，贴压耳穴不宜过多，时间不宜过长，1～3 天更换一次，以防胶布潮湿。

③贴压前彻底清洁耳部皮肤，待干后再粘贴耳豆贴。

3）贴压治疗初期耳穴周围可能会有微痛，部分患者甚至会影响睡眠，出现这种情况要向患者解释此类症状可能会维持几天，适应后症状会消失，无须处理。疼痛较甚者只要局部稍放松一下耳豆贴或移动位置即可。

4）患者耳廓皮肤有红肿热痛等感染表现，出现轻微炎症反应，对日常生活及学习有一定的影响，应暂停治疗，注意休息，以减少疼痛及炎症扩散，勿挤压患部，遵医嘱应用消炎止痛等药物，症状消失后可继续进行治疗；如感染较重，出现局部溃脓或全身不适症状，应立即终止治疗并予排脓、消炎、止痛等对症及支持治疗。

【注意事项】

（1）操作前检查耳部皮肤情况，若有炎症、破溃、冻伤禁用。

（2）探穴力度应适度，埋豆过程中按压力度均匀，切勿揉搓，以免搓破皮肤，造成感染，并防止胶布潮湿或污染。对胶布过敏者，可缩短贴压时间并加压肾上腺、风溪穴，或改用黏合纸代之。

（3）根据医嘱、季节气候确定留置时间，一般夏季1~3天，春秋季3~5天，冬季5~7天。留置期间应密切观察患者有无不适等情况。

（4）刺激强度根据患者情况而定，一般儿童、孕妇及年老体弱、神经衰弱者用轻刺激法；急性疼痛性病症宜用强刺激法。

（5）有运动障碍患者，按压后耳廓充血发热时，宜适当活动患部，并在患部按摩、艾灸等，以提高疗效。

（6）埋豆结束取下时，如出现局部皮肤红肿，可用皮肤消毒液消毒，每日2~3次，外用消炎药，以防引起软骨膜炎。

五、梅花针治疗

梅花针治疗又称七星针，以中医经络学说皮部理论为主要依据，皮部是经络脉循行路线在体表对应的皮肤，与经络脏腑联系密切，通过刺激皮部来调整脏腑、经络气血运行，防治疾病。从西医学角度来讲，梅花针属于物理疗法的范畴，其叩刺可刺激血管和神经，通过针刺形成"痛感反射弧"，从而使外周和中枢神经系统产生兴奋或抑制的调节反应，进而影响体液、内分泌、免疫等系统也产生相应反应，使人体产生局部或整体的良性调节效应，从而增强神经兴奋性，促进血液循环，改善微循环，使炎症代谢产物排出，减轻神经血管的压力。它属于皮肤针的一种，是运用手腕部弹力，使针尖叩刺人体一定部位或穴位，使皮肤微微潮红即达到刺激目的，通经活络，开窍明目，激发经络功能，调整脏腑气血，以达到防治疾病目的的一种操作技术。

【操作目的及意义】

在局部穴位叩刺梅花针可通过经络传感，激发人体的生理功能，改善眼部的气血流通，消除眼肌的疲劳，缓解睫状肌的痉挛，可以起到理血活气、通经活络、平衡阴阳、调节脏腑虚实的作用。梅花针叩刺膀胱经可调整元阴元阳之气，轻补阳气，使五脏六腑之气皆上注于目，目得血而能视。眼科疾病中，梅花针治疗可用于共同性斜视、麻痹性斜视、眼球震颤、电光性眼炎、睑腺炎、儿童弱视、假性近视、神经性眼病、干眼症、视疲劳、青光眼。

【操作步骤】

1. 评估并解释

（1）观察叩刺部位的皮肤情况。

（2）患者意识状态、心理状态、合作程度。

（3）患者对疼痛的耐受度及凝血机制。

（4）向患者解释治疗目的、配合方法及操作后并发症，患者知情同意。

2. 操作准备

（1）环境准备：整洁、安静，光线适宜，注意保护隐私。

（2）护士准备：仪表端庄，态度和蔼、语言规范；服装、鞋帽整齐；洗手，戴口罩。

（3）物品准备：治疗盘、一次性梅花针、污物碗、快速手消毒液、无菌棉签、无菌纱布。

（4）患者准备：取合理、舒适体位，充分暴露叩刺部位。

3. 操作方法

（1）评估：核对医嘱，床边评估患者，并做好解释工作，取得患者合作。

（2）准备：洗手，备齐用物至床旁，再次核对医嘱。

（3）体位：取合理、舒适体位，充分暴露叩刺部位。

（4）定位：根据病情或遵医嘱选择叩刺部位，注意保暖及保护患者隐私。眼部疾病常用穴位：眼周穴位（双攒竹、双鱼腰、双太阳）、头枕部穴位（双目窗、百会、双风池、大椎）、手部穴位（双内关、双合谷）。

（5）操作：常规消毒皮肤，检查梅花针后，将针柄末端固定在掌心，拇指在上，示指在下，其余手指握拳状握住针柄。嘱患者闭眼（先右后左），手持针柄以腕力轻弹叩攒竹、鱼腰、太阳、目窗、百会、风池、大椎、内关、合谷穴（图 6-1、图 6-4），距离皮肤 1~2cm，每穴叩刺 30 秒（频次 70~90 下），每次 8 分钟，8 次为一个疗程，一般 1~2 个疗程。叩刺时弹而有力，垂直皮肤，手法要求平、稳、准，均匀而有节奏，不宜过快或过慢，遵循先轻后重，由上而下，自内向外，以皮肤潮红、不出血为度，或有微量出血，用无菌棉签清洁局部皮肤，防止感染。

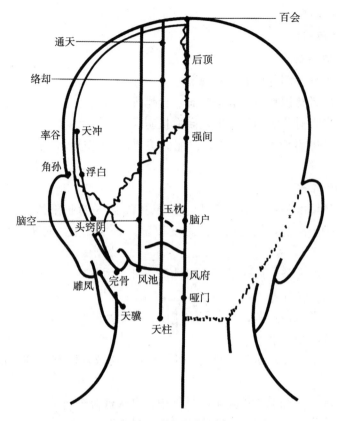

图 6-4 头枕部穴位示意图

（6）观察及询问：操作过程中观察患者感受，有无晕针、疼痛等不适情况。观察叩刺部位皮肤情况。

（7）叩刺完毕，消毒局部皮肤，协助患者穿衣，取舒适卧位，整理床单位。

（8）告知患者叩刺处避免着凉水，注意保暖，宜进清淡饮食。

（9）再次核对医嘱，整理用物，洗手。

（10）记录：部位、方法、时间、患者反应及疗效并签名。

4. 操作评价 见表 6-5。

表 6-5 梅花针治疗操作评价标准

项目	考核要点	总分	评分等级				得分
			A	B	C	D	
仪表	仪表端庄（2分），着护士服（1分），衣帽整洁（2分）	5	5	3	1	0	

续表

项目		考核要点	总分	评分等级				得分
				A	B	C	D	
评估		患者病情（1分）、全身状况（1分）、既往病史（1分）、凝血机制（1分）	15	4	3	1	0	
		叩刺部位皮肤情况（1分），心理状态（1分），对疼痛的耐受程度（1分）		3	2	1	0	
		患者自理程度（1分）、意识状态（1分）、合作程度（1分），告知放血的目的（1分）		4	3	1	0	
		解释耐心（2分），指导并告知配合方法（1分），尊重患者知情同意权（1分）		4	3	1	0	
操作前准备		"七步洗手法"洗手（1分），无长指甲（1分），戴口罩（1分）	5	3	2	1	0	
		备齐物品，放置合理（1分），认真核对（1分）		2	1	0		
操作过程	安全	环境整洁（1分），安排合理（1分）	5	2	1	0		
		患者取坐位或仰卧位（2分），体位舒适（1分）		3	2	1	0	
	准备	检查无菌物品有效期（5分）	10	5	3	1	0	
		注意保暖，避免对流风（3分），保护患者隐私（2分）		5	3	1	0	
	梅花针治疗	再次核对医嘱及患者信息（5分）		5	3	1	0	
		协助患者取合理、舒适体位，充分暴露叩刺部位（5分）		5	3	1	0	
		常规消毒局部皮肤，检查梅花针（3分），将针柄末端固定在掌心，拇指在上，示指在下，其余手指呈握拳状握住针柄，以腕力进行叩刺（3分），叩刺时弹而有力，垂直皮肤；先轻后重，由上而下，自内向外；手法平、稳、准，均匀而有节奏；一般每分钟叩打70～90次，叩刺5～10分钟（4分）		10	6	2	0	

续表

项目		考核要点	总分	评分等级				得分
				A	B	C	D	
操作过程	梅花针治疗	观察及询问患者感受,有无晕针、疼痛等不适情况(5分)	40	5	3	1	0	
		叩刺完毕,消毒局部皮肤(2分),观察叩刺部位皮肤情况,以轻微点状出血为宜(1分)		3	2	1	0	
		协助患者穿衣,取舒适体位(2分),患者无不适主诉(1分)		3	2	1	0	
		整理床单位(2分)		2	1	0		
		告知相关注意事项(2分)		2	1	0		
		洗手(3分),再次核对医嘱及患者信息(2分)		5	3	1	0	
操作后		合理安置患者(2分)	10	2	1	0		
		用物处理正确(1分),洗手(1分),记录(1分)		3	2	1	0	
		健康宣教:操作目的及意义(1分),注意事项(4分)		5	3	2	0	
评价		操作规范,严格无菌操作(2分)	10	2	1	0		
		操作熟练,手法正确(3分)		3	2	1	0	
		操作过程和患者有效沟通(3分)		3	2	1	0	
		知晓梅花针治疗的禁忌证及操作注意事项(2分)		2	1	0		
总分			100					

【操作难点及重点】

1. 叩刺方法 施术部位常规消毒后,医者按上述方法持针,将针头平对叩刺部位,借用腕力叩打皮肤并迅即弹起,反复进行,至皮肤潮红、不出血为度,用力均匀、速度均匀,借用腕力,即叩即起;针尖起落垂直于叩刺部位。

2. 叩刺强度 刺激强度根据患者体质、年龄、病症、叩刺部位和耐受程度的不同,采用轻、中、重三种不同的刺激强度。

（1）轻度刺激：使用腕力较轻，冲力较小，使患者稍有疼痛感，皮肤局部略有潮红，但不出血。属补法，有疏通经络、调和气血、扶正补虚之功。适用于头面部疾病和老弱、妇幼患者，以及病属虚证、久病者。

（2）中度刺激：使用腕力稍大，冲力亦较大，介于轻度刺激和重度刺激之间。患者有轻度痛感，局部皮肤有潮红、丘疹，但不出血，具有平补平泻性质。适用于多数患者。

（3）重度刺激：使用腕力较重，冲力大，患者有明显痛感，但能忍受。叩打后局部皮肤明显发红，并可有轻微渗血。属于泻法，有疏散凝滞、活血止痛、导闭消肿之效。适用于压痛点明显和背部、臀部疾病及年轻体壮患者，以及病属实证、新病者。

3. 叩刺手法 具体类型如下所述。

（1）弹刺法：这是梅花针技术的基本手法。要求弹而有力，垂直皮肤，采用平、稳、准，均匀而有节奏的叩刺法。叩打频率不宜过快或过慢，一般每分钟叩打 70～90 次。在进行叩打时，持针手的肘关节相对固定，落针依靠腕关节活动的冲力，落针要稳、准，针尖与皮肤呈垂直接触，在针尖接触到皮肤的瞬间（约 1/10 秒），不要再用力向下压，而应随着皮肤产生的反作用力，顺势扬腕抬针，提针要快，即针尖接触皮肤后立即弹起。

（2）平刺法：又名划刺法。它不用叩打，而是用针尖轻轻地在皮肤上反复滑行刺激，虽然没有疼痛感觉，也能起到调整作用和使痛感分散。这种手法适于对针刺很敏感的患者，也可作为重刺后的配合使用，但划刺的时间应稍长一些。

（3）轻刺法：临床常用。用梅花针在特定的皮肤部位进行轻微的叩打，使患者感到微痛，表情愉快、舒服。这种手法适用于口、眼、鼻、头面部、颈部和小儿疾病以及久病体弱患者。

（4）重刺法：叩打时用力较"轻刺法"稍重，刺激时有较明显的疼痛，有时也可见肌肉收缩，患者偶尔有躲闪，面部表情有时有变化或有出汗等现象。但要以患者能忍受为度。这种手法多用于胸背部及四肢等部位，一般适用于失去知觉（麻痹）的局部、病体的酸胀部以及腰酸背痛、新病体强的患者。

（5）强刺法：临床偶尔使用或少用。刺激时疼痛比较明显，患者几乎不能忍受，多数患者有出汗现象。多用于感觉迟钝或麻痹患者。

（6）超强刺法：紧急时用。刺激时非常疼痛，患者不能忍受，易晕针，对人体产生有害影响。多用于急救，如休克、昏迷、瘾症或癫痫发作等。

（7）正刺法：就是在叩打时，用力介于轻、重刺法之间。采用既不轻也不重的叩打手法。这种手法一般用于常规治疗以及四肢部位。

【注意事项】

（1）治疗前检查针具，凡针面不平整、针锋参差不齐者，针尖有毛刺或缺损、锈钝者不可用。

（2）针具及针刺局部皮肤应严格消毒，以防感染。

（3）叩刺时针尖要垂直上下，用力均匀，避免斜、钩、挑等，以减少患者疼痛。叩刺前先向患者说明叩刺时有轻微痛感，初次治疗患者宜予轻叩刺。

（4）叩刺后局部有轻度出血、疼痛、过敏样丘疹属于正常反应，向患者解释清楚，消退后可继续治疗。

（5）重刺有出血者，先用消毒干棉球将渗血擦拭干净，保持清洁，随后再用75%乙醇棉球消毒，防止感染。

（6）操作时要注意语言温和，动作轻快，用力均衡，随时询问，疼痛者可稍作休息或转移话题以减轻心理压力。

（7）若患者出现心慌不适、虚汗、面色苍白，呼吸变快等疼痛性休克或晕针表现，立即停针，去枕平卧，吸氧，必要时针刺人中、十宣及静脉补液等对症处理。

六、皮内针治疗

皮内针治疗（揿针技术），是以特制的小型针具，固定于腧穴的皮内或皮下，进行较长时间埋藏，以达到治疗目的一种方法。它是中医皮部理论与腧穴理论的结合。中医认为外邪侵袭人体，首先侵入皮部络脉，络盛而入客于相对应的经脉。皮内针通过对皮部弱而长久地刺激，以"疏其血气，令其条达"，调整经络脏腑功能，达到治愈疾病的目的。

【操作目的及意义】

皮内针治疗以皮部理论为治疗基础，针埋入皮下后，通过皮部和脉络以调节经络而发挥作用，而且长时间留针可增加刺激总量，延长针刺作用，获得持续性的治疗效果。临床常应用皮内针治疗假性近视、高度近视、干眼等眼部疾病。

【操作步骤】

1. 评估并解释

（1）操作环境是否清洁。

（2）患者意识状态、心理状态、合作程度。

（3）针刺取穴部位的局部皮肤情况，有无破溃等。

（4）患者过敏史（镍、铬等不锈钢成分过敏）、凝血情况、有无晕针史。

（5）患者对疼痛的耐受程度，向患者解释操作目的及意义和配合方法，患者知情同意。

2. 操作准备

（1）环境准备：整洁、安静，符合操作要求。

（2）护士准备：按要求着装，"七步洗手法"洗手，戴口罩。

（3）物品准备：治疗车、治疗盘、皮内针、镊子、棉签、75%乙醇、快速手消毒液、利器桶、污物桶。

（4）患者准备：取合理体位，注意保暖，保护患者隐私。

3. 操作方法

（1）核对医嘱，核对患者姓名、性别、年龄等，做好解释。

（2）患者取舒适体位，便于医者操作（老人、儿童、孕妇、体弱者宜取卧位），松解衣着，选定留针部位，注意保暖及隐私。

（3）75%乙醇消毒皮肤后，用镊子夹取皮内针将针尖对准穴位刺入，使环状针柄平整地留在皮肤上（埋针后请患者动一动身体，确认没有牵拉痛感）。清点留针数量。

（4）留针期间，每隔4小时用手指按压埋针部位约1分钟，加强刺激，增进疗效。

（5）起针后，用干棉签擦拭或按压针孔，以防出血，局部常规消毒，清点起针数量，检查留针处皮肤。

（6）操作完毕，协助取舒适体位，整理床单位，清理用物，做好记录并签字。

4. 操作评价 见表6-6。

表6-6 皮内针治疗操作考核评价标准

项目	考核要点	总分	评分等级				得分
			A	B	C	D	
仪表	仪表端庄（2分），着护士服（1分），衣帽整洁（1分）	4	4	2	1	0	
评估	患者病情（1分），过敏史（1分），既往病史（1分），凝血情况（1分）	4	2	1	0		

项目		考核要点	总分	评分等级				得分
				A	B	C	D	
评估		进针部位皮肤情况（2分），对疼痛的耐受程度（1分），有无晕针史（1分）	14	4	2	1	0	
		患者自理程度（1分）、意识状态（1分）、合作程度（1分），告知治疗的目的（1分）		4	2	1	0	
		解释耐心（1分），指导并告之配合方法（1分）		2	1	0		
操作前准备		"七步洗手法"洗手（1分），无长指甲（1分），戴口罩（1分）	7	3	2	1	0	
		备齐物品，放置合理（1分），认真核对（1分）		2	1	0		
		检查用物有效期（2分）		2	1	0		
操作过程	准备	病室环境整洁（1分），光线明亮（1分）	6	2	1	0		
		协助患者取舒适体位、适宜医者操作（1分），暴露操作部位（1分），注意保暖（1分），保护隐私（1分）		4	2	1	0	
	留针	核对医嘱及患者（1分），确定穴位（1分）	31	2	1	0		
		洗手（1分），消毒方法正确：以所取穴中心由内向外消毒（2分），范围>5cm（2分）		5	3	1	0	
		检查针具（2分），选择合适皮内针（2分）		4	2	1	0	
		将皮内针正对穴位刺入（4分），按压黏附固定（4分）		8	4	2	0	
		进针后询问患者舒适度（2分），按压的感受（2分）		4	2	1	0	
		观察有无晕针（2分），观察局部皮肤情况（2分），观察有无出血等不良反应（2分）		6	4	2	0	
		清点留针数量（2分）		2	1	0		
	起针	起针后用干棉签按压针孔（2分），局部做常规消毒（2分）	12	4	2	1	0	
		清点起针数量（2分）		2	1	0		
		协助患者穿衣（2分），取舒适体位（2分），整理床单位（2分）		6	4	2	0	

项目	考核要点	总分	评分等级				得分
			A	B	C	D	
操作后	用物处理正确（2分），洗手（2分），记录（2分）	11	6	4	2	0	
	健康宣教：告知注意事项（5分）		5	3	1	0	
评价	操作规范，严格无菌操作（3分）	10	3	2	1	0	
	操作过程考虑患者安全及感受（3分）		3	2	1	0	
	操作过程和患者有效沟通（2分）		2	1	0		
	操作熟练、有序（2分）		2	1	0		
理论提问	皮内针治疗的注意事项（5分）	5	5	3	1	0	
总分		100					

【操作难点及重点】

（1）埋针部位持续疼痛时，应调整针的深度、方向，调整无效时，应起针。

（2）埋针时应选择易于固定和不妨碍肢体活动的穴位。埋针后，患者感觉刺痛或妨碍肢体活动时，应将针取出重埋或改用其他穴位。

（3）患者可以用手指间断按压针柄每日3～4次，每次约1分钟，以耐受为度，以加强刺激量，提高效果。但应注意手卫生，避免感染。

（4）若埋针处已发生感染，通知医生给予相应处理。如有发热等全身反应，遵医嘱适时给予抗生素或具有清热解毒作用的中药治疗。

【注意事项】

（1）严格执行"三查七对"，确保患者安全。对于首次接受治疗的患者，应消除其紧张情绪。

（2）严格无菌操作，特别是埋针穴位、针具、镊子等均需常规消毒，防止感染。

（3）留针期间注意病情观察，埋针处保持干燥，不宜用水浸泡。夏季多汗时，不宜留置时间过长，检查埋针处有无汗渍、皮肤发红等，如见发红、疼痛要及时检查，局部发生感染现象时立即起针，并进行相应处理。

（4）感觉疼痛、肢体活动受限时，请告知医生及护士，立即起针。

（5）埋针部位出现发红或发痒等异常反应时，请告知医生及护士，立即起针。

（6）关节和颜面部慎用。

（7）埋针时间受疾病性质、气候温度及患者在留针期间的感受影响，建议 2～3 天为宜。同一埋针部位出针 3 天后可再次埋针。

七、耳尖放血技术

耳尖放血技术是用针具刺破或划破耳尖穴放出适量血液，以疏通经络、调和气血达到治疗疾病的目的。耳尖穴为经外奇穴，位于耳轮上，将耳轮向耳屏对折时，耳廓顶端处即耳尖穴，是针灸常用的穴位。耳尖穴下有皮肤、皮下组织和耳廓软骨，分布有颞浅动、静脉的耳前支，耳后动静脉的耳后支，耳颞神经耳前支、枕小神经耳后支和面神经耳支等。

【操作目的及意义】

于耳尖穴上行刺络放血法治疗眼科疾病具有疏风清热、清肝明目、疏通经络、消肿散结的作用，临床常用于治疗睑腺炎、急性结膜炎、眼肌麻痹、青光眼等实证、热证疾病。

【操作步骤】

1. 评估并解释

（1）评估操作环境是否清洁。

（2）评估患者意识状态、心理状态、合作程度。

（3）评估患者耳部周围的皮肤情况，有无破溃。

（4）评估疼痛耐受程度及凝血情况，向患者解释操作目的及意义和配合方法，患者知情同意。

2. 操作准备

（1）环境准备：整洁、安静，符合操作要求。

（2）护士准备：按要求着装，"七步洗手法"洗手，戴口罩。

（3）物品准备：治疗车、治疗盘、三菱针或者一次性采血针、75% 乙醇、棉签、无菌手套、无菌棉球、快速手消毒液、利器桶、污物桶。

（4）患者准备：取坐位，头部固定。

3. 操作方法

（1）核对医嘱，核对患者姓名、性别、年龄、眼别及放血部位等。

（2）取穴：患者取坐位，耳尖穴在耳廓向前对折的上部尖端处（图 6-5）。

（3）操作者用拇指及示指自上而下轻轻按摩患者耳廓，使其充血微微发热。

（4）75%乙醇棉签消毒耳廓并待干。

（5）操作者戴无菌手套，左手固定耳廓，右手持一次性采血针，对准施术部位迅速刺入，深度 1~2mm，随即将针迅速退出。操作者左手自耳根向耳尖按摩挤压，右手用无菌棉球吸取血滴。大概每侧穴位放血 10 滴左右，实证、热证、痛症可放 20~30 滴，每滴约如绿豆大小。操作完毕后，用无菌棉球压迫局部出血处，再次消毒针眼处。

（6）操作完毕，清理用物，做好记录并签字。

4. 操作评价　见表 6-7。

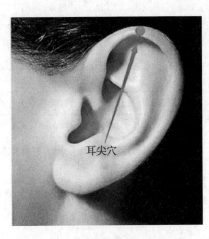

图 6-5　取穴

表 6-7　耳尖放血操作考核评价标准

项目		考核要点	总分	评分等级				得分
				A	B	C	D	
仪表		仪表端庄（2分），着护士服（1分），衣帽整洁（1分）	4	4	3	2	1	
评估		患者病情（1分）、全身状况（1分）、既往病史（1分）、凝血情况（1分）	14	4	3	2	1	
		患者耳部皮肤情况（2分），有无晕针史（1分），疼痛耐受程度（1分）		4	3	2	1	
		患者自理程度（1分）、意识状态（1分）、合作程度（1分），告知放血的目的（1分）		4	3	1	0	
		解释耐心（1分），指导并告之配合方法（1分）		2	1	0	0	
操作前准备		"七步洗手法"洗手（1分），无长指甲（1分），戴口罩（1分）	12	3	2	1	0	
		备齐物品，放置合理（2分），认真核对（2分）		4	2	0	0	
		检查用物有效期（5分）		5	3	1	0	
操作过程	准备	病室环境整洁（1分），光线明亮（1分）	5	2	1	0	0	
		患者取坐位（2分），体位舒适（1分）		3	2	1	0	
	针刺放血	核对患者姓名（2分）、年龄（2分）、性别（2分）、眼别（2分）		8	6	4	0	

续表

项目		考核要点	总分	评分等级				得分
				A	B	C	D	
操作过程	针刺放血	用手指按摩耳廓使其充血（2分）	40	2	1	0	0	
		遵守无菌原则，消毒耳部方法正确（5分）		5	3	1	0	
		选择放血部位、方法正确（5分）		5	3	1	0	
		进针位置准确（3分），进针深度适宜（3分），快速退针（2分）		8	6	4	0	
		放血量适宜（3分），操作后消毒皮肤（2分）		5	3	2	0	
		动作轻柔，患者无不适（2分）		2	1	0	0	
		指导患者压迫放血部位（2分）		2	1	0	0	
		观察患者有无不良反应（3分）		3	2	1	0	
操作后		合理安置患者（3分）	14	3	2	1	0	
		用物处理正确（2分），洗手（2分），记录（2分）		6	4	2	0	
		健康宣教：告知注意事项（5分）		5	3	2	0	
评价		操作规范，严格无菌操作（3分）	11	3	2	1	0	
		操作过程考虑患者安全及感受（3分）		3	2	1	0	
		操作过程和患者有效沟通（3分）		3	2	1	0	
		操作熟练、有序（2分）		2	1	0	0	
总分			100					

【操作难点及重点】

（1）穴位要选择正确，将耳轮向耳屏对折时，耳廓上面的顶端处即耳尖穴。

（2）放血前应自下而上按摩耳廓使其充血，易于放血。

（3）挤压时不能局限于耳尖局部，应从较远的范围向耳尖进行轻微的挤压，尽可能减轻或消除疼痛。

【注意事项】

（1）严格执行"三查七对"，确保患者安全，首次接受治疗的患者，应消除紧张情绪。

（2）严格无菌操作，防止感染，治疗时患者取仰靠坐位，防止发生晕针。

（3）对准耳尖穴迅速刺入，避开骨性结构，深度 1～2mm，随即将针迅速退出。

（4）放血的血量根据病情、体质而定。

（5）由于放血过程中对耳尖部位的挤压，可能导致放血部位小血肿的发生，告知患者棉签按压 1 分钟，约两天可自行消退。

第七章

视觉康复训练操作技术

一、同视机同时视功能训练操作技术

双眼视功能（binocular vision）是指外界物体的影像分别落在两眼视网膜对应点上，主要是黄斑部，神经兴奋沿视觉知觉系统传入大脑，在视觉中枢将来自两眼的视觉信号综合、分析为一个完整的有立体感知觉的过程。双眼视功能又称双眼单视功能。在临床上，双眼视功能从简单到复杂共分为三级，即同时视、融合视和立体视。

同时视又称同时知觉，指两眼黄斑中心凹和黄斑外对应的视网膜成分有共同的视觉方向，双眼具有同时注视并感知的能力。

同时视训练是双眼视功能训练的一种，主要用于治疗弱视、斜视等存在单眼抑制、双眼无同时知觉的患者。

【操作目的及意义】

消除抑制、矫正异常视网膜对应，建立（恢复）同时知觉，增进融合能力。

【操作步骤】

1. 评估并解释

（1）观察患者眼部及周围皮肤情况，有无眶壁骨折史。

（2）患者是否存在屈光不正，有无遵医嘱配戴矫正眼镜，并检查患者眼镜配戴是否正确，镜架、镜片有无污损。

（3）患者意识状态、心理状态、合作程度。

（4）患者及家属对训练知识的了解情况。

（5）向患者及家属解释训练的目的和配合方法，训练后可能出现的不适症状及应对措施。

2. 操作准备

（1）环境准备：整洁、安静、安全，符合操作要求。

（2）护士准备：按要求着装，"七步洗手法"洗手，戴口罩。

（3）物品准备：同视机、同时视画片、快速手消毒液。

（4）患者准备：取舒适坐位。

3. 操作方法 选择适当的同时视画出，一般训练时间为15分钟。

（1）闪烁刺激法：让患者注视处于"0"位镜筒内的画片（如笼子），再让患者手推另一镜筒的画片老虎，使老虎进入笼子，锁定镜筒，固定在客观斜视角处，当熄灭笼子侧灯时，患眼就注视老虎。根据患者抑制程度选择闪烁的频率，并使两镜筒灯光亮度不断变化。变化方式有三种：患眼亮灭灯；同时亮灭灯；交替亮灭灯。三种点灭方式可以交替使用，也可以单独使用，使用自动闪烁频率开始应设置在低点，以后逐渐提高，患眼前的画片亮度应高于健眼。

（2）动态刺激法

①进出训练：患者用注视眼看笼子，此时将镜筒固定在客观斜视角处，让患者手持老虎一侧镜筒，并将老虎推入笼子，当老虎进入笼子后，让患者注视2~3秒，再让患者将老虎拉出笼子外，然后再把老虎推入笼子，如此反复进出训练，直到进入后不能再抑制为止，能同时看到笼子和老虎。

②捕捉训练：与进出训练相似，操作者操作笼子一侧图片的镜筒，当患者把老虎推进笼子后，操作者将镜筒水平移动5°~10°，让患者追随，将老虎推入笼子。此时可稍作停留，便于患者清楚确认老虎在笼子内，但不可停留过久。这样反复训练，患者的动作就会越来越快，说明同时视功能逐渐恢复。

③侧向运动训练：两镜筒放在客观斜视角上，锁住两镜筒臂，打开中心锁让患者同时注视笼子和老虎，两镜筒能一起做向左或向右方向的同向运动，让患者在运动中能始终保持老虎在笼子内。

训练完毕后，整理用物，洗手，记录检查结果，签字。

4. 操作评价 见表7-1。

表7-1 同视机同时视训练技术评价标准

| 项目 | 考核要点 | 总分 | 评分等级 | | | | 得分 |
			A	B	C	D	
仪表	仪表端庄（2分），着护士服（1分），衣帽整洁（2分）	5	5	3	1	0	
评估	患者病情（1分）、全身状况（1分）、既往病史（1分）	3	2	1		0	

项目		考核要点	总分	评分等级				得分
				A	B	C	D	
评估		患者眼部情况（1分），眼球运动状态（1分），是否需配戴矫正眼镜（1分）	15	3	2	1	0	
		患者自理程度（1分）、意识状态（1分）、合作程度（1分），听取患者自主信息和需要（1分）		4	3	1	0	
		解释耐心（1分），告知患者训练目的、方法（2分），告知配合方法（2分）		5	3	1	0	
操作前准备		"七步洗手法"洗手（1分），无长指甲（1分），必要时戴口罩（1分）	5	3	2	1	0	
		仪器设备齐备，放置合理（1分），认真核对（1分）		2	1	0		
操作过程	安全	环境整洁（1分），安排合理（1分）	7	2	1	0		
		患者体位正确、舒适（2分）；调整颌托、额托和瞳距（2分），头位正（1分）		5	3	1	0	
	准备	检查物品是否在功能位（2分）	6	2	1	0		
		检查同视机，座椅处于功能状态（2分）		2	1	0		
		同视机、画片消毒、擦拭方法正确（2分）		2	1	0		
	同时视训练	再次核对患者姓名（1分）、训练方法（2分）	45	3	1	0		
		同时视画片选择正确（2分）		2	1	0		
		训练方法正确：双眼目镜筒同时打开（2分），客观斜视角测量准确（5分），根据患者抑制程度、配合程度选择合适训练方法（5分），选择合理的训练时间（5分），闪烁刺激训练，所选亮度、频率合理，患者能耐受（5分），进出训练、捕捉训练、侧向运动训练应遵循先易后难、逐渐延长时间、加快速度的原则（10分）		32	19	6	0	
		患者体位舒适（1分），眼睛无明显不适（酸胀、流泪等）（2分）		3	2	1	0	
		指导患者配合方法（3分），安抚患者取得合作（2分）		5	3	1	0	
操作后		合理安置患者（1分），用物处理正确（1分），洗手（1分）		3	2	1	0	

续表

项目	考核要点	总分	评分等级				得分
			A	B	C	D	
操作后	仪器设备归位，功能正常（3分）	9	3	2	1	0	
	健康宣教：当日训练目的（2分），注意事项（1分）		3	2	1	0	
评价	训练操作规范、有序（2分）	8	2	1	0		
	训练过程考虑患者耐受程度、安全（2分）		2	1	0		
	训练过程和患者能有效沟通（2分）		2	1	0		
	训练中、训练后出现问题能准确作出判断，并及时正确解决（2分）		2	1	0		
总分		100					

【操作难点及重点】

（1）根据患者的年龄和病情，在训练中进行如下的选择。

①选择适当的同时视画片（5°、8°等）。

②选择适当的训练方法。

③选择适当的训练时间（5分钟、10分钟、15分钟）。

（2）测量客观斜视角准确。

（3）有屈光不正，需验光配镜后方可开始训练，训练时需配戴矫正眼镜。

（4）要求操作者经验丰富，能自行调整训练节奏、强度，避免患者产生新的视疲劳。

（5）在训练过程中发现问题及时停止训练，并通知医生。

（6）准确记录训练结果，以便调整训练方案。

【注意事项】

（1）严格执行核对制度，根据医嘱选择恰当的训练方法、时间等。

（2）训练开始前，确认环境安静、舒适，房间照明理想，确保仪器设备处于功能状态，座椅舒适。

（3）调整仪器的颌托和额托，调整瞳距，确保患者训练前处于舒适坐姿。

（4）做好健康宣教，以减轻患者的焦虑情绪，增进配合度。

（5）训练过程中，针对年龄小的患者，多用指导性和鼓励性语言，以增加训练的信心。

（6）训练过程中，及时听取患者的主诉，以便调整训练方法和时间。

（7）训练应遵循循序渐进的原则，逐步增加训练难度和时间，总时长不超过 15 分钟。

（8）训练后仪器设备需消毒，保证仪器功能正常。

二、同视机融合功能——辐辏训练操作技术

融合是在双眼具有正常同时知觉的基础上，通过大脑的分析处理，能将同时来自双眼视网膜对应点上有轻微差异的两个影像综合为一个完整物像的功能。

辐辏也就是运动性融合，是一种反射，在注视一个物体由远及近时，为了维持双眼单视，必须有眼球运动的参与，在外观上反映为两个眼球逐渐靠近，聚拢，一般正常值为 +25° ~ +30°。

【操作目的及意义】

保证患者有同时知觉的前提下，建立（恢复）融合功能，增加融合范围，提高患者双眼会聚能力，改善视疲劳，提高用眼舒适度。一般训练时间为 10 分钟。

【操作步骤】

1. 评估并解释

（1）观察患者眼部及周围皮肤情况，有无眶壁骨折史。

（2）患者是否存在屈光不正，有无遵医嘱配戴矫正眼镜，并检查患者眼镜配戴是否正确，镜架、镜片有无污损。

（3）患者意识状态、心理状态、合作程度。

（4）患者及家属对训练知识的了解情况。

（5）向患者及家属解释训练的目的和配合方法，训练后可能出现的不适症状及应对措施。

2. 操作准备

（1）环境准备：整洁、安静、安全，符合操作要求。

（2）护士准备：按要求着装，"七步洗手法"洗手，戴口罩。

（3）物品准备：同视机、融合画片、快速手消毒液。

（4）患者准备：取舒适坐位。

3. 操作方法

（1）选择适当的融合画片（有花没有尾巴的兔子和有尾巴没有花的兔子），将画片放在客观斜视角位置。正常者能看到一只既有尾巴又有花的兔子，并且有一定的融合范围。不正常者只能看到一张图像，或能看到两

张图像但不能融合，或虽能融合但无融合范围。

（2）将刻度盘调整到 0 刻度线（ADD）。

（3）将镜筒放在主观斜视角处（即被检者认为最舒适的能把两张画片内容融合到一起的角度），锁紧两侧镜臂。

（4）缓慢、匀速水平旋转旋钮使两镜筒一起做等量集合运动，患者感觉画片逐渐变远，变模糊，集中注意力，仍能将画片看清楚，保持 1~2 分钟，再看画片保持清楚，然后继续将镜筒做慢速的集合运动。当画片图像分开，不能保持清晰完整的图像时，反方向旋转旋钮至 0 刻度线（ADD）。重复上述训练，直至双眼将集合能力在较放松的情况下训练到正常范围。

4. 操作评价 见表 7-2。

表 7-2 同视机融合功能-辐辏训练技术评价标准

项目		考核要点	总分	评分等级				得分
				A	B	C	D	
仪表		仪表端庄（2分），着护士服（1分），衣帽整洁（2分）	5	5	3	1	0	
评估		患者病情（1分）、全身状况（1分）、既往史（1分）	15	3	2	1	0	
		患者眼部情况（1分），眼球运动状态（1分），是否需配戴矫正眼镜（1分）		3	2	1	0	
		患者自理程度（1分）、意识状态（1分）、合作程度（1分），听取患者自主信息和需要（1分）		4	3	2	0	
		解释耐心（1分），告知患者训练目的、方法（2分），告知配合方法（2分）		5	3	1	0	
操作前准备		"七步洗手法"洗手（1分），无长指甲（1分），必要时戴口罩（1分）	5	3	2	1	0	
		仪器设备齐备，放置合理（1分），认真核对（1分）		2	1	0		
操作过程	安全	环境整洁（1分），安排合理（1分）	7	2	1	0		
		患者体位正确、舒适（2分）；调整颌托、额托和瞳距（2分），头位正（1分）		5	3	1	0	
	准备	检查物品是否在功能位（2分）	6	2	1	0		
		检查同视机，座椅处于功能状态（2分）		2	1	0		
		同视机、画片消毒、擦拭方法正确（2分）		2	1	0		

续表

项目		考核要点	总分	评分等级				得分
				A	B	C	D	
操作过程	辐辏训练	再次核对患者姓名（1分）、训练方法（2分）	45	3	2	1	0	
		融合画片选择正确（2分）		2	1	0		
		训练方法正确：双眼目镜筒同时打开（2分），先训练出明确融合点（4分），融合点测量准确（2分），根据患者情况选择合适的融合画片（5°~10°、1°~3°）（4分），选择合理的训练时间（4分），每幅图片反复训练不应少于10遍（3分），训练中让患者能自主感觉到图片逐渐变小，变模糊，但仍能维持单一图像（4分），融合训练应遵循先易后难、逐渐延长时间（5分）、逐渐由紧张注视到放松注视的原则（4分）		32	19	6	0	
		患者体位舒适（1分），眼睛无明显不适（酸胀、流泪）或恶心、呕吐等（2分）		3	2	1	0	
		指导患者配合方法（3分），安抚患者取得合作（2分）		5	3	1	0	
操作后		合理安置患者（1分），用物处理正确（1分），洗手（1分）	9	3	2	1	0	
		仪器设备归位，功能正常（3分）		3	2	1	0	
		健康宣教：当日训练目的（2分），注意事项（1分）		3	2	1	0	
评价		训练操作规范、有序（2分）	8	2	1	0		
		训练过程考虑患者耐受程度、安全（2分）		2	1	0		
		训练过程和患者能有效沟通（2分）		2	1	0		
		训练中、训练后出现问题能准确作出判断，并及时正确解决（2分）		2	1	0		
总分			100					

【操作难点及重点】

（1）训练要求患者不仅能将两张图片看成一个整体，而且在一定范围内仍不分离。

（2）根据患者的年龄和病情，在训练中进行以下选择。

①训练应选择构图简单、色彩鲜明的图片，以便对黄斑区附近产生刺激

（5°～10°）。当融合功能增强后，可选用较小的、难度大的图片（1°～3°）。

②选择适当的训练时间（5分钟、10分钟）。

（3）有屈光不正者，需验光配镜后方可开始训练，训练时需配戴矫正眼镜。

（4）融合点测量准确，训练时在辐辏范围增加的前提下，可适当提高旋转旋钮的速度，直至达到正常值。

（5）在训练过程中如患者出现严重头痛、头晕、恶心、呕吐现象应停止训练，放松休息后上述症状仍不缓解，应通知医生。

（6）要求操作者经验丰富，能自行调整训练节奏、强度，避免患者产生新的视疲劳。

（7）每一幅图片都应重复训练，保证训练效果。

（8）准确记录训练结果，以便调整训练方案。

【注意事项】

（1）严格执行核对制度，根据医嘱选择正确的训练方法和时间。

（2）训练开始前，确认环境安静、舒适，房间照明理想，调整座椅安全、舒适。

（3）训练开始前确保仪器设备处于功能状态，所有刻度归零，调整仪器的颌托和额托，调整瞳距，确保患者训练前处于舒适坐姿。

（4）做好健康宣教，以减轻患者的焦虑情绪，增进配合度。

（5）训练时嘱（协助）患者，双手同时旋转旋钮，使两侧目镜速度等量运动。

（6）训练过程中，多用指导性和鼓励性语言，让患者适应训练，特别是年龄偏小的患者，操作者协助训练，以增加患者的信心，取得更好的训练效果。

（7）训练中和训练后都应听取患者的反馈，以便调整训练方法和时间。

（8）训练应遵循循序渐进的原则，逐步增加训练难度和时间，总时长不超过15分钟。

（9）训练后仪器设备需消毒，保证仪器功能正常。

三、同视机融合功能——分开训练操作技术

融合训练中的分开训练，是在注视一个物体由近及远时，为了维持双眼单视，必须有眼球运动的参与，在外观上反映为两个眼球逐渐由内聚到放松的过程，但仍能维持单一清晰物像。和辐辏功能相比更难训练，一般

正常值为 −4° ~ −6°。

【操作目的及意义】

保证患者有同时知觉的前提下，建立（恢复）融合功能，增加融合范围，有利于恢复立体视功能，提高患者双眼分开融合的能力，常用于内斜视患者，可改善视疲劳，提高用眼舒适度。一般训练时间为 10 分钟。

【操作步骤】

1. 评估并解释

（1）观察患者眼部及周围皮肤情况，有无眶壁骨折史。

（2）患者是否存在屈光不正，有无遵医嘱配戴矫正眼镜，并检查患者眼镜配戴是否正确，镜架、镜片有无污损。

（3）患者的意识状态、心理状态、合作程度。

（4）患者及家属对训练知识的了解情况。

（5）向患者及家属解释训练的目的和配合方法，训练后可能出现的不适症状及应对措施。

2. 操作准备

（1）环境准备：整洁、安静、安全，符合操作要求。

（2）护士准备：按要求着装，"七步洗手法"洗手，戴口罩。

（3）物品准备：同视机、融合画片、快速手消毒液。

（4）患者准备：取舒适坐位。

3. 操作方法

（1）选择适当的融合画片（如有花没有尾巴的兔子和有尾巴没有花的兔子），将画片放在客观斜视角位置。正常者能看到一只既有尾巴又有花的兔子，并且有一定的融合范围。不正常者只能看到一张图像，或能看到两张图像但不能融合，或虽能融合但无融合范围。

（2）将刻度盘调整到 0 刻度线（ABD）。

（3）将镜筒放在主观斜视角处（即被检者认为最舒适的能把两张画片内容融合到一起的角度），锁紧两侧镜臂。

（4）缓慢匀速旋转旋钮使两镜筒一起做等量散开运动，患者可看到画片逐渐变近、变大、变清晰，集中注意力，保持 1~2 分钟，再看画片保持清楚，然后继续将镜筒做慢速的散开运动。当画片图像分开，不能保持完整的图像时，反方向旋转旋钮至 0 刻度线（ABD），重复上述训练直至将散开能力扩大到正常范围。

4. 操作评价 见表 7 − 3。

表7-3 同视机融合功能-分开训练技术评价标准

项目		考核要点	总分	评分等级				得分
				A	B	C	D	
仪表		仪表端庄（2分），着护士服（1分），衣帽整洁（2分）	5	5	3	1	0	
评估		患者病情（1分）、全身状况（1分）、既往史（1分）	15	3	2	1	0	
		患者眼部情况（1分），眼球运动状态（1分），是否需配戴矫正眼镜（1分）		3	2	1	0	
		患者自理程度（1分）、意识状态（1分）、合作程度（1分），听取患者自主信息和需要（1分）		4	3	1	0	
		解释耐心（1分），告知患者训练目的、方法（2分），告知配合方法（2分）		5	3	1	0	
操作前准备		"七步洗手法"洗手（1分），无长指甲（1分），必要时戴口罩（1分）	5	3	2	1	0	
		仪器设备齐备，放置合理（1分），认真核对（1分）		2	1	0		
操作过程	安全	环境整洁（1分），安排合理（1分）	7	2	1	0		
		患者体位正确、舒适（2分）；调整颌托、额托和瞳距（2分），头位正（1分）		5	3	1	0	
	准备	检查物品是否在功能位（2分）	6	2	1	0		
		检查同视机，座椅处于功能状态（2分）		2	1	0		
		同视机、画片消毒、擦拭方法正确（2分）		2	1	0		
	分开训练	再次核对患者姓名（1分）、训练方法（2分）	45	3	2	1	0	
		融合画片选择正确（2分）		2	1	0		
		训练方法正确：双眼目镜筒同时打开（2分），先训练出明确融合点（4分），融合点测量准确（2分），根据患者的情况选择合适的融合画片（5°~10°、1°~3°）（4分），选择合理的训练时间（4分），每幅图片反复训练不应少于10遍（3分），训练中让患者能自主感觉到图片逐渐变大、变清楚，并能维持单一图像（4分），分开训练应遵循先易后难、逐渐延长时间（5分）、逐渐由紧张注视到放松注视的原则（4分）		32	19	6	0	

续表

项目		考核要点	总分	评分等级				得分
				A	B	C	D	
操作过程	同时视训练	患者体位舒适（1分），眼睛无明显不适（2分）		3	2	1	0	
		指导患者配合方法（3分），安抚患者取得合作（2分）		5	3	1	0	
操作后		合理安置患者（1分），用物处理正确（1分），洗手（1分）	9	3	2	1	0	
		仪器设备归位，功能正常（3分）		3	2	1	0	
		健康宣教：当日训练目的（2分），注意事项（1分）		3	2	1	0	
评价		训练操作规范、有序（2分）	8	2	1	0		
		训练过程考虑患者耐受程度、安全（2分）		2	1	0		
		训练过程和患者能有效沟通（2分）		2	1	0		
		训练中、训练后出现问题能准确做出判断，并及时正确解决（2分）		2	1	0		
总分			100					

【操作难点及重点】

（1）训练要求患者不仅能将两张图片看成一个整体，而且在一定范围内仍不分离。

（2）根据患者的年龄和病情，在训练中进行以下选择。

①训练应选择构图简单、色彩鲜明的图片，以便对黄斑区附近产生刺激（5°~10°）。当分开功能增强后，可选用较小的、难度大的图片（1°~3°）。

②选择适当的训练时间（5~10分钟）。

（3）有屈光不正，需验光配镜后方可开始训练，训练时需配戴矫正眼镜。

（4）融合点测量准确，训练时在分开范围增加的前提下，可适当提高旋转旋钮的速度，直至达到正常值。

（5）在训练过程中如患者出现严重不适症状，应停止训练，放松休息后上述症状仍不缓解，应通知医生。

（6）要求操作者经验丰富，能自行调整训练节奏、强度，避免患者产生新的视疲劳。

（7）每幅图片都应重复训练，保证训练效果。

（8）准确记录训练结果，以便调整训练方案。

【注意事项】

（1）严格执行核对制度，根据医嘱选择正确的训练方法和时间。

（2）训练开始前，确认环境安静、舒适，房间照明理想，调整座椅安全、舒适。

（3）训练开始前确保仪器设备处于功能状态，所有刻度归零，调整仪器的颌托、额托和瞳距，确保患者训练前处于舒适坐姿。

（4）做好健康宣教，以减轻患者的焦虑情绪，增进配合度。

（5）训练时嘱（协助）患者，双手同时旋转旋钮，使两侧目镜速度等量运动。

（6）训练过程中，多采用指导性和鼓励性语言，让患者适应训练，特别是年龄偏小的患者，操作者协助训练，以增加患者的信心，取得更好的训练效果。

（7）训练中和训练后都应听取患者的反馈，以便调整训练方法和时间。

（8）训练应遵循循序渐进的原则，逐步增加训练难度和时间，总时长不超过 15 分钟。

（9）训练后仪器设备需消毒，保证仪器功能正常。

参 考 文 献

［1］郝少峰．眼科学［M］．2 版．北京：中国医药科技出版社，2023．

［2］刘淑贤．同仁眼科专科护理手册［M］．北京：人民卫生出版社，2023．

［3］黎晓新．实用眼科学［M］．4 版．北京：人民卫生出版社，2023．

［4］姜保国，张春宇．中医护理适宜技术［M］．北京：中国中医药出版社，2021．

［5］潘虹，丁劲，刘小勤．中医外治护理技术操作手册［M］．北京：人民卫生出版社，2021．

［6］席淑新，肖惠明．眼耳鼻喉咽喉科护理学［M］．5 版．北京：人民卫生出版社，2021．

［7］喻京生．五官科护理学［M］．北京：中国中医药出版社，2021：29 - 30．

［8］杨培增，范先群．眼科学［M］．9 版．人民卫生出版社，2020．

［9］孙旭光，李莹，张美芬．病毒性角膜炎［M］．北京：人民卫生出版社，2020．

［10］陈燕燕、赵佛容，等．眼耳鼻咽喉口腔科护理学［M］．4 版．北京：人民卫生出版社，2020．

［11］王增源，洪春凤．眼耳鼻喉口腔科护理学［M］．北京：北京大学医学出版社，2020．

［12］张铭连．新编临床眼科学［M］．北京：人民卫生出版社，2019．

［13］陶海．实用泪器病学［M］．北京：人民卫生出版社，2019．

［14］杨培增，范先群．眼科学［M］．9 版．北京：人民卫生出版社，2019．

［15］彭清华．中医眼科学［M］．上海：上海科学技术出版社，2019．

［16］闵迅，黄健，杨艳．临床检验标本采集与质量控制［M］．北京：科学出版社，2018．

［17］罗汉萍．眼耳鼻咽喉口腔科护理学［M］．北京：科学出版社，2018．

［18］刘建军．中医护理技术临床实务［M］．北京：中国中医药出版社，2018．

［19］葛坚，王宁利．眼科学［M］．3 版．北京：人民卫生出版

社，2016.

　［20］黎晓新，王宁利．眼科学［M］．北京：人民卫生出版社，2016.

　［21］中华人民共和国国家质量监督检验检疫总局，中国国家标准化管理委员会．GB/T 13734—2008．耳穴名称与定位［S］．北京：中华人民共和国国家质量监督检验检疫总局，中国国家标准化管理委员会，2008：4.

　［22］曾继红，何为民，等．眼科护理手册（临床护理指南丛书）［M］．北京：科学出版社，2015.

　［23］孙旭光，王智群．阿米巴角膜炎诊断与治疗［M］．北京：人民卫生出版社，2015.

　［24］中国中医药管理局医政司．护理人员中医技术使用手册［M］．北京：中国中医药出版社，2015.

　［25］张洪凤．中医护理常规及技术操作［M］．天津：天津科学技术出版社，2015.

　［26］中国中医药管理局医政司．护理人员中医技术使用手册［M］．北京：中国中医药出版社，2015.

　［27］郑健樑，卓业鸿．眼科病理制片与细胞培养技术［M］．广州：广东科技出版社，2014.

　［28］谢立信．临床角膜病学［M］．北京：人民卫生出版社，2014.

　［29］李凤鸣，谢立信．中华眼科学［M］.3版．北京：人民卫生出版社，2014.

　［30］席淑新．眼耳鼻喉口腔护理学［M］.3版．北京：人民卫生出版社，2012.

　［31］邢晓青，宋欣欣，刘若琼．清解散联合耳尖放血治疗麦粒肿风热外袭证临床观察［J］．实用中医药杂志，2024，40（08）：1463－1465.

　［32］宋庆雨，王喆，刘振宇，等．基于文献计量学的耳尖放血病谱与适宜病症研究［J］．军事护理，2024，41（03）：79－81.

　［33］中华中医药学会眼科分会．儿童青少年近视中医耳穴压丸防控指南［J］．中国中医眼科杂志，2024，34（10）：901－907.

　［34］杜文杰，李畅昌．留置泪道引流管对鼻内镜下泪囊鼻腔吻合术疗效的影响［J］．中国现代药物应用，2024，18（3）：69－70.

　［35］王珍，陈秋菊，姚宁．中药超声雾化、睑板腺按摩联合妥布霉素地塞米松眼药膏治疗睑板腺功能障碍性干眼的效果观察［J］．中国实用医刊，2024，51（09）：112－115.

　［36］球后阻滞操作应用中国共识专家组．球后阻滞操作应用的专家共

识[J]. 眼科学报，2023，38（9）：595-600.

［37］亚洲干眼协会中国分会，海峡两岸医药卫生交流协会眼科学专业委员会眼表与泪液病学组，中国医生协会眼科医生分会眼表与干眼学组. 中国睑板腺功能障碍专家共识：诊断和治疗（2023年）［J］. 中华眼科杂志，2023，59（11）：880-887.

［38］rici C，Mergen B，Yildiz-Tas A，et al. Randomized double-blind trial of wipes containing terpinen-4-ol and hyaluronate versus baby shampoo in seborrheic blepharitis patients ［J］. Eye（Lond），2022，36（4）：869-876.

［39］中华医学会麻醉学分会. 日间手术麻醉指南［J］. 中华医学杂志，2023，103（43）：3462-3471.

［40］亚洲干眼协会中国分会，海峡两岸医药卫生交流协会眼科学专业委员会眼表与泪液病学组，中国医生协会眼科医生分会眼表与干眼学组. 中国干眼专家共识：生活方式相关性干眼（2022年）［J］. 中华眼科杂志，2022，58（08）：573-583.

［41］刘文慧，邹文军，王峰，等. 新型RS泪道引流管和环形硅胶管置入术治疗泪小管断裂的疗效［J］. 国际眼科杂志，2022，22（12）：2091-2094.

［42］北京医学会检验分会. 感染性眼病的病原微生物实验室诊断专家共识. 中华检验医学杂志 ［J］，2022，45（1）：14-23.

［43］杨安，张志芳，杨永升，等. 揿针在眼科的临床应用 ［J］. 中国中医眼科杂志，2022，32（03）：233-236.

［44］Frykholm P，Disma N，Andersson H，et al. Pre-operative fasting in children：A guideline from the European Society of Anaesthesiology and Intensive Care［J］. Eur J Anaesthesiol，2022 Jan 1，39（1）：4-25.

［45］Mergen B，Arici C，Yildiz-Tas A，et al. Swabs containing tea tree oil and chamomile oil versus baby shampoo in patients with seborrheic blepharitis：a double-blind randomized clinical trial［J］. Eye Contact Lens，2021，47（11）：604-610.

［46］中华医学会检验医学分会临床微生物学组，中华医学会微生物学与免疫学分会临床微生物学组，中国医疗保健国际交流促进会临床微生物与感染分会. 宏基因组高通量测序技术应用于感染性疾病病原检测中国专家共识［J］. 中华检验医学杂志，2021，44（2）：107-120.

［47］亚洲干眼协会中国分会，海峡两岸医药卫生交流协会眼科学专业委员会眼表与泪液病学组，中国医生协会眼科医生分会眼表与干眼学组.

中国干眼专家共识：治疗（2020 年）[J]. 中华眼科杂志，2020，56 (12)：907 – 913.

[48] 中国超声医学工程学会第六届眼科专业委员会. 我国眼科超声检查操作规范（2019 年）[J]. 中国超声医学杂志，2020，36 (4)：289 – 295.

[49] 中国心胸血管麻醉学会日间手术麻醉分会，中华医学会麻醉分会小儿麻醉学组. 小儿日间手术麻醉指南[J]. 中华医学杂志，2019，99 (8)：566 – 570.

[50] 龙正勤，冯新程，冉建川，等. 慢性泪囊炎泪道引流管置入术后导管留置最佳时机探讨[J]. 国际眼科杂志，2019，19 (12)：2160 – 2162.

[51] 眼科检验协作组. 感染性眼病细菌学检查操作专家共识（2019）[J]. 中华眼视光学与视觉科学杂志，2019，21 (2)：81 – 85.

[52] 高英. 中医定向透药疗法治疗睑板腺功能障碍相关干眼的临床研究[D]. 兰州：甘肃中医药大学，2018.

[53] 岗卫娟，赵京生，刘炜宏，等. 国家标准《＜针灸技术操作规范＞制修订技术导则》的研制[J]. 中国针灸，2016，36 (9)：983 – 984.

[54] 潘丽佳，陈燕荔，周丹，等. 皮内针疗法及其应用[J]. 河南中医，2015，35 (04)：888 – 890.

[55] 张兆星，王瑞辉. 浅析梅花针治疗近视[J]. 中医外治杂志，2013，22 (6)：61 – 62.

[56] 王林农. 单纯疱疹病毒性角膜炎的实验室检查现状及进展[J]. 国际眼科杂志，2013，13 (12)：2414 – 2417.

[57] 王华，吴绪平，黄伟. 国家标准《针灸技术操作规范　第 7 部分：皮肤针》解读[J]. 中国针灸，2011，31 (7)：657 – 660.

[58] 中华人民共和国国家质量监督检验检疫总局，中国国家标准化管理委员会. GB/T 21709.8—2008. 针灸技术操作规范　第 8 部分：皮内针[S]. 北京：中华人民共和国国家质量监督检验检疫总局，中国国家标准化管理委员会，2008：4.